四肢多元组织缺损的
修复与重建

丛海波 著

科学出版社
北京

内 容 简 介

本书共分 11 章，详细介绍了四肢多元组织缺损的修复与重建方式、手术设计、手术操作及注意事项，重点是手部、前臂、小腿及足部多元组织缺损的修复与功能重建，并结合大量的典型病例加以说明。

本书基础与临床紧密结合，内容新颖，实用性强，主要读者对象为从事显微外科、手外科及骨科专业的临床医师，各相关领域的研究生及临床医学本科生等，亦可作为相关专业临床教学与科研的参考书。

图书在版编目(CIP)数据

四肢多元组织缺损的修复与重建 / 丛海波著. —北京：科学出版社，2015.2

ISBN 978-7-03-043424-1

Ⅰ. 四… Ⅱ. 丛… Ⅲ. 四肢–修复术 Ⅳ. R658

中国版本图书馆 CIP 数据核字(2015)第 030714 号

责任编辑：杨小玲　董林 / 责任校对：朱光兰
责任印制：肖　兴 / 封面设计：陈　敬

版权所有，违者必究。未经本社许可，数字图书馆不得使用

科 学 出 版 社 出版
北京东黄城根北街 16 号
邮政编码：100717
http://www.sciencep.com

北京通州皇家印刷厂 印刷
科学出版社发行　各地新华书店经销

*

2015 年 2 月第 一 版　　开本：787×1092　1/16
2015 年 2 月第一次印刷　　印张：17 1/2
字数：415 000

定价：148.00 元
(如有印装质量问题，我社负责调换)

自　　序

　　36年前我选择了显微外科。这36年恰逢我国显微外科的迅猛发展时期，在王澍寰院士等一大批老一辈专家的带领下，各大城市和部队医院相继成立显微外科专业、研究所及教研室，甚至许多基层医院也纷纷开展显微外科。在数量和质量上，我国的显微外科一直居于世界领先地位，这离不开前辈们的辛勤开拓，也离不开同仁们的共同努力。

　　我国现代化工农业、建筑业及交通运输业等迅猛发展，随之而来的是严重创伤逐渐增多，在临床实际工作中，经常遇到严重创伤的病患。患者无尽的痛苦与绝望，家属深深的悲怆与无助，强烈地震撼着我的内心。不能解除患者的疾患，那是医生最大的痛苦。截肢对医生来说，只是一台再简单不过的手术而已，但对患者来说却是一生的痛苦。减轻病患痛苦，最大限度保留患者的肢体，重建肢体功能，成为我作为一名显微外科医生的不懈追求，只要有万分之一的可能就不轻言截肢。

　　18年前，36岁的我第一次获得国家科技进步奖。在颁奖会场上，王澍寰院士拍着我尚显稚嫩的肩膀，饱含深情地跟我说："小伙子，好好干。"我不仅听到了前辈的赞许和肯定，更是感受到了一位奋战在前沿一线的专家学者对年轻医生的鼓励和期望。正是这种信念一直激励和鞭策着我不断坚持和努力下去。感谢王澍寰院士、邱贵兴院士、顾玉东院士，感谢于仲嘉教授、王成琪教授，感谢他们对我的鼓励和帮助。回顾三十多年的显微外科历程，我总结了一些治疗四肢严重毁损伤多元组织缺损修复与功能重建的点滴经验，满怀敬意和感激、虔诚和谨慎，写下此书，并与同行分享交流，不足之处，希望大家不吝指正。我们共同进步。

2014年12月23日

前　言

随着我国工农业、建筑业及交通运输业的迅猛发展，高能量损伤患者逐渐增多，造成的四肢严重毁损伤在临床较为常见。此类损伤多造成多元组织缺损和软组织挫伤，多伴血管神经损伤、大面积皮肤缺损、大范围肌肉缺失及大段骨缺损，创面污染严重、治疗难度大、效果差、技术要求高。

我国的显微外科经过半个多世纪的发展，一直处于世界前列，在断肢（指）再植，皮瓣、穿支皮瓣、肌皮瓣及组合组织移植修复患肢并重建患肢功能方面取得了可喜成绩。本书总结了既往治疗四肢严重损伤、多元组织缺损修复与功能重建的经验和教训，并借鉴前人及同行成果，通过文字叙述、解剖图、手绘图及手术操作图等图文并茂的方式，从创伤早期并发症的处理，创面的清创、封闭，皮片、皮瓣、肌皮瓣等修复创面，周围血管、神经损伤的修复，骨缺损、大段骨缺损的修复，肢体功能重建等方面进行了较为详尽的汇总与阐述。提出了改良拇指再造、虎口开窗、"Y"型静脉搭桥、组合组织移植、骨段牵拉移位成骨等治疗方法，详细介绍了四肢多元组织缺损的重建与修复方式、手术设计、操作常规及临床重点注意事项，并结合大量的临床典型病例加以简单说明。重点介绍了手部、前臂、小腿及足部多元组织缺损的临床手术设计与操作经验教训，并对四肢大段骨缺损的骨段牵拉移位成骨的截骨部位、方法、牵伸时间、骨段牵拉移位成骨速度、术后固定时间等进行了详尽的说明。许多内容如小腿及手部桡侧多元组织缺损的修复与功能重建、全手脱套伤、富血小板血浆（PRP）在外科的应用等单独成章成节，独具特色。

本书分为两部分共11章。前7章为总论，简单介绍了开放性创伤的处理，常见皮肤软组织缺损、骨缺损、多元组织缺损的修复方法，四肢大范围多元组织损伤并发症的处理及负压封闭引流（VSD）、PRP、间充质干细胞等骨科相关技术的应用；后4章为各论，结合具体病例探讨手部、前臂、小腿及足部多元组织缺损的修复与功能重建方法，每章以简明扼要的概述开篇，其后介绍了具体案例的手术方法、术后处理、注意事项等，力争做到图文并茂、简单易懂。

本书的读者对象主要是临床医务工作者，包括显微外科、骨外科、整形美容外科的临床医师及相关专业领域的研究生及本科生等。

本书是个人工作及经验的总结汇总，更借鉴了不少同仁的方法及成果，虽经过不懈的努力，仍难免存在不足和疏漏之处，敬请广大同仁及读者批评指正！

2014年7月

目 录

第一章 开放性损伤 （1）
 第一节 早期处理原则与治疗方法 （1）
 第二节 清创术 （3）
 第三节 早期并发症的处理 （6）

第二章 软组织缺损的修复 （22）
 第一节 皮片移植 （22）
 第二节 皮瓣移植 （26）
 第三节 皮肤软组织扩张术 （65）
 第四节 血管缺损的修复 （67）
 第五节 周围神经损伤的修复 （73）
 第六节 肌腱损伤的修复 （86）

第三章 骨缺损的修复 （96）
 第一节 概述 （96）
 第二节 植骨术 （96）
 第三节 游离骨瓣移植 （101）
 第四节 骨段滑移技术 （106）

第四章 多元组织缺损的修复 （116）

第五章 负压封闭引流技术 （121）
 第一节 发展历史 （121）
 第二节 VSD 的组成及作用机制 （122）
 第三节 手术操作 （123）
 第四节 临床应用 （125）
 第五节 优点 （129）
 第六节 小结 （130）

第六章 富血小板血浆 （132）
 第一节 概述 （132）
 第二节 研究现状 （135）
 第三节 骨科临床应用 （137）
 第四节 小结 （139）

第七章 间充质干细胞 （142）
 第一节 发展历史 （142）
 第二节 骨髓间充质干细胞 （142）

  第三节 脐带间充质干细胞 …………………………………………………………………（144）
  第四节 骨科临床应用 ……………………………………………………………………（149）
  第五节 小结 ………………………………………………………………………………（149）
第八章 手部多元组织缺损的修复 ……………………………………………………………（152）
  第一节 概述 ………………………………………………………………………………（152）
  第二节 断指再植 …………………………………………………………………………（167）
  第三节 手指缺损的修复与重建 …………………………………………………………（170）
  第四节 手部桡侧缺损的修复 ……………………………………………………………（184）
  第五节 全手脱套伤的修复 ………………………………………………………………（196）
  第六节 全手毁损伤的修复与重建 ………………………………………………………（203）
第九章 前臂多元组织缺损的修复 ……………………………………………………………（211）
  第一节 概述 ………………………………………………………………………………（211）
  第二节 前臂多元组织缺损的修复原则 …………………………………………………（215）
  第三节 前臂皮肤缺损的修复与重建 ……………………………………………………（216）
  第四节 前臂皮肤缺损合并肌肉缺损的修复与重建 ……………………………………（220）
  第五节 前臂皮肤缺损合并骨缺损的修复与重建 ………………………………………（223）
  第六节 前臂离断伤合并皮肤缺损的修复与重建 ………………………………………（226）
第十章 足部多元组织缺损的修复与重建 …………………………………………………（229）
  第一节 概述 ………………………………………………………………………………（229）
  第二节 足底皮肤软组织缺损的修复 ……………………………………………………（234）
  第三节 足背皮肤缺损 ……………………………………………………………………（237）
  第四节 前足多元组织缺损的修复 ………………………………………………………（241）
  第五节 足弓外伤缺损的修复 ……………………………………………………………（243）
  第六节 足跟缺损的修复与重建 …………………………………………………………（245）
第十一章 小腿多元组织缺损的修复 ………………………………………………………（249）
  第一节 概述 ………………………………………………………………………………（249）
  第二节 小腿大面积软组织缺损合并骨缺损的处理 …………………………………（255）
  第三节 小腿皮肤缺损合并踝（不全）离断的修复与重建 ……………………………（261）
  第四节 小腿多元组织缺损合并骨髓炎的处理 ………………………………………（264）
  第五节 小腿多元组织缺损的功能重建 …………………………………………………（266）
索引 ……………………………………………………………………………………………………（269）

第一章 开放性损伤

随着交通运输业及工农业的快速发展,因车祸或工伤导致的开放性损伤不断增加,常合并血管、神经、肌肉、肌腱、骨与关节损伤和广泛的皮肤软组织缺损,病情复杂,治疗难度较大。由于我国工农业机械化以半自动化为主,此类损伤中尤以手部开放性损伤最为常见。

开放性损伤,泛指受伤部位的内部组织(如肌肉、骨骼等)与外界相通的损伤。美国《Dorland医学字典》第29版表述,开放性损伤是指"因直接暴露而与大气相通的损伤",即皮肤、黏膜完整性被破坏而发生的损伤。据此,王正国院士认为,所有体表完整性受到破坏的损伤均称之为开放性损伤,反之为闭合性损伤。在开放性损伤中,有穿入伤和穿透伤,"穿入"是对体表而言,"穿透"是对体腔而言。

一般严重外力所致的开放性损伤其病变可分为三区:第一区为表面或中心部直接接触区,可有异物存留和组织坏死;第二区为周围区域,各层组织损伤可引起坏死,如不切除,易引起感染;第三区为外周组织震荡反应,有水肿、渗出、血管痉挛、细胞活力降低,如不发生感染,可以恢复正常,如发生感染,则使反应加重。由火器伤所致的伤道由内而外也可分为三区,原发伤道区系直接损伤,有失活组织、异物、血块及渗出;紧靠伤道外周为挫伤区,组织可发生部分或全部坏死;再外为震荡区,可有血液循环障碍、水肿、渗出、淤血等改变。

第一节 早期处理原则与治疗方法

一、早期处理原则

开放性损伤早期处理应以尽量保留修复受损组织、最大限度恢复肢体功能为原则。主要为彻底清创,处理骨折、肌腱、神经及血管损伤,修复皮肤软组织损伤等措施。

(一) 损伤的全面判断

严重开放性损伤患者存在严重复合伤的情况不容忽视,如脑部、胸腹部损伤及休克等。因此在处理这类患者时必须高度重视全身检查,以抢救生命为第一原则,首先处理危及患者生命的合并伤,迅速判断有无呼吸、心搏骤停,以及有无内脏破裂等。胸部伤口可能有气胸,腹部伤口可能有肝、脾或胃肠损伤,肢体畸形可能有骨折,异物刺入人体可能损伤大血管或重要脏器等,一旦发现必须立刻进行抢救。若伴有休克,应立即进行抗休克处理,常见有原发性休克和失血性休克。原发性休克是由创伤直接引起的急性神经冲动(疼痛、恐惧等)所导致,给予镇痛保暖、包扎固定等一般处理多能很快恢复。失血性休克,是由创伤后急性大量失血所致,应当补充血容量,在积极输血补液的同时,先暂时止血,待休克初步纠正后,再行根本性止血措施,保守治疗不能止血者,应尽早施行手术。在补充血容量的同时,还需根据患者情况酌情补充碱性药物,如酸中毒不纠正,既可加重休克,还会影响其他治疗措施的效果。适当氧气吸入,必要时做气管插管进行人工呼吸,观察尿量,防止出现肾衰竭。

此外,还需通过对损伤情况的检查,认识开放性损伤的类型,如擦伤、撕裂伤、切割伤、截断伤、刺伤等;大致了解损伤的程度,如伤口的深度、出血的多少,是否伴有骨折及重要血管损伤。

(二) 彻底清创

开放性损伤,其创面必然伴有不同程度的污染及组织挫灭,因此,彻底清创是预防开放性损伤术后感染的最有效措施。清创越早越好,一般以不超过 8h 为宜,清创术要严格无菌操作,术前认真清洁皮肤,术中严格遵守无菌操作技术。术中避免不必要的损伤,彻底清除污物及挫灭失活组织。绝大多数开放性损伤清创彻底,早期处理得当,均一期愈合。

(三) 闭合创面

在彻底清创的基础上闭合创面或使创面具有良好的皮肤覆盖,是预防开放性损伤术后感染的有效措施。根据致伤原因、时间、创面部位、污染程度等因素,考虑创面是否作一期闭合。若无特殊原因,创面应尽可能一期闭合;若创面有严重污染,或组织破坏过多,或对软组织的存活及对整个肢体能否存活没有把握,在此种情况下,创面可暂时以负压封闭引流技术(VSD)覆盖,待情况稳定后再行创面的闭合。

在闭合创面时,应注意消除死腔,逐层缝合,且缝合创面的张力不宜过大,张力过大会影响创周皮肤的血液循环,造成创面边缘发生坏死,甚至出现骨筋膜室综合征,致使深部组织缺血坏死。因此,针对一期不能直接闭合的创面,需根据创面的条件和深部组织修复的要求,采用游离皮片移植或皮瓣移植进行修复。

(四) 修复损伤的组织

损伤的组织早期应尽可能地恢复解剖的连续性,只要条件许可,都应争取一期修复。一期修复具有手术操作相对简单、修复效果较二期修复佳及功能恢复快等优点。因此,应尽可能急诊修复骨折、关节脱位、断裂的肌腱和神经,重要的断裂血管更应作吻合修复。但术者应具有丰富的临床经验,有较大把握不会发生感染和皮肤坏死,否则盲目的施行手术,造成的损伤将更大。

(五) 包扎和固定

包扎具有保护创面、防止污染、吸收渗液的作用,更重要的是利用一定的压迫作用,可防止或减少深部组织渗血及肢体肿胀;另外还可以预防和矫正皮瓣移植后的静脉充血,改善皮瓣血液循环。具体包扎方式视伤情及术式而定。如手指术后敷料若包扎松散臃肿,敷料不但容易脱落,而且也会妨碍邻近手指的活动。前臂及小腿术后包扎应注意肿胀情况并及时调整松紧度,若包扎过紧会发生骨筋膜室综合征,应予注意。包扎时候尽可能暴露指(趾)端或皮瓣远端,以便于观察血运。

术后可选用各类固定方法,尽可能缩小固定范围,尽可能使组织固定于功能位,避免在极端的屈位或伸位固定。但如正中神经吻合术后需将腕关节制动在适当屈曲位，让神经缝合口无张力，以利于神经愈合；伸肌腱缝合术后需将腕与手制动在适当伸直位，以放松伸肌腱，以便于肌腱的修复。肌肉、肌腱和神经修复后固定时间一般在3~4周。骨折复位固定后，其固定的时间根据固定的种类、方式和方法而定。

二、治疗方法

开放性损伤其伤口一般污染较重，如处理不及时或不当，易发生感染，影响愈合和功能恢复，严重者可造成残疾甚至危及患者的生命。对其的治疗，不仅要求肢体存活，而且存活的肢体要具有功能。

（一）抗生素的应用

抗生素的使用对开放性损伤感染有一定的预防作用。在创面清创前，先留取样本做细菌培养，经验性应用抗生素，术后根据细菌培养和药敏结果及时调整；若造成开放性损伤感染的致病菌来源于医院内，在细菌培养及药敏结果之前，应根据医院监测的致病菌种类有针对地使用广谱抗生素，待细菌培养结果得出后，及时调整使用抗生素[1]。

（二）清创

彻底清创是治疗开放性损伤最为主要的措施。在全身条件允许的情况下，应及时清创，用灭菌肥皂水、双氧水（过氧化氢）、生理盐水及Ⅲ型安尔碘反复充分冲洗伤口。清创时应由外到内"卷地毯式"进行，必要时进行扩创，彻底清除污物和坏死失活组织。清创时必须小心保护血管、神经，避免损伤正常组织。

（三）骨折的固定

骨折的稳妥固定可减轻或减除因骨折移位所致的软组织、血管和神经损伤，恢复血管、神经和肌肉的排列顺序，改善静脉回流、降低炎症反应，有利于局部血管再生和组织愈合。稳定的固定还可改善全身情况，特别是减少呼吸系统并发症的发生，同时方便患者的日常护理，有利于创伤的修复。

（四）软组织的修复

骨折固定完成后应即刻修复损伤的软组织，若伴有血管损伤必须立即修复，尽早使肢体恢复血运。若肢体长时间缺血会造成肢体坏死而截肢。目前，显微外科技术已成为临床上修复广泛软组织损伤的常用手术方式，使许多大面积缺损的复杂软组织得以修复，濒临截肢的肢体得以保存。

第二节 清创术

清创术是对新鲜开放性污染伤口进行清洗去污、清除血块和异物、切除失去生机的组织,使之尽量减少污染,甚至变成清洁伤口。清创术是一种外科基本手术操作。伤口初期处理的好坏,对伤口愈合、受伤部位组织的功能和形态的恢复起决定性作用,应予以重视。

一、适 应 证

开放性伤口一般分为清洁、污染和感染三类。严格地讲,清洁伤口是很少的;意外创伤的伤口难免有程度不同的污染;8h 以内的开放性伤口应行清创术,8h 以上而无明显感染的伤口,如患者一般情况好,亦应行清创术。头面部伤口局部血运良好,伤后 12h 仍可按污染伤口行清创术。如伤口已有明显感染,则不作清创,仅将伤口周围皮肤擦净,消毒周围皮肤后,敞开引流。

二、术 前 准 备

(1) 清创前须对患者进行全面评估:如患者出现休克,应先抢救,待休克好转后争取时间进行清创;如颅脑、胸、腹部有严重损伤,应先予处理;如四肢有开放性损伤,应注意是否同时合并骨折,摄 X 线片协助诊断。

(2) 全面评估后,明确引起疼痛原因,合理应用止痛药物。

(3) 抗生素的应用:应预防性应用抗生素,如伤口较大,污染严重,在术前 1 小时,术中、术毕分别用一定量的抗生素。

(4) 积极预防破伤风:开放性外伤(特别是创口深、污染严重者)有感染破伤风的危险时,应及时进行预防。凡已接受过破伤风类毒素免疫注射者,应在受伤后再注射 1 针类毒素加强免疫,不必注射抗毒素;未接受过类毒素免疫或免疫史不清者,须注射抗毒素预防,但也应同时开始类毒素预防注射,以获得持久免疫。一般受伤后 24h 内肌内注射。肌内注射应在上臂三角肌中部或臀大肌外上部。只有经过皮下注射或肌内注射未发生反应者方可做静脉注射。预防剂量,1 次皮下或肌内注射 1500~3000U,儿童与成人用量相同;伤势严重者可增加用量 1~2 倍。经 5~6 天,如破伤风感染危险未消除,应重复注射。破伤风使用前应进行皮试,皮试阳性者应脱敏注射,使用破伤风免疫球蛋白者不用皮试。

(5) 麻醉与手术步骤:上肢清创可用臂丛神经或局部神经阻滞麻醉;下肢可用硬膜外麻醉。较小较浅的伤口可使用局麻(局部麻醉);较大复杂严重者则可选用全麻(全身麻醉)。麻醉成功后,根据创伤部位上止血带,常用有橡皮止血带和气囊止血带两种。止血带要上在肢体适当部位,上肢在上臂的上 1/3 处,下肢在大腿中上部,并用布巾作衬垫后再绑扎,以保护皮肤。止血带压力,上肢 263~300mmHg、下肢 450mmHg 左右为宜,目的为阻断动脉血流。使用后应记录时间,连续使用 1~1.5h,应放松 10~15min 再上。

(一) 清洗去污

清洗去污分清洗皮肤和清洗伤口两步。

1. 清洗皮肤

用无菌纱布覆盖伤口,再用有机溶剂擦去伤口周围皮肤的油污。术者按常规方法洗手、戴手套,更换覆盖伤口的纱布,用软毛刷蘸消毒皂水刷洗皮肤,并用生理盐水冲净。然后换另一只毛刷再刷洗一遍,用消毒纱布擦干皮肤。

2. 清洗伤口

去掉覆盖伤口的纱布,以生理盐水冲洗伤口,用消毒镊子或小纱布球轻轻除去伤口内的污物、血凝块和异物,用双氧水冲洗伤口,之后用生理盐水冲洗干净,再用Ⅲ型安尔碘冲洗伤口,生理盐水冲洗干净,如此反复三遍。

(二) 清理伤口

擦干皮肤,用碘酊、乙醇消毒皮肤,铺盖消毒手术巾准备手术,如有皮瓣或取皮可能者,供区应用Ⅲ型安尔碘消毒或碘附(聚维酮碘)消毒。术者重新洗手消毒,穿手术衣,戴手套后即可清理伤口。

1. 浅层伤口

可将伤口周围不整皮肤缘切除 0.2~0.5cm,切面止血,消除血凝块和异物,切除失活组织和明显挫伤的创缘组织(包括皮肤和皮下组织等),并随时用无菌盐水冲洗。

2. 深层伤口

判断组织是否失活在清创过程中是十分重要的,一般可根据其色泽、张力、有无收缩力和是否出血等进行判断,当出现肌肉组织的色泽有改变,质地变软无张力,钳夹不收缩或切开后不出血等情况时,表示其已坏死,应彻底切除失活的筋膜和肌肉,但不应将有活力的肌肉切除,以免切除过多影响功能。为了处理较深部伤口或死腔,有时可适当扩大伤口和切开筋膜,清理伤口直至显露血液循环较好的组织。如同时有粉碎性骨折,应尽量保留骨折片;但已与骨膜游离的小骨片则应予清除。

(三) 修复伤口

清创后再次用生理盐水清洗伤口。再根据污染程度、伤口大小和深度等具体情况,决定伤口是开放还是缝合,是一期缝合还是延期缝合。未超过 12h 的清洁伤口可一期缝合;大而深的伤口,在一期缝合时应放置引流条;污染重或特殊部位不能彻底清创的伤口,应延期缝合,即在清创后先于伤口内放置凡士林纱布条引流,4~7 天后如伤口组织红润,无感染或水肿再做缝合。头、面部血运丰富,愈合力强,损伤时间虽长,只要无明显感染,仍应争取一期缝合。

缝合伤口时,不应留有死腔,张力不能太大。对重要的血管损伤应修补或吻合;对断裂的肌腱和神经干应修整缝合;显露的神经和肌腱应以皮肤覆盖;开放性关节腔损伤应彻底清洗后缝合;胸腹腔的开放性损伤应彻底清创后,放置引流管或引流条。

(四) 术中注意事项

(1) 伤口清洗是清创术的重要步骤,必须反复用大量生理盐水冲洗,务必使伤口清洁后再做清创术。选用局麻者,只能在清洗伤口后麻醉。

(2) 清创时既要彻底切除已失去活力的组织,又要尽量爱护和保留存活的组织,这样才能避免伤口感染,促进愈合,保存功能。

(3) 组织缝合必须避免张力太大,以免造成缺血或坏死。

(五) 术后处理

(1) 根据全身情况输液或输血。

(2) 合理应用抗生素,防止伤口感染,促使炎症消退。

(3) 抬高伤肢,促使血液回流。

(4) 注意伤肢血运、伤口包扎松紧是否合适、伤口有无出血等。

(5) 伤口引流条,一般应根据引流物情况,在术后24~48h内拔除。

(6) 伤口出血或发生感染时,应立即拆除缝线,检查原因,进行处理。

(7) 严密观察伤情,注意伤口引流情况,及时检查伤口,如伤口有恶臭要警惕气性坏疽。局部引流不畅或有化脓感染时,应及时扩大伤口,再次清创,去除坏死失活组织。

第三节 早期并发症的处理

四肢多元组织损伤多因重大外伤所致,常合并创伤性休克、颅脑损伤、血管神经损伤等严重损伤,此类损伤不仅造成局部组织缺损和功能障碍,而且可以引起全身反应,包括神经应激反应、内分泌系统反应、代谢反应和血液循环反应等,只有全面的检查才能确定全面的诊疗方案,确保患者的生命安全。临床治疗过程中,医者应遵循"首先保生命,再次保肢体,后期重建肢体功能"的理念治疗。

一、创伤性休克

休克是由多种原因引起的,以有效血容量减少、组织灌注不足、细胞代谢紊乱和功能受损为主要病理生理的综合征。休克一旦发生若得不到及时有效地处理,发展为难治性或不可逆性休克,将导致多功能障碍及多器官功能衰竭。创伤性休克是由于重要脏器损伤、大出血使有效循环血量锐减,以及剧烈疼痛、恐惧等多种因素综合形成的复杂的临床综合征。

(一) 病因及发病机制

在平时,创伤性休克的常见病因主要有4种:①交通事故伤,约占总数的65%;②机器损伤,约占总数的12%;③坠落伤,约占12%;④其他伤,约占11%。各部位伤中,腹部、骨盆和胸部穿透伤的发生率较高。

严重创伤后,直接发生失血及血浆丢失,导致有效循环血容量减少,低血压时间过长(超过2h),组织细胞因缺氧时间过久而坏死,产生了血管扩张性物质,使静脉和毛细血管床更加扩张,大量血液淤滞在器官内,血流迟缓,各器官的微循环内微血栓广泛形成,静脉回流减少,有效循环血量进一步减少。组织细胞因缺氧时间过长,使毛细血管的通透性增高,血浆和血细胞大量渗出到血管外,又进一步降低有效循环血量,产生恶性循环,使休克越来越严重。休克发展到此严重阶段,延髓生命中枢长时间缺氧,其他重要脏器如心、肺、肾也出现衰竭。

（二）分型及临床表现

轻度休克：失血在 15%～25%，痛苦、烦躁、口渴，皮肤开始苍白、发凉，心率在 100 次/min 以下，收缩压正常或稍高，舒张压增高，脉压缩小，尿量正常。

中度休克：失血 25%～35%，淡漠，口渴，皮肤发冷、苍白，心率在 100～120 次/min，收缩压在 70～90mmHg，尿少。

重度休克：失血在 35%～45%，意识模糊或昏迷，非常口渴，皮肤显著苍白、肢端青紫，收缩压 70mmHg 以下或测不到，尿少或无尿（表 1-1）。

表 1-1 休克的临床表现

休克程度	估计出现量	温度	肤色	口渴	神志	脉搏（次/min）	血压	尿量
轻度休克	20% 以下（800ml）	发凉	苍白	轻	清楚和淡漠	100 以下	收缩压正常或稍升高，舒张压增高，脉压减小	正常
中度休克	20%～40%（800～1600ml）	发冷	苍白	中	淡漠	100～200	收缩压 70～90mmHg，脉压减小	少尿
重度休克	40% 以上（1600ml 以上）	冷湿	苍白到发绀、紫斑	严重	淡漠到意识模糊或昏迷	难触及或速而细弱	收缩压在 70mmHg 以下或测不到	少尿或无尿

（三）诊断要点

目前没有明确的诊断标准，临床中重要的是早期及时发现休克。如果有严重损伤、大量出血及有心脏病等病史，应想到并发休克的可能；当出现出汗、兴奋、心率加快、脉压减小或尿少等症状，应怀疑休克；当出现神志淡漠、反应迟钝、皮肤苍白、呼吸浅快，收缩压下降到 90mmHg 以下或较正常血压下降 40mmHg，脉压小于 20mmHg，并伴有组织血流减少的表现即可诊断为休克。

（四）治疗原则

欧洲多学科医师组成了"创伤出血高级救治任务组"，在循证医学基础上，提出了对创伤和失血性休克的治疗推荐意见（推荐级别为：1A，强烈推荐；1B，高度推荐；1C，一般推荐），具体内容如下所述。

（1）尽可能缩短受伤与接受手术的时间间隔（1A）；

（2）对尚未查明出血部位的休克患者应立即进行相关检查，如胸、腹、骨盆等部位的超声和 CT 检查（1B）；

（3）对盆腔骨折导致的失血性休克，应立即进行骨盆闭合和稳定手术（1B）；

（4）如果腹部超声检查发现游离液体，且血流动力学不稳定，应紧急手术处理（1C）；

（5）从事故发生现场开始，便要在早期积极和连续地纠正患者的低温（<35℃），维持其正常体温（1C）；

（6）对深度失血性休克并进行性失血的患者，推荐采用"损伤控制手术"。合并低温、酸中毒、操作难以抵达的解剖部位、需要较长时间的手术，也均可采用损伤控制手术（1C）。

临床工作中，应重视创伤患者的皮温与色泽、心率、血压、尿量和精神状态等指标早期监测,有效的监测可以对创伤性休克患者的病情和治疗做出正确、及时的评估和判断,以利于指导和调整治疗计划,改善休克患者的预后。

(五) 治疗方法

1. 一般紧急治疗

积极处理原发伤,尽快止血,并保持呼吸道通畅,休克患者应注意采用合理的体位,采取头部和躯干抬高 20°~30°,下肢抬高 15°~20°体位,以利于下肢静脉回流,改善呼吸。尽早给予面罩吸氧,并建立静脉通道。密切监控患者各项生命体征,积极措施防治低体温等其他并发症[2]。

2. 液体复苏

液体复苏是治疗创伤性休克的重要手段,传统认为输液的速度比输液的种类更重要,因为休克的治疗重点是保证组织灌流,近年来限制性(低压性)液体复苏成为人们热论的焦点,目的是寻求一个复苏平衡点,既可通过液体复苏适当恢复组织器官的血液灌注,又不至于使其过多扰乱机体内环境和代偿机制[3],2010 版《欧洲严重创伤性出血治疗指南》将限制性液体复苏策略的推荐级别提升到 1B,但指南也同时指出对创伤性脑损伤、脊柱损伤患者和高血压患者限制性液体复苏为禁忌证。多数学者倾向于将平均动脉压控制在 40~60mmHg 或将收缩压控制在 80~90mmHg[4]。

输液可以分为输注晶体液和胶体液。晶体液有葡萄糖水溶液、生理盐水等,胶体溶液包括血浆、白蛋白等,临床上一般采用"先晶体后胶体",严重休克时主张晶体液与胶体液比为 2∶1 或 3∶1。近年来也有学者采用高渗盐水治疗失血性休克,常用的是 7.5% 的氯化钠溶液,可在迅速扩充血容量的同时,使肿胀的血管内皮细胞收缩,疏通微循环,改善组织灌注,输入量为 100~200ml(4ml/kg),在 3~5min 内快速输入,15min 内重复输入,总量不超过 400ml。

临床中不推荐以单次血红蛋白或血细胞比容检查作为独立的实验室指标来决定是否输血,应结合每个患者的失血速度、血容量、临床表现、贫血持续时间和程度及心、肺功能综合决定[5]。红细胞主要用于纠正贫血,提高携氧能力,保证组织氧供;新鲜冰冻血浆可用于补充凝血因子以预防出血和止血;当出血明显且血栓弹力图示凝血因子Ⅰ缺乏或血浆凝血因子Ⅰ低于 1.5~2.0g/L 时,推荐输注凝血因子Ⅰ或冷沉淀[6]。对于严重创伤合并大出血的患者,为了提高疗效采用以下治疗方案。

(1) 红细胞、新鲜冰冻血浆、血小板按 6∶4∶1 输注,即相当于我国 12u 红细胞∶800ml 新鲜冰冻血浆∶1u 血小板;

(2) 红细胞、新鲜冰冻血浆、血小板考虑按 1∶1∶1 输注,即相当于我国 1u 红细胞∶100ml 新鲜冰冻血浆∶1u 血小板[7]。

3. 纠正酸碱平衡失调

在休克早期,可因过度换气,引起低碳酸血症、呼吸性碱中毒,使血红蛋白氧离曲线左移,氧不易从血红蛋白解离。休克的乏氧代谢必然导致代谢性酸中毒,酸性内环境对心肌、血管平滑肌和肾功能均有抑制作用。临床中酸碱平衡紊乱较复杂,由于酸性环境有利于氧解离,对酸碱平衡的处理多主张"宁酸勿碱",并且酸中毒较为常见,治疗时要适时适量给予碱性药物。临床上可进行血气分析,准确掌握酸碱紊乱及电解质(特别是K^+)的异常情况并给予纠正。常用的药物有5%碳酸氢钠为纠正代谢性酸中毒的首选药物,首次用量为200ml。

4. 血管活性药物应用

休克早期微血管已处于痉挛状态,如再给予血管收缩药,可使毛细血管血流更加淤滞,加重组织缺血、缺氧,使休克恶化。如果使用血管扩张药物,减少有效循环血容量,进一步加重休克。所以要在血容量复苏的前提下使用血管活性药物,或者血压下降并伴有明显冠状动脉和脑动脉血流不足时,又不能及时补充血容量时,可短期适量应用,以保证心、脑血液供应,然后尽快补充血容量。休克晚期,微血管衰竭呈瘫痪性扩张,亦不宜使用血管收缩剂,否则必将导致病情进一步恶化。

(1) 血管收缩剂:异丙肾上腺素、肾上腺素、阿拉明(间羟胺)、去甲肾上腺素等[8]。

1) 异丙肾上腺素:是典型的β受体兴奋剂,此药物分类存在一定争议,能使心肌收缩力增强,增加心排血量,降低静脉压,改善微循环及组织缺氧状态以纠正休克。用法:1~2mg稀释于5%葡萄糖500ml内静脉滴注,滴速1~10滴/min。

2) 阿拉明(间羟胺):直接兴奋α受体,升压作用较去甲肾上腺素弱,但作用缓慢持久,可收缩周围血管,增加心肌收缩力,增加脑、肾及冠状动脉血流。用法:15~100mg稀释于5%葡萄糖500ml内静脉滴注,滴速20~30滴/min,也可肌内注射或皮下注射2~10mg,每2h一次,紧急情况下,可缓慢静脉注射0.5~50mg,然后静脉滴注,最大量可至100mg。

3) 去甲肾上腺素:主要是兴奋α受体,对β受体兴奋性弱,具有较强的收缩血管作用。用药后周围血管阻力明显增加,心排血量不变或增加,能增加冠状动脉血流量,但是可使肾血流量显著减少,导致少尿,时间过久会发生肾衰竭,故低血容量休克时应用存在危险。用法:2~4mg溶于5%葡萄糖液中静脉滴注,维持血压在90~100mmHg即可。

(2) 血管扩张剂:其作用为消除小动脉痉挛,增加微循环的血流量,改善组织缺氧,中断恶性循环。但血管床容量突然加大,可导致血压下降,因此,应用扩张药物时也一定要补足血容量。

常用药物有酚妥拉明、多巴胺、多巴酚丁胺。

1) 酚妥拉明:本品为α-受体阻断剂。能显著降低外周血管阻力,增加周围血容量,增加组织血流量,扩张小动脉及毛细血管,改善微循环及内脏血流灌注。用法:5mg加入5%的葡萄糖液中静脉滴注,滴速0.3μg/min。

2) 多巴胺:对α、β受体都有一定的兴奋作用,具体作用与药物滴速有关,当滴速小于0.5~2μg/(kg·min),主要作用于多巴胺受体,使肾血流量及肾小球滤过率增加,尿量及钠排泄量增加;滴速在2~10μg/(kg·min),能直接激动$β_1$受体及间接促使去甲肾上腺素自储藏部位释放,对心肌产生正性应力作用,使心肌收缩力及心搏量增加,最终使心排血量增加、收缩压升高、脉压可能增大、舒张压无变化或有轻度升高,外周总阻力常无改变,冠脉血流及耗氧改善;当浓度大于10μg/(kg·min),激动α受体,导致周围血管阻力增加,肾血管收缩,肾血流量及尿量反而减少。由于心排血量及周围血管阻力增加,致使收缩压及舒张压均增高。多巴胺对于伴有心肌收缩力减弱、尿量减少而血容量已补足的休克患者尤为适用。

3）多巴酚丁胺：主要作用于 β_1 受体，对 β_2 及 α 受体作用相对较小。能直接激动心脏 β_1 受体以增强心肌收缩和增加搏出量，但对心率影响不大。用法：250mg 加入 5% 的葡萄糖 200~500ml 中，2.5μg/(kg·min) 静脉滴注。

目前倾向于以多巴胺为主，配合其他药物的联合应用。如多巴胺+东莨菪碱 0.3~0.9mg/min，间断注射。

血管收缩剂和血管舒张剂在休克的救治过程中各有利弊，因此要正确处理血压与组织灌流的关系，针对休克的发展过程，灵活应用。

5. 激素的应用

应用肾上腺皮质激素对休克患者有一定的保护作用。其机制：①稳定溶酶体膜；②抑制水解酶的排除；③抑制激肽的作用；④防止线粒体嵴及其内部构造的变化；⑤抑制碱性磷酸酯酶对肺泡表面活性物质的分解；⑥对血小板、多形核白细胞、溶酶体、肺毛细血管具有保护作用；⑦改善组织代谢，促进 ATP 形成等。应用激素同样要在补足血容量、纠正酸中毒后，患者情况不见明显改善，方可考虑应用。常用的药物：氢化可的松 10~40mg/kg，甲基强的松龙 30mg/kg，地塞米松 1~3mg/kg。

二、脂肪栓塞综合征

严重创伤特别是长管状骨骨折后常易发生脂肪栓塞综合征，临床表现以意识障碍、瘀斑、进行性低氧血症、呼吸窘迫为特征。据相关数据报道，在各类骨折中，脂肪栓塞综合征的发病率为 7%，单纯股骨干骨折脂肪栓塞综合征的发生率为 3%，股骨、胫骨同时骨折为 10%，双侧股骨干骨折为 33%；开放性骨折后的发病率（2%）比闭合性的发病率（30%）低[9]。

（一）病因及发病机制

1. 血管外源学说

该学说认为骨折或软组织受创伤后，骨髓腔的脂肪细胞或脂肪组织破裂形成脂肪滴，通过静脉系统裂口进入血液循环，机械性阻塞肺微血管。但此学说不能完全解释脂肪栓塞综合征的临床表现，也无法解释非创伤患者出现脂肪栓塞的病理现象。

2. 血管内源学说

该学说认为，外源性脂肪微粒并非主要因素。正常情况下，血液中脂肪颗粒主要是以乳糜微粒和极低密度脂蛋白的形式进行运输。当机体受到严重创伤时，交感神经系统兴奋，神经-内分泌效应激活，使血脂乳化不稳定而析出脂质颗粒，形成较大脂粒阻塞血管[10]。

（二）分型

临床中可以分为典型、不完全或部分型、暴发型三种。

典型脂肪栓塞综合征：表现为创伤后的一个无症状间歇期，伤后经过 12~24h 清醒后，开始发热，出现呼吸系统症状，多在 48h 内出现典型的脑功能障碍症状，且常进展为木僵或昏迷。睑结膜及皮肤(多在前胸和肩颈部)出现出血点。临床上此型较易判断。

不完全或部分型脂肪栓塞综合征:有骨折创伤史,伤后1~6天可出现轻度发热、心动过速、呼吸快等非特异症状,一般没有皮肤出血点,或有轻度至中度低氧血症,而缺少特异症状和相应的实验室检查所见。

暴发型脂肪栓塞综合征:伤后短期清醒,又很快发生昏迷、谵妄,有时出现痉挛、手足抽搐等症状,一般在骨折创伤后立即或12~24h内突然死亡,很难做出临床诊断。

(三) 不同系统症状及相关检查

呼吸系统:临床表现为胸闷、胸痛、咳痰(常带血性)、气促、呼吸困难及急性肺水肿并可继发肺炎引起严重呼吸衰竭,起病急、发展快,早期白细胞不高。脂肪栓塞引起的呼吸困难是以肺小动脉痉挛引起的肺动脉高压为特点,而多发骨折后,大量输液、输血导致低蛋白血症和肺水肿等引起的急性呼吸衰竭具有两肺广布湿啰音及血性泡沫痰等特点。胸部X线片早期无明显变化,12~72h后胸部X线片见间质内泡状或肺内结节样的高密度影等非特异性表现,肺脂肪栓塞的典型X线表现为"暴风雪样"改变,但临床中出现时间较晚,且阳性率较低。CT表现为局灶性或弥漫性实变、磨玻璃样改变或大小不等并且小于10mm的小结节影[11],CT血管成像(CTA)已常规用于肺栓塞的检查,但对脂肪栓塞检测的优势不明显,需要结合临床进一步诊断[12]。

神经系统:脂肪栓塞多属弥漫性,可突然出现昏迷、意识障碍(烦躁、谵妄、朦胧、嗜睡、昏迷等),持续时间可为数小时到数十天不等,可伴有呕吐、尿失禁、抽搐及自主神经功能紊乱等症状,早期可出现病理反射,重者可出现去皮质强直。典型脑电图表现为正常节律消失,代之以弥散性高波幅多形θ波和δ波。24h内无脑组织的密度改变,CT难以分辨,故不能作为对脑脂肪栓塞的确诊手段,常规MRI平扫T_1WI可无异常,T_2WI脑实质内可见多结节样或斑点样高信号影[13],液体衰减反转恢复(FLAIR)序列像上亦可见较小的、斑片状或融合成片的高信号区,扩散加权成像(DWI)是脂肪栓塞综合征的早期敏感的检查方法,其典型表现为"满天星征",即在脑实质低信号的背景上表现为弥漫点状高信号。

其他系统:出血点是脂肪栓塞综合征特征性表现之一,多分布在肩颈、胸腋部等皮肤疏松部位,也可见于结膜或眼底,出血的原因可能与皮肤小血管脂肪栓塞、血小板较少、毛细血管脆性增加有关。

(四) 诊断标准

目前尚没有统一的诊断标准,目前应用较多的是Gurd和Wilson[14]1974年归纳的诊断标准。

(1) 主要标准:①皮下出血;②呼吸系统症状及肺部X线病变;③颅脑外伤以外的神经症状。

(2) 次要标准:①动脉血氧分压低于60mmHg;②血红蛋白下降(100g/L以下)。

(3) 参考标准:①心动过速、脉快(大于110次/min);②高热(大于38.5℃);血小板减少(血小板少于$150×10^9/L$);③尿中脂肪滴及少尿;④红细胞沉降率快;⑤血清脂肪酶上升;⑥血中游离脂肪滴。

上述标准中,有主要标准2项以上,或主要标准1项+次要标准、参考标准4项以上,可作为确定脂肪栓塞的临床诊断。无主要标准,或只有次要标准1项+参考标准4项以上者疑为隐性脂肪栓塞。

(五) 治疗方法

创伤早期制动能减少骨折端活动及组织再损伤,进而降低脂肪栓塞综合征的发生率。目前尚无一种药物可以直接溶解脂肪,所以对于脂肪栓塞综合征,应采用对症处理和支持疗法,防止脂肪栓塞进一步加重,纠正缺氧和酸中毒,减轻重要器官的功能损害。

1. 纠正休克

休克可诱发和加重脂肪栓塞的发生和发展,所以应当尽早纠正,具体治疗措施参照创伤性休克的处理。

2. 呼吸支持

呼吸支持是基本的治疗措施,经过呼吸支持,绝大多数患者可被治愈。

对于心动过速、缺氧、动脉氧分压 50~60mmHg、二氧化碳分压大于 50mmHg、无神志异常、无肺水肿等轻症患者,可以使用面罩吸氧,使氧分压维持在 70~80mmHg,定期复查血气分析和胸部 X 线检查。对于出现神志变化,动脉氧分压低于 50mmHg 等严重脂肪栓塞患者,要迅速建立通畅气道并使用呼吸机治疗[15]。

3. 减轻脑损伤

脑细胞对缺氧最敏感,因此脑功能的保护十分重要。

(1) 积极做好头部降温,头部降温可以降低脂肪组织的新陈代谢,从而相应减轻脑缺氧状态和脑细胞损害。

(2) 采用脱水疗法,减轻脑水肿,改善颅内高压,改善脑部血液循环。

(3) 使用冬眠疗法,降低脑组织耗氧量[16]。

4. 常用药物

(1) 低分子右旋糖酐:该药物并不具备直接溶解脂肪的作用,但可以使红细胞表面负有带负电电荷,抗红细胞聚集;使小血管内膜光滑,疏通微循环,预防和减轻严重脂肪栓塞综合征并发的弥散性血管内凝血,但伴有心力衰竭和肺水肿的患者应慎用。常用量为小儿 10~20ml/kg,成人每天 500~1000ml,分 1~2 次静脉滴注[17]。

(2) 糖皮质激素:可降低血浆内非酯化脂肪酸浓度,防止血流在毛细血管内停滞,减轻或消除非酯化脂肪酸对呼吸膜的毒性作用;并且可以抑制前列腺素、白三烯等致炎物质的产生,进而降低毛细血管的通透性,减少肺间质水肿、脑水肿[18,19]。如可用氢化可的松每天 1000~1500mg,用 2~3 天或第 1 天 1000mg,第 2 天 500mg,第 3 天 200mg,长期应用并发症较多[8]。

(3) 抑肽酶:抑肽酶为蛋白分解酶阻滞剂,能抑制激肽系统的活性并影响脂肪代谢,降低非酯化脂肪酸的生成,降低骨折创伤后出现的一过性高脂血症;通过激肽系统影响毛细血管壁的通透性,防止脂肪栓子对毛细血管的毒性作用;抑制骨折血肿内激肽释放和组织蛋白分解,减慢脂肪滴进入血流的速度[20]。

(4)利尿剂:当已经发生肺间充水肿或颅内压增高时,应用20%甘露醇250ml和呋塞米10~15mg,每日1~2次,改善肺水肿或降低颅内压,应用时要注意适当补钾以防止低血钾的发生[21]。

临床中要积极预防脂肪栓塞综合征的发生,早期对骨折进行及时、可靠的固定,可在一定程度上降低脂肪栓塞综合征的发生,但不主张早期采用扩髓髓内钉固定,因为扩髓时会引起髓内压上升,增加了脂肪栓塞综合征的风险。症状较轻的脂肪栓塞综合征预后多较好,暴发型多预后不良。脂肪栓塞综合征治疗后可能存在心肌损伤、癫痫性神经症状、肾功能障碍等后遗症,具体发病率不详。

三、深静脉血栓形成

深静脉血栓形成(deep venous thrombosis,DVT)是指血液在深静脉腔内非正常凝结,阻塞静脉管腔,影响血液流变,致不同程度的深静脉功能障碍,轻则引起浅静脉曲张、肢体肿胀、色素沉着,重则危及生命。严重创伤后DVT的发病率为40%~80%[22]。

(一)病因及发病机制

血栓形成三要素为血管壁损伤、血流缓慢和高凝状态。多元组织损伤后可直接造成血管内膜广泛损伤,激活凝血系统;骨折和创伤造成机体大量失血导致血容量不足,应急状态下外周动脉、静脉血流量减少,受伤后肢体水肿压迫静脉,进一步使静脉内血流速度减慢,使血小板聚集、附壁;创伤后的炎症反应及炎性因子释放也可以引起血液的高凝状态,从而诱发血栓形成。

(二)分型和临床表现

下肢深静脉血栓形成,可发生在下肢任何部位,临床上可分为周围型和中央型,周围型血栓在小腿肌肉静脉内形成,中央型血栓在髂股静脉形成,两者均可扩展延伸,最终累及整个肢体,成为混合型。

1. 周围型

血栓主要形成在腘动脉、静脉分叉以下的肌肉静脉丛内(图1-1),一般不影响血液回流,临床表现不明显,可出现小腿疼痛、压痛及轻度肿胀。小腿后侧的腓肠肌和比目鱼肌牵拉试验阳性,即用力背屈踝关节时感到小腿后侧剧烈疼痛(直腿伸踝试验阳性)。

也可出现在小腿深静脉内,主要有腘静脉、胫静脉、腓静脉(图1-2),部分是由于小腿静脉丛血栓蔓延形成,部分是突然发病形成。临床特点为:突然出现剧痛,行走时症状加重,患者足部不能着地平踏,踝部明显水肿,踝周正常凹陷消失。若血栓出现在腘静脉,则可出现小腿肿胀明显,腘窝部压痛。

2. 中央型

血栓形成于股总静脉、髂外静脉或髂内静脉内(图1-3),以左侧多见,可能与右髂总动脉

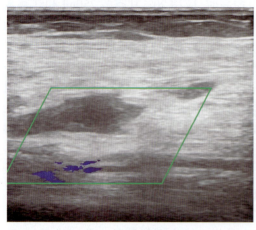
图 1-1 小腿肌间静脉血栓

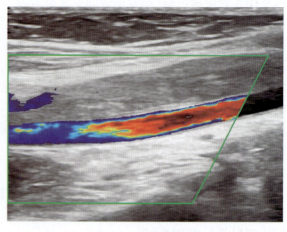
图 1-2 腘静脉血栓

跨越左髂总静脉,对左髂总静脉压迫有关,因髂-股静脉为下肢静脉回流的主干通路,一旦出现血栓则发病急、症状重,患者可有腹股沟区胀痛和下肢广泛性疼痛等症状,可分为原发型和继发型。

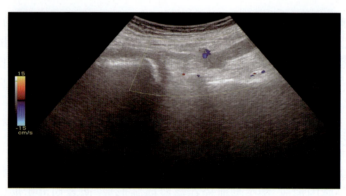
图 1-3 髂外静脉血栓

原发型:血栓直接形成于髂股静脉内,发生率较小腿肌肉静脉丛血栓低。髂股静脉一旦出现血栓会出现下肢广泛性肿胀,小静脉怒张,可伴有发热(多在 38.5℃以下),患肢肤色暗红,皮温略高,股三角区及沿股静脉走行区明显压痛,股内侧可出现长条状肿物,小腿腓肠肌饱满、紧韧,直腿伸踝试验阳性。

继发型:血栓起源于小腿肌肉静脉丛内,继续扩展至髂股静脉,最终表现为与原发型相同的临床症状,其特点是开始时症状轻微,直至髂股静脉受累,才出现典型症状。

(三) 检查方法

彩色多普勒超声探查是一种无创检查,具有较高的敏感性及准确性,可以显示血栓的形态、血液流变、管腔堵塞情况等,临床上常用作初次筛选和检测。但在实际使用时,受仪器因素及操作者手法影响较大。诊断 DVT 的金标准为下肢静脉造影,多由足背静脉穿刺做上行下肢静脉造影,其特异性最高,可以显示血栓的部位、范围及侧支循环情况。D-二聚体是最简单的纤维蛋白降解产物,其质量浓度的增加反映体内高凝状态和继发性纤溶亢进。D-二聚体质量浓度对血栓性疾病的诊断、疗效评估和预后判断具有重要的意义。"D-二聚体检测"急诊临床应用专家共识组认为 Wells score(表 1-2)小于 2 分并且 D-二聚体检测阴性,可排除下肢近端深静脉血栓。此外放射性核素检查、阻抗体积描记等都为本病的诊断提供了较可靠的依据。

表 1-2 Wells score 的静脉血栓栓塞症临床预测准则评分表

指征	计分
癌症	+1.0
瘫痪或近期打上石膏	+1.0
病床休息 3 天以上或手术后 4 周内	+1.0
深层静脉触诊疼痛感	+1.0
整体腿部肿胀	+1.0
受感染小腿直径>3cm	+1.0
凹陷性水肿(受影响肢体)	+1.0
表面静脉扩张(受影响肢体)	+1.0
有其他诊断可以取代深静脉栓塞	-2.0

(四)预防措施

1. 机械预防

常用的方法有间歇充气加压装置、足底静脉泵及梯度压力弹力袜等,其作用机制为通过外力促使下肢静脉回流加速,减少血液滞留,从而降低术后下肢 DVT 的发生率。应用时应当从足趾根部向上连续均匀加压,并且每日根据下肢肿胀程度、松紧程度及时调整。当出现充血性心力衰竭、肺水肿或下肢严重水肿,下肢血栓(性)静脉炎或肺栓塞,下肢皮肤炎症、严重动脉硬化及下肢严重畸形等情况时,应当禁止使用机械措施。

2. 药物预防

(1) 低分子肝素:在美国胸科医生协会指南(American College of Chest Physicians Guidelines,ACCP)中低分子肝素推荐等级为ⅠA级,其使用剂量灵活,严重出血并发症较少,一般术前 12h 或术后 12~24h 开始皮下注射,硬膜外麻醉要在硬膜外腔导管拔除 2~4h 后;也可在术后 4~6h 开始给予常规剂量的一半,次日增加至常规剂量,推荐使用 7~10 天,可延迟到术后 1 个月,一般不需要监测凝血指数,深受广大骨科医师欢迎[23]。

(2) 华法林:华法林是临床最早也是最常使用的维生素 K 拮抗药,可用于下肢深静脉血栓形成的长期预防,在 ACCP 中推荐等级为ⅠA级。药物作用使得 C 蛋白和 S 蛋白水平降低,患者处于相对高凝状态,该药易受药物及食物影响,使用时需常规监测国际标准化比值(international normalized ratio,INR)。ACCP 推荐 INR 目标为 2.0~3.0,而美国骨科医生协会(American Academy of Orthopaedic Surgeons,AAOS)则推荐 INR 等于或小于 2.0,国内部分专家推荐维持在 2.0~2.5,可权衡血栓的预防和出血风险共同决定其具体的应用[24]。

(3) 磺达肝素(戊多糖):磺达肝素是一种新合成的戊多糖,类属于凝血集链反应中 Xa 因子有效的抑制因子。推荐剂量是 2.5mg/天皮下注射,术后 6~12h 首次给药,用药时间可延长至术后 45 天。对体重不足 50kg 的患者或肾功能不全的患者不推荐使用这种药物。在美国胸科医生协会指南中推荐等级为ⅠA级,但国内应用相对较少[25,26]。

(4) 普通肝素钠：临床上已经证实普通肝素钠可以有效降低 DVT 的风险，但其可增加严重出血的发生率，使用时应当注意常规监测活化部分凝血酶原时间、血小板计数，并根据其结果调整剂量；另据报道长期应用肝素钠有导致肝素-高钾血症、骨质疏松的可能[27]。

(5) 阿司匹林：阿司匹林作用机制与其抑制血小板的环加氧酶-1 途径，导致血栓烷 A_2 的合成下降有关，阿司匹林对动脉血栓的预防效果优于静脉血栓预防，临床中术后不推荐单独使用阿司匹林，通常在中止抗凝治疗后，应用阿司匹林 100mg/天，可降低血栓复发、动脉性心血管事件风险，而且有助于避免停用口服抗凝药物之后短期内的血栓复发高风险[28,29]。

当出现活动性出血或凝血障碍、骨筋膜间室综合征、严重头颅外伤或脊髓损伤、血小板值低于 $20×10^9/L$ 等情况时应禁止使用抗凝药物；当遇到胃肠道出血、血小板减少至 $(20～100)×10^9/L$、类风湿视网膜病患者及孕妇时应视病情，慎重使用。

(五) 治疗方法

1. 溶栓疗法

链激酶(streptokinase, SK)：是溶血性链球菌合成的蛋白水解酶，可结合循环系统中的游离纤溶酶原或纤溶酶，从而启动纤溶系统溶解血栓，是机体内纤维蛋白溶酶原最有效的激活剂之一。SK 在血浆中的半衰期为 25min，但其中游离 SK(约 15%)的半衰期可达 80min。成人首次剂量为 25 万～50 万 U，溶于 5% 葡萄糖溶液中，在 30min 内的静脉滴入，以后按 10 万 U/h 的维持剂量，连续静脉滴注，直到临床症状消失，并再继续维持 3～4h，疗程一般 3～5 天。用药期间应监测凝血酶时间和凝血因子Ⅰ含量。凝血酶时间正常 15s 左右，控制其在正常值的 2～3 倍；凝血因子Ⅰ正常 2～4g/L，不宜低于 0.5～1g/L。该酶可产生纤溶亢进而增加出血的危险。

尿激酶(urokinase, UK)：UK 是从人尿中提取的一种丝氨酸蛋白酶，可直接作用于内源性纤维蛋白溶解系统，裂解纤溶酶原成为纤溶酶，而纤溶酶不仅能降解纤维蛋白凝块，也能降解凝血因子Ⅰ、凝血因子Ⅴ和Ⅷ，抑制腺苷二磷酸(ADP)诱导的血小板聚集，从而发挥溶栓及预防血栓形成的作用。其半衰期约为 15min，主要在肝代谢。首次剂量 3000～4000U/kg，在 10～30min 内静脉滴入，维持量 2500～4000U/(kg·h)，疗程一般 12～72h，国内使用剂量要小。

重组组织型纤溶酶原激活剂(rt-PA)：其作用机制是激活 Pg 产生 Pm 时不受血浆中 α2-抗纤溶酶(α2-AP)及纤维蛋白结合的 α1 纤溶酶抑制物(α1-PI)的作用，选择性地与血浆中的纤维蛋白结合，形成的复合物与纤溶酶原亲和力较高，能将纤溶酶原转化为纤溶酶使血栓溶解。由于与凝血因子Ⅰ亲和力低，因此具有一定的溶栓特异性。此类药物溶栓作用强于 SK 和 UK，但半衰期短，短时间内需大量用药，且价格昂贵，亦有一定的出血不良反应，这些都限制了其在临床中的应用。rt-PA 最大剂量为 0.9mg/kg(90mg)，先将总量的 10% 2～5min 内静脉注射，然后将剩余剂量 1h 内静脉滴注[30]。

2. 手术治疗

静脉取栓术切开静脉壁直接取栓，是消除血栓有效的方法，但除了对下肢深静脉血栓形成中股青肿或股白肿没有争议外,对其余类型的深静脉血栓形成是否适用一直存在争议。一般情况下仅适用于病期在3天以内急性期下肢无粘连深静脉血栓的患者,这种方法简单,但出血量较多,有时可并发淋巴管漏[31]。静脉取栓术不适用于周围型、妊娠期、盆腔肿瘤压迫引起的下肢深静脉血栓形成,对于严重骨折患肢制动及丧失肢体活动而导致的下肢深静脉血栓形成也不适宜。

旁路转流术多用于深静脉血栓形成急性期过后,肢体仍有明显回流障碍者。如大隐-股静脉旁路转流术适用于髂-股静脉血栓形成而股浅静脉通畅者;原位大隐-腘静脉旁路转流术适用于局限在股浅静脉血栓形成,而股总静脉、腘静脉及其分支通畅者等。

3. 介入治疗

通过健侧肢体静脉穿刺置入导管放置滤器,将有效拦截3~4mm脱落的血栓块,预防致命性肺动脉栓塞的发生。相关文献报道下肢深静脉血栓脱落所致的肺栓塞率高达67%~79%,死亡率高达20%~39%,而腔静脉滤器置入后再次发生肺栓塞的概率是2%~5%[32-34]。目前临床中滤器种类很多,有非永久性腔静脉滤器和永久性腔静脉滤器,关于滤器的适应证存在一定争议,目前较公认的安放滤器的适应证有:①实验室指标示抗凝有效,仍发生肺栓塞;②有抗凝纤溶治疗禁忌证;③抗凝、抗凝纤溶治疗后出现大出血等并发症;④下腔或盆腔静脉有浮动性血栓;⑤发生肺栓塞高度危险性;⑥高危患者预防性安滤器。前4种属绝对适应证,后两种属相对适应证[35]。一般不能纠正的严重凝血功能障碍,菌血症未治疗的感染患者及儿童禁止放置滤器。置入腔静脉滤器后,滤器血栓形成的概率为2.7%~19.0%[36],此外远期可能发生滤网位置偏移、变形、倾斜、静脉壁穿孔、主动脉穿孔等。相信随着材料科学与医疗技术的发展,会有更安全、更实用的滤器问世。

四、其他并发症

参照中华医学会创伤学分会创伤感染学组、创伤急救与多发伤学组2013年发表于中华创伤杂志的《创伤后并发症的定义与诊断专家共识》,对其他创伤并发症做如下简要介绍。

(一) 感染

感染是多元组织开放损伤后一种常见并发症,临床常见的感染有肺部感染、泌尿道感染及脓毒症。

1. 肺部感染

常见肺部感染是肺炎。其诊断标准如下所述。

(1) 胸部X线片或CT:肺部有炎性浸润阴影,并至少持续24h;

(2) 临床指标(至少1个):体温>38.5℃或<35.0℃,血常规WBC>10×10^9/L或<3×10^9/L;

(3) 微生物学指标(至少1个):①支气管肺泡灌洗液定量细菌培养≥10^4CFU/ml或保护性毛刷(PSB)细菌培养>10^3CFU/ml或气管内吸取物培养>10^5~10^6CFU/ml;②组织学检查显示脓肿形成伴有肺泡和细支气管内大量中性粒细胞聚积或肺组织定量细菌培养≥

10^4 CFU/g 组织;③血培养呈现出与痰液或呼吸道培养的相同细菌。

2. 泌尿道感染

泌尿道感染是指创伤后病原菌侵入尿路,在尿液中生长繁殖,并侵犯尿路黏膜或组织而引起的感染。按感染部位可分为上尿路感染(肾盂肾炎)和下尿路感染(膀胱炎和尿道炎)。诊断:临床症状可出现体温>38.5℃,尿急,排尿困难,耻骨上压痛。实验室检查 WBC>10×10^9/L 和<3×10^9/L,48h 内尿液培养细菌数>10^5 个/ml。要注意鉴别上尿路感染还是下尿路感染,明确血行感染还是上行感染,查明泌尿系统有无梗阻因素。

3. 脓毒症

脓毒症是指创伤后由感染引发的全身炎症反应综合征。脓毒症诊断标准为:有明确感染证据的情况下,具备下述 2 项或 2 项以上指标。

(1) 体温>38.3℃ 或<36℃;

(2) 心率>90 次/min 或>(不同年龄段正常心率范围+2 个标准差);

(3) 呼吸频率>30 次/min;

(4) 血常规 WBC>12×10^9/L 或<4×10^9/L 或正常 WBC 数,但不成熟细胞>10%;

(5) 血浆降钙素原>(正常值+2 个标准差);

(6) 血浆 C 反应蛋白>(正常值+2 个标准差)。

脓毒症伴有器官功能障碍为严重脓毒症。严重脓毒症未有效治疗可发展为感染性休克,经充分液体复苏后仍然伴持续性低血压(收缩压<90mmHg 或平均动脉压<60mmHg 或收缩压较基础值下降 40mmHg)。

感染治疗时要积极对症处理,依据临床诊断、致病菌种类和药物的抗菌谱来选择有效的抗菌药物,但还应该考虑到患者的全身情况和抗菌药物的吸收、体内代谢特点及不良反应。对较轻和较局限的感染,一般可用口服或肌内注射法给药;但对严重的感染,可静脉途径给药。

(二) 脏器并发症

1. 急性呼吸窘迫综合征

急性呼吸窘迫综合征(acute respiratory distress syndrome,ARDS)是指创伤后肺毛细血管内皮细胞和肺泡上皮细胞损伤造成弥漫性肺间质及肺泡水肿,导致的急性低氧性呼吸功能不全。主要临床表现为严重的呼吸困难,呼吸频率增快可达 30~50 次/min,常规氧疗无法缓解。体检包括鼻翼煽动,辅助呼吸肌运动增强及口唇、甲床明显发绀,心动过速等,肺部呼吸音可增强,有时可闻及哮鸣音或少量湿啰音。

其诊断标准为:

(1) 胸部 X 线片或 CT 显示双肺出现急性炎性渗出阴影,并持续至少 24h;

(2) 无左心房高压[肺毛细血管楔压(PCWP)≤18mmHg]或充血性心力衰竭(24h 内 PCWP≤18mmHg 至少持续 12h)的证据;

(3) 氧合指数(PaO_2/FiO_2)≤300mmHg,呼气终末正压(PEEP)≥4mmHg(1cm H_2O = 0.098kPa)。

ARDS 分 3 级,如下所述。

(1) 轻度:200mmHg<PaO_2/FiO_2≤300mmHg;

(2) 中度:100mmHg<PaO_2/FiO_2≤200mmHg;

(3) 重度:PaO_2/FiO_2≤100mmHg[37]。

治疗时应积极控制原发病,给予骨折早期固定,控制感染,早期纠正休克,改善微循环,遏制其诱导的全身失控性炎症反应,并给予呼吸支持治疗。

2. 急性肾衰竭

急性肾衰竭(acute renal failure,ARF)是指创伤后所发生的肾功能急剧降低,导致氮质血症、水潴留、电解质及酸碱平衡紊乱等临床综合征。从病因上分为肾前性、肾性和肾后性急性肾损伤。临床上急性肾衰竭可分为少尿期和多尿期。少尿期为整个过程的主要阶段,一般 7~14 天,最长可达 1 月以上,少尿期越长,病情越严重,主要表现为水、电解质和酸碱平衡失调、氮质血症及高血压、DIC 等全身症状。多尿期在少尿或无尿后的 7~14 天,如 24h 内尿量增加至 400ml 以上即为多尿期开始,由于肾小管上皮细胞功能尚未完全恢复,虽尿量增加但血尿素氮、肌酐和血钾仍继续上升,不过升高幅度较低,临床表现轻,进程缓慢,需要透析治疗者少,预后较好。

诊断应结合临床表现和实验室检查,血肌酐绝对值每日平均增加 44.2μmol/L 或 88.4μmol/L,或在 24~72h 内血肌酐值相对增加 25%~100%。在鉴别诊断方面,应首先除外肾前性少尿和肾后性尿路梗阻。确定为肾实质性时,应与肾小球、肾血管或肾间质病变鉴别。

少尿期治疗时应维持内环境的稳定,限制水分和电解质摄入,预防和治疗高血钾,维持营养和热量供给并进行血液净化。血液净化是急性肾衰竭治疗的重要组成部分,当血肌酐>442μmol/L,血钾>6.5mmol/L,严重代谢性酸中毒,尿毒症症状加重,水中毒出现症状和体征时应及早采用血液净化措施。采用血液净化后可维持体液、电解质、酸碱平衡;防止或治疗引起肾进一步损害的因素,促进肾功能恢复;为原发病或并发症的治疗创造条件。多尿期治疗重点为维持水、电解质平衡,控制氮质血症,增进营养,补充蛋白质。

3. 急性胃肠损伤

急性胃肠损伤(acute gastrointestinal injury,AGI)是指严重创伤后以应激性溃疡、动力障碍、消化吸收功能障碍和屏障功能障碍等为主要特征的病变。临床主要表现为消化道出血、胃潴留、麻痹性肠梗阻、不能耐受肠道营养和肠源性感染等。诊断时要及时排除胃肠本身疾病和外科急腹症如坏死性小肠结肠炎、机械性肠梗阻、肠穿孔、出血、腹水等。

根据严重程度,AGI 分为 4 级:

Ⅰ级 有发生胃肠功能不全或衰竭的风险,胃肠道功能部分受损,表现为病因明确的暂时胃肠道症状;

Ⅱ级 胃肠功能不全,胃肠道的消化吸收功能不能满足机体对营养物质和水的需求,但还没有影响到患者的全身情况;

Ⅲ级 胃肠功能衰竭,胃肠功能丧失,尽管采取治疗干预,胃肠功能不能恢复而且全身情况没有改善;

Ⅳ级 胃肠功能衰竭并严重影响其他脏器的功能,AGI 发展成为直接危及生命的因素,并伴有多脏器功能不全和休克[38]。

治疗时积极处理原发病,使用质子泵抑制剂、H_2受体拮抗药降低胃酸浓度并保护和恢复胃肠黏膜的屏障功能。对于合并急性非结石性胆囊炎、消化道穿孔、弥漫性腹膜炎者宜积极进行手术治疗。

4. 多器官功能障碍综合征

多器官功能障碍综合征(multiple organ dysfunction syndrome, MODS)指严重创伤后同时发生2个或2个以上脏器或系统功能障碍的综合征。MODS不仅治疗困难,耗资巨大且死亡率高,所以早期预防十分重要。建立完善的监测手段,对创伤性休克患者及时给予充分复苏,提高有效循环血容量;对于开放性创伤或术后感染,早期清创、充分引流;情况许可尽早进食,保持肠道屏障完整等。一旦出现MODS,要进入ICU进行器官功能支持,尽可能减轻器官损伤的后果,为进一步治疗赢得时间。治疗过程中要注重整体观念,积极消除引起MODS的病因和诱因,给予呼吸支持,纠正组织缺氧。

参 考 文 献

[1] 张伯松,王军强,王满宜. 开放性骨折的治疗. 中华骨科杂志,2002,22(1):53-57
[2] 文爱清,张连阳,蒋东坡,等. 严重创伤输血专家共识. 中华创伤杂志,2013,29(8):706-709
[3] 韩冰,黄春妍,熊辉,等. 限制性输血措施对创伤手术用血的调查分析. 中国输血杂志. 2012.25(8):759,760
[4] 刘红梅,孙海晨. 创伤性休克复苏的研究进展. 创伤外科杂志. 2011,13(1):78-81
[5] Napolitano LM, Kurek S, Luchette FA, et al. Clinical practice guideline: red blood cell transfusion in adult trauma and critical care. Crit Care Med,2009,37(12):3124-3157
[6] 陈小伍,于新发,田兆嵩. 输血治疗学. 北京:科学出版社,2012:429-474
[7] British Committee for Standards in Haematology, Stainsby D, MaeLennan S, et al. Guidelines on the management of massive blood loss. Br J Haematol,2006,135(5):634-641
[8] 胥少汀,葛宝丰,徐印坎,等. 实用骨科学. 北京:人民军医出版社,2001
[9] 王亦璁. 骨与关节损伤. 第4版. 北京:人民卫生出版社,2007:589-591
[10] 高友光,林财珠. 脂肪栓塞综合征的病因和发病机制的研究及其进展. 医学综述,2006,12(14):860-862
[11] Malagari K, Economopoulos N, Stoupis C, et al. High-resolution CT findings in mild pulmonary fat embolism. Chest,2003,123(4):1196-1201
[12] 唐春香,张龙江,卢光明. 脂肪栓塞综合征及其影像学表现. 临床放射学杂志,2013,32(8):1206-1208
[13] Aravapalli A, Fox J, Lazaridis C. Cerebral fat embolism and the "starfield" pattern: a case report. Cases J,2009,19:212
[14] Gurd AR, Wilson RI. The fat embolism syndrome. J Bone Joint Surg: Br,1974,56(3):408-416
[15] 赵达强,焦志华,王爱忠,等. 脂肪栓塞综合征的预防和治疗. 临床麻醉学杂志,2011,27(12):1244,1245
[16] 王韬,孙辉,梅炯. 骨折并发脑型脂肪栓塞综合征诊治进展. 国际骨科学杂志,2007,28(6):374-376
[17] 李福平,张伟曾,高扬. 多发骨折并脂肪栓塞综合征. 中国药物与临床,2009,9:48,49
[18] Cavallazzi R, Cavallazzi AC. The effect of corticosteroids on the prevention of fat embolism syndrome after long bone fracture of the lower limbs: a systematic review and meta-analysis. J Bras Pneumol,2008,34(1):34-41
[19] 廖圣芳,陈汉民,张银青,等. 重型颅脑损伤并脑脂肪栓塞的早期诊治体会. 临床医学,2003,23(3):8,9
[20] 戴新泉,曹臻,冷新,等. 机械通气联用抑肽酶救治急性呼吸衰竭2例体会. 实用临床医药杂志,2003,7(4):162,163
[21] 李仁杰,胡尚,白祥军. 脂肪栓塞综合征在严重创伤患者延迟诊断的临床分析. 临床急诊杂志,2014,15(1):24-26
[22] Geerts WH, Pineo GF, Heit JA, et al. Prevention of venous thrombo-embolism: the seventh ACCP conference on antithrombotic and thrombolytic. Therpy Chest,2004,126:338-400
[23] Burnett RS, Clohisy JC, Wright RW, et al. Failure of the American College of Chest Physicians-1 A protocol for lovenox in

clinical outcomes for throm-boembolic prophylaxis. J Arthroplasty,2007,22(3):317-324
[24] 张施明. 下肢深静脉血栓应用华法林抗凝初始阶段出现高凝状态的分析. 微创医学,2012,7(5):547,548
[25] Turpie AG,Eriksson BI,Bauer KA,et al. Fondapari-nux. J Am Acad Orthop Surg,2004,12(6):371-375
[26] Muntz J. Thromboprophylaxis in orthopedic surgery:how long is long enough? Am J Orthop,2009,38(8):394-401
[27] 王威,甘露,娇吉三. 肝素的副作用及防治措施. 临床医学,2001,21(10):39,40
[28] Sharrock NE,Gonzalez Della Valle A,Go G,et al. Potent anticoagulants are associated with a higher all cause mortality rate after hip and knee arthroplasty. Clin Orthop Relat Res,2008,466:714-721
[29] Theodore E,Warkentin. Aspirin for dual prevention of venous and arterial thrombosis. N Engl J Med,2012,367:2039-2041
[30] 吴丹明,张立魁. 溶栓药物分类及合理应用. 中国实用外科杂志,2011,31(12):1136,1137
[31] 翟国钧,赵军,韩金涛. 经股静脉切开行下肢深静脉取栓术的安全性与易行性. 中国微创外科杂志,2008,8(9):834-836
[32] Kovacs MJ,Anderson D,Morrow B,et al. Outpatient treatment of pulmonary embolism with dalteparin. Thromb Haemost,2000,83(2):209-211
[33] Kinney TB. Update on inferior vena cava filters. J Vasc Interv Radiol,2003,14(4):425-440
[34] Failla PJ,Reed KD,Summer WR,et al. Inferior vena caval filters:key consideration. Am J Med Sci,2005,330:82-88
[35] 李军,代远斌. 下腔静脉滤器置入预防肺栓塞. 中国组织工程研究,2012,16(16):3001-3004
[36] Athanasoulis CA,Kaufman JA,Halpern EF,et al. Inferior vena caval filters:review of a 26 year single-center clinical experience. Radiology,2000,216(1):54-66
[37] ARDS Definition Task Force,Ranieri VM,Rubenfeld GD,et al. Acute respiratory distress syndrome:the Berlin Definition. JAMA,2012,307(23):2526-2533
[38] Blaser AR,Malbrain ML,Starkopf J,et al. Gastrointestinal function in intensive care patients:terminology, definitions and management. Recommendations of the ESICM Working Group on abdominal problems. Intensive Care Med,2012,38(3):384-394

第二章 软组织缺损的修复

第一节 皮片移植

一、皮肤的结构

皮肤及其附属结构是位于人体表面的组织,是机体直接与外界接触的部分,是人体的第一道防线,能阻挡异物和病原体入侵,防止体液丢失等,是保护人体的重要器官。

正常皮肤由表皮、真皮及皮肤附属器组成,借皮下组织与深部组织相连。皮肤中有毛、指(趾)甲、皮脂腺和汗腺,它们是由表皮衍生的皮肤的附属器[1]。成年男性皮肤的面积为 1.6m² 左右,女性约为 1.4m²。皮肤表面有肉眼能见的许多皮嵴(皮沟间大小不一的隆起称为皮嵴)和沟,其走向不一,称皮纹。皮嵴上有许多凹陷的小孔,称为汗孔。皮肤及皮下组织占人体体重的 14%~16%。人体不同部位的皮肤厚薄不一,为 0.5~4mm。眼睑和四肢屈侧的皮肤较薄,掌跖及四肢伸侧的皮肤较厚。虽然皮肤的大小、厚薄不一,但都有相似的结构。

1. 表皮

表皮是与外界相接触的皮肤的浅层,人的表皮由角化的复层扁平上皮组成。各部位的表皮厚度不等,掌跖部最厚,为 0.8~1.5mm。表皮由内向外可分为 5 层。

(1) 基底层:附着于基膜上,位于表皮和真皮的交界处,由一层矮柱状立方形的幼稚细胞组成,具有活跃的增殖能力,可不断地产生新的细胞。此层细胞向浅层推移、分化成其余几层细胞。胞质中含有丰富的游离核糖体,光镜下呈强嗜碱性,核大染色深,细胞质中有散在或成束的角蛋白丝。角蛋白丝直径约 10nm,具有很强的张力。在基底层细胞之间,还存在着少量黑色素细胞,在人体暴露的部位如面部、手等,黑色素细胞也较多。黑色素细胞所产生的黑色素颗粒,能吸收阳光中的紫外线,对皮肤有保护作用。阳光的照射可促进黑色素的生成,夏季光照强烈,黑色素颗粒产生的也较多。基底层又称生发层,在皮肤的创伤愈合中起重要的再生修复作用。肿瘤、外伤等因素可促进基底细胞的增生,表皮抑素等可抑制基底细胞分裂。

(2) 棘细胞层:位于基底层上方,由 4~10 层多边形棘细胞组成,因细胞表面有大量的棘状突起,故称棘细胞。胞质中含有丰富的游离核糖体,光镜下呈弱嗜碱性,有很多粗大的排列不规则的张力细丝,附着在桥粒的附着板上。棘细胞层的最下层细胞有分裂能力,参与创伤的愈合。而近浅层的细胞质丰富,其中有被膜颗粒,其与以后的角化密切相关。

(3) 颗粒层:位于棘细胞层的浅层,由 2~3 层细胞组成。其厚度随角化层的厚薄而变化。在角化层薄的部位常无颗粒层。本层细胞排列与皮肤表面相平行,细胞呈梭形,细胞核椭圆形,位于中央,染色较浅,是开始退化的表现。细胞质周边密布着张力原纤维束,膜被颗粒增多,其内含有磷脂类、黏多糖等。随着颗粒层细胞不断向浅层推移角化的过程。黏多糖、磷脂类等内容物不断从膜被颗粒排出,进入细胞间隙,形成细胞间质的一部分,使表层细胞间的结合力更加牢固,并能阻止外物侵入。在细胞核周围有很明显的透明角质颗粒,折光性强,HE 染色为深紫蓝色,胞核固缩,细胞质内含强嗜碱性透明角质颗粒,显强嗜碱性。电镜观察,透明角质颗粒是无膜包裹的高密度蛋白质团块或大小形状不等的颗粒。

(4) 透明层:位于颗粒层浅层,由 2~3 层无核、扁平细胞组成。透明层是由颗粒层细胞转化而来,细胞排列紧密,其界限不清。细胞核退化逐渐消失,细胞质中透明角质颗粒已液化而透明,折光性强,呈嗜酸性,HE 染色呈浅粉红的均质状。此层只有在手掌、足底皮肤处最明显。电镜观察,细胞内张力细丝更多,而且排列紧密、规则,有防止水和电解质通过的屏障作用。

(5) 角质层:位于表皮的最外层,是一层无生物活性的保护层,由 4~9 层已经死亡的扁平角质细胞组成,其细胞核和细胞器已经完全消失。电镜下,角质层细胞内充满密集平行的角蛋白张力细丝浸埋在无定形物质中,其中主要为透明角质所含的富有组氨酸的蛋白质。细胞膜内面附有一层厚约 12nm 的不溶性蛋白质,故细胞膜增厚而坚固。细胞膜表面折皱不平,细胞相互嵌合,细胞间隙中充满角质小体颗粒释放的脂类物质。靠近透明层的角质层细胞间尚可见桥粒,而角质层表层细胞的桥粒消失,因而容易脱落形成皮屑。组成角质层的重要化学成分是角质,它是一种含 16~18 个碳的羟基脂肪酸。角质层一般分两层,紧靠表皮细胞外壁,是由角质和纤维素组成的角化层;细胞壁外面是一层较薄的,由角质或与蜡质混合组成的角质层。角质层耐磨,有保护作用,在手掌、足底等易受摩擦的部位,角质层明显增厚,可达 2mm。角质层具有半通透性,可阻止有害异物的侵入和水分的过分丢失。

从表皮的基底层到角质层,是细胞不断地进行增殖、分化和角化的过程,反映了角质形成细胞分化和成熟的不同阶段。通常情况下,基底层的增生率与角质层的脱落维持正常的动态平衡,这一过程需 3~4 周,即皮肤的更换周期约为 1 个月。

2. 真皮

位于表皮的深层,界于表皮和皮下组织之间,呈"乳头状"与基底层相接,由致密结缔组织组成。其内分布着各种结缔组织细胞和大量的胶原纤维弹性纤维,使皮肤既有弹性,又有韧性。真皮厚薄不等,一般为 1~2mm。真皮连接表皮与皮下组织,含有毛囊、皮脂腺、汗腺和丰富的血管及神经。真皮可分为乳头层和网织层,两者无明显的界限。

(1) 乳头层:位于真皮的浅部,由结缔组织形成的真皮乳头突向表皮的基底层,扩大了两者的接触面积。乳头内分布有丰富的毛细血管网和感觉神经末梢,在手指掌侧的真皮乳头内含有较多的触觉小体。

(2) 网织层:网织层是真皮的主要成分,位于乳头层下方,由粗大的胶原纤维束和网状纤维组成,纤维束的排列多与人体表面平行,其余纵横交织成网,使皮肤的弹性和韧性加大。网织层内含有丰富的血管、淋巴管和神经。

3. 皮肤的附属器

皮肤附属器主要包括毛发、指甲、皮脂腺和汗腺等。

(1) 毛发与毛囊:毛发由角化的上皮细胞构成。位于皮肤以外的部分称毛干,位于皮肤以内的部分称毛根,毛根末端膨大部分称毛球,包围毛根的上皮组织称毛囊,毛球下端的凹入部分称毛乳头,包含结缔组织、神经末梢和毛细血管等,为毛球提供营养。毛球下层靠近乳头处称毛基质,是毛发及毛囊的生长区,毛发的生长周期分为生长期、退行期和休止期。不同的色素细胞决定了毛发有不同的颜色,东方人多为黑色素细胞,故毛发多为黑色。到老年后,由于色素细胞功能减退,毛乳头提供的营养减少,无色素合成会逐渐出现白发。正常人每日可脱落70~100根头发,同时也有等量的头发再生。不同部位的毛发长短与生长周期时间不同有关。眉毛和睫毛的生长期仅约2个月,故较短。80%的毛发同时处于生长期,头发生长速度每日0.27~0.4mm,3~4年可长50~60cm。毛发的生长受遗传、健康、营养和激素水平等多种因素的影响。

毛囊位于真皮和皮下组织中,组织学上可分为上、下两段。上段由两部分构成:①漏斗部自毛囊口至皮脂腺开口处;②峡部自皮脂腺开口处至立毛肌附着处。毛囊由内毛根鞘和结缔组织鞘组成。下段由茎部和球部组成。

(2)皮脂腺:多位于毛囊与立毛肌之间,属于泡状腺,由腺泡和短导管构成。腺体呈泡状,无腺腔,外层为扁平或立方形细胞,周围有基膜带和结缔组织包裹。皮脂腺为全浆腺。导管由复层扁平上皮构成,开口于毛囊上部,位于立毛肌和毛囊的夹角之间,立毛肌收缩可促进皮脂的排泄。在黏膜、唇红部、妇女乳晕、大小阴唇、眼睑、包皮内侧等区,皮脂腺不与毛囊相连,腺导管直接开口于皮肤表面。头、面及胸背上部等处皮脂腺较多,称为皮脂溢出部位。皮脂腺分布广泛,存在于掌跖和指趾屈侧以外的全身皮肤。

(3)汗腺:可分为大汗腺和小汗腺。大汗腺,又称顶泌汗腺,主要分布于腋窝、脐周、会阴部和肛门周围等处,由分泌部和导管组成。分泌部位于皮下脂肪层,腺体有一层扁平、立方或柱状分泌细胞,其外有肌上皮细胞和基膜带。导管通常开口于毛囊的皮脂腺入口的上方,少数直接开口于表皮。大汗腺属顶浆分泌腺。新鲜分泌的顶泌汗腺分泌物为无气味乳状液,排出后被细胞分解即产生臭味,称腋臭。大汗腺的分泌活动主要受性激素影响,青春期分泌旺盛。小汗腺除唇部和指甲外几乎遍布全身,也由分泌部和导管两部分组成。导管开口于皮肤的表面称为汗孔。小汗腺具有排泄废物、湿润皮肤及参与体温调解和水盐代谢等作用。

(4)指(趾)甲:位于指(趾)末端的伸面,为硬角蛋白构成的致密半透明的板片。外露部分称甲板;覆盖甲板周围的皮肤称甲廓;伸入近端皮肤中的部分称甲根;甲板下的皮肤称甲床;甲根下的甲床称甲母质,是甲的生长区;近甲根处新月状淡色区称甲半月。甲各部位下面的真皮中富有血管,乳头层中尤其丰富。甲床无汗腺和皮脂腺。指甲生长速度,与年龄和生理情况有关,生长速度平均为每天0.1mm。指(趾)甲可因疾病、营养状况、环境和生活习惯等而发生改变。

二、皮片移植

皮片是指一块单纯皮肤,或不含皮下脂肪组织的皮肤。皮片移植是指将表皮及部分或全层真皮自身体某部切取下来,移植到身体另一皮肤缺损区域的手术方法。提供皮肤来源的部分称为供皮区(简称供区),接受皮肤的部位称为受皮区(简称受区)。由于皮片在切取后血液循环停止,移植后依靠受皮区基底与移植皮片间重新建立血液循环,所以临床上也称游离皮肤移植术。其主要用于修复体表软组织的浅层缺损。无论是无菌操作形式下的新鲜创面,还是细菌感染的肉芽创面,均可行皮片移植术。临床常用的皮片分为刃厚皮片、中厚皮片、全厚皮片和带真皮下血管网皮片四类。

(一) 刃厚皮片

刃厚皮片又称表层皮片、Thiersh 皮片,包含表皮层及少量真皮组织,厚度 0.20~0.25mm,此种皮片易成活,供皮区创面愈合快,术后 10~14 天即可愈合,且切取容易,供区不受限制,同一供区可反复切取,供区愈合迅速。但成活后色泽深暗,皮片干燥,易皲裂,感觉差,质地脆弱,缺乏弹性,经不起外力摩擦及压迫[2]。

适应证:感染的肉芽创面,全身情况不良,或创面条件较差,不适合行理想的皮肤移植术时,仅以此法暂时闭合创面,待以后再行其他手术。

禁忌证:创面有肌腱、骨骼、神经、血管等外露和面部及肢体暴露或易受压或易摩擦的部位。

(二) 中厚皮片

中厚皮片又称 Blair 皮片,包括表皮和部分真皮,相当于全厚皮肤的 1/3~3/5,厚度为 0.3~0.8mm(图 2-1);依据包含真皮多少的不同,又分为厚、薄两种。中厚皮片的厚度界于全厚和刃厚皮片之间,兼有两者的优点,易于成活,有一定的弹性,皮片收缩较小,可承受一定摩擦,功能及外观也较好,应用范围广泛。但在供区常有增厚的瘢痕遗留,称为增生性瘢痕,因此供区不宜选择在暴露区域。

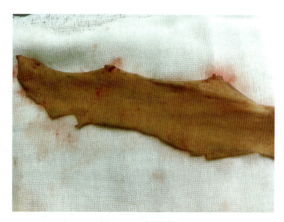

图 2-1 中厚皮片

适应证:各类新鲜创面和肉芽创面,根据受区的部位决定中厚皮片的厚薄。

禁忌证:受区严重感染;受区组织血液循环不良;受区有肌腱、骨骼、神经、血管等组织外露者。

(三) 全厚皮片

全厚皮片为最厚的皮片,又名 Wolfe-Krause 皮片,包括表皮和真皮的全层,但不带皮下组织。全厚皮片因富含真皮层内的弹力纤维、腺体和毛细血管等组织结构,具有中厚皮片的各种优点,而且更为优越,成活后皮片收缩少,色泽好,坚固柔韧,能耐磨压和负重。

但需注意全厚皮片仅能在新鲜创面生长,且手术操作相对复杂,要求较高,供皮区又不能自行愈合,倘若不能直接缝合时,尚需另取非全厚皮片覆盖闭合,因此在使用面积上常受限制。因此,仅适合做无菌小创面的覆盖。

适应证:常用于颜面、颈部、手掌、足跖等磨压和负重多的部位。

禁忌证:受皮区基床条件差;面积较大的创面,供区不能直接缝合,需行全层皮片移植消灭供区创面,增加患者痛苦。

(四) 带真皮下血管网皮片

带真皮下血管网皮片,又称血管网植皮,皮片较全层皮片厚,其厚度为 1.0~6.5mm。在切取时保留真皮下血管网及其下的少许脂肪组织,移植后通过此层血管网,皮片可以成活或较易成活[3]。该皮片要求受区组织有良好的血供,虽可跨度 1cm^2 的无血运组织,但成活率不稳定,且只能用于新鲜无污染的创面。近年来,由于有了带蒂的带真皮下血以管网皮瓣的移植,可缩短断蒂时间,皮肤成活更有保证,几乎替代了这一方法的应用。

适应证:手部关节周围的无菌创面,截肢或截指的残端,以及修复较为凹陷的部位。

禁忌证:污染或肉芽创面;深部骨质、肌腱、神经等外露的创面。

第二节 皮瓣移植

早在显微外科技术出现以前,远处带蒂皮瓣已用于覆盖较大面积的软组织缺损。20 世纪 60 年代国内外已进行狗的显微血管游离组织移植实验。到 1965 年 Krizek 和张涤生先后进行狗的游离皮瓣移植获得成功。1966 年杨东岳完成游离足趾移植。Mclean 和 Buncke 于 1972 年报道首例临床应用游离组织瓣获得成功,其应用的是吻合血管的游离大网膜覆盖头皮缺损。1973 年,Daniel、Taylor 和 O'Brien 等首先报道腹股沟皮瓣一期移植至下肢的修复重建。此后,国内外的学者相继提出了许多皮瓣移植的基础理论研究与临床应用。至今,已有 60 多处可供游离移植的皮瓣。

所谓皮瓣由具有血液供应的皮肤及其附着的皮下脂肪组织所构成。在皮瓣形成与转移过程中,必须有一部分与本体(供皮瓣区)相连,此相连的部分称为蒂部,以保持血液供应,其余部分均与本体分离,转移到另一创面后(受皮瓣区),暂时仍由蒂部血运供应营养,待受皮瓣区创面血管长入皮瓣,建立新的血运后,再将蒂部切断,即完成皮瓣转移的全过程,故又名带蒂皮瓣。局部皮瓣或岛状皮瓣转移后则不需要断蒂。其主要适用于修复有深层重要组织、器官暴露的创面,局部血运差的创面,或需要二期对深层组织进行再手术的创面及器官再造等。

皮瓣修复的选择需要遵循的一定的原则,即能选用皮片修复的创面就不用转移皮瓣。能选用局部皮瓣,就不选用远距离皮瓣。能选用皮蒂或肌蒂、筋膜蒂皮瓣,就不选用带血管的皮瓣。能选用带血管蒂皮瓣,就不选用吻合血管的皮瓣。能选用次要血管为蒂的皮瓣,就不选用重要血管为蒂的皮瓣。能选用有感觉神经的皮瓣,就不选用无感觉神经的皮瓣。能选用生理性动静脉皮瓣,就不选用非生理性动静脉皮瓣。能选用血管蒂长、血管直径大的皮瓣,就不选用血管蒂短、直径小的皮瓣。能选用吻合一个血管蒂的联合皮瓣,就不选用吻合多个血管蒂的组合皮瓣。能选用体位舒适、切取方便的皮瓣,就不选用难以维持并需变更体位、切取不方便的皮瓣。能选用较薄的皮瓣,就不选用较厚,且需再次修薄的皮瓣。能选用皮肤较松弛、健康且供区能直接闭合的皮瓣,就不选用皮肤较紧张、有瘢痕且供区不能直接闭合的皮瓣。在部位隐蔽、功能次要、外观影响小、供区面积充足的供区选取皮瓣。总之,掌握好最恰当的适应证,选择好最佳的处理方法,争取得到最优的临床效果,是医者们不懈的追求。

随着皮瓣的解剖基础和临床应用研究的不断深入,显微外科的快速发展使新的供区不断出现,同时给皮瓣的命名带来一定困难,争议颇多,学者们见仁见智,缺乏统一的分类与命名标准。如"超薄皮瓣"、"特大皮瓣"、"微型皮瓣"等,定义不清,尚缺乏统一标准。

目前皮瓣的命名标准趋向统一,钟世镇院士主张组织瓣命名按手术方式、结构性质和应用目的三个层次的顺序进行[4]。2003年,Geddes等[5]提出了穿支皮瓣的命名方法,取供血穿支动脉英文首字母,在其后加P标明为穿支动脉,其后注明来源肌肉名称。如果同一解剖部位的深部血管或肌肉尚发出多个穿支血管,其后加上数字明确为第几穿支,例如,LAP-3 flap代表第3腰动脉穿支皮瓣(third lumbar artery perforator flap)。该命名方法包含了供区、来源的肌肉及供血动脉,其命名上的规范性促进了穿支皮瓣在学术上的交流和发展。

皮瓣总体上分以下几类。

(一) 轴型皮瓣

轴型皮瓣是指皮瓣纵轴内含有知名动脉及伴行静脉的皮瓣,具有以轴心动脉供血、以轴心静脉回流的完整的区域性循环系统,是修复皮肤软组织缺损的常用方法[6]。临床上此类皮瓣的术式设计,是通过显微外科手术与受区的血管进行吻合,建立符合生理状况的早期局部血液循环系统;可以进行吻合血管远位移植,以适应各种创伤缺损的修复。此类皮瓣的研究工作已趋成熟,临床应用证明确实可靠,适应证广泛。

轴型皮瓣的关键是血管蒂的长度、管径、浅出的定点、走向的轴线、血供的面积和成活的机制。其优点是血管粗大,血供充足,易于供区与受区的血管吻合;但缺点是需要牺牲较大的血管干。临床上应用分为带蒂转移和游离移植。杨果凡等发明的前臂桡侧皮瓣,就是最典型的轴型皮瓣,被誉为"中国皮瓣"。徐达传等首先报道了股前外侧皮瓣被称为"万能皮瓣"在临床的广泛应用。

(二) 非轴型皮瓣

此类皮瓣并无知名的轴心动脉和静脉,一般不能作为游离移植的供体[7],必须保持一定宽度的皮肤蒂,称为随意皮瓣。这种皮瓣赖以成活的供血来源,主要有两种。①蒂部血供:皮瓣的早期仅靠蒂部的真皮下血管网供养,故又称之为真皮下血管网皮瓣。②基部血供:国内外许多学者的临床观察及动物实验表明真皮下血管网皮瓣的基部和创缘在术后第二天即开始建立血运,包括真皮下血管网的血管相互吻合和新生毛细血管向皮瓣内长入两种方式,使皮瓣血供丰富,皮瓣质量好。

根据蒂部的不同设计情况,有带皮蒂皮瓣移位术、带筋膜蒂皮瓣移位术及带肌蒂或肌蒂皮瓣移位术。

(三) 预构皮瓣

预构一词最早由Bakamjian于1973年用带蒂皮管转移重建食管时描述。Shen[8]于1982年首次使用"prefabricated"描述用旋股外侧血管降支预构大腿内侧皮瓣。但后来不少学者将向皮瓣中游离植入软骨或骨甚至皮瓣转移前的扩张和延迟等均归入预构皮瓣,为此,Pribaz于1994年提出将皮瓣置入软骨、骨等并未改变皮瓣固有血供模式者称为"预置",而通过植入血管束使随意皮瓣转化为轴型皮瓣,并二期以获得的轴心血管为蒂进行皮瓣转移者称为"预构"。换言之,预构皮瓣就是将知名血管束移位于随意型皮瓣皮下,经再血管化过程,将随意型皮瓣转化为由获得的轴心血管供血的轴型皮瓣[9]。

这种方式突破了体表知名血管分布的局限,扩大了游离皮瓣供区的可选范围,并能预构出薄而大的轴型皮瓣,且修复效果较好,供区损害小。缺点是需二次手术,增加了患者的痛苦和经济负担。

(四) 静脉皮瓣

静脉皮瓣是一种非生理性血液循环皮瓣,系 1979 年 NaKaYama 通过动物实验提出的,1981 年贾淑兰等将其首次应用于临床。Thatte 等按蒂的多少将静脉皮瓣分为单蒂静脉皮瓣、双蒂静脉皮瓣及静脉动脉化皮瓣。但此分类仅从表面现象入手,对静脉皮瓣的本质涉及不深且不够具体。根据目前国内外的应用情况,静脉皮瓣可分为以下 2 类。

1. 静脉动脉化皮瓣

静脉动脉化皮瓣具有不需要牺牲供区动脉干、供区丰富等优点。自 1979 年首次报道大鼠下腹部静脉动脉化皮瓣实验研究成功以来,国内外学者在动物实验及临床应用方面都取得了较大进展。但由于皮瓣移植后的早期血运属非生理性,其循环机制尚不够明确,临床效果不甚稳定。不少学者有意识地或在施术中被迫地将供区的浅静脉与受区动脉相吻合,探索出一种新的术式,主要有以下 3 种形式。

(1) 静脉网动脉化皮瓣:该类皮瓣的设计是以肢体相邻的两条浅静脉干作为皮瓣供区的轴心静脉。皮瓣移植受区后,其中一支静脉与受区的动脉吻接,作为供血来源;另一支静脉与受区的静脉吻接回流,即构成静脉网动脉化皮瓣。潘希贵[10]应用带感觉神经的静脉网动脉化皮瓣修复单个手指脱套伤。其在前臂掌侧设计带 3~5 条浅静脉及皮神经的静脉皮瓣,顺行移植于创面皮肤缺损处,皮瓣内的皮神经与指神经缝合,2~3 条浅静脉与指动脉缝合,2~3 条浅静脉与指背静脉吻合,术后皮瓣均全部成活,伤指恢复良好的感觉。

(2) 静脉干动脉化皮瓣:皮瓣区内只有 1 条浅静脉干,将皮瓣倒置移至受区后,静脉干两端分别与受区 1 条动脉干的远近端吻接,即构成静脉干动脉化皮瓣。该类皮瓣效果较差,术后皮瓣肿胀严重,且渗血渗液较多。

(3) 动脉静脉转流轴型静脉皮瓣:该类皮瓣的区内有 1 条浅静脉干,将皮瓣倒置移至受区后,静脉干的一端吻接于受区动脉,另一端吻接于受区静脉,即构成动静脉转流轴型静脉皮瓣。

由于上述皮瓣的血液循环途径为非生理性途径,故皮瓣最终能稳定成活的血供,由受区基底部和皮瓣周缘侵入的新生血管提供,只有这些新生血管才是真正的符合生理原则的血液循环途径。且成活后的皮瓣质地较硬,弹性较差,颜色较深,现今临床已很少应用。

2. 单纯静脉皮瓣

单纯静脉皮瓣也是一种非生理性血液循环皮瓣,皮瓣供区内只有轴心静脉,移植至受区后,轴心静脉的两端只与受区的静脉吻合(图 2-2,图 2-3)。

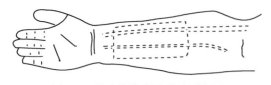

图 2-2 前臂静脉皮瓣设计示意图

与正常生理性皮瓣相比,静脉皮瓣的主要优点是摆脱了动脉血管分布区域对传统轴型皮瓣的供区与受区的限制。单纯静脉皮瓣一般都较薄、较小，所以亦有可能通过血管网的广泛联系把渗出液弥散到皮瓣全层，最后通过静脉蒂回流。由于皮瓣组织代谢率低，所以渗出液有可能维持其成活。由于单纯静脉皮瓣有静脉蒂回流，所以比复合组织移植及真皮下血管网皮片更具有一定的优势[11]。但目前各家关于单纯静脉皮瓣成活率的报道差异很大，对此类皮瓣能否存活尚存在较大的争议，对此类皮瓣成活机制还有待进一步研究。

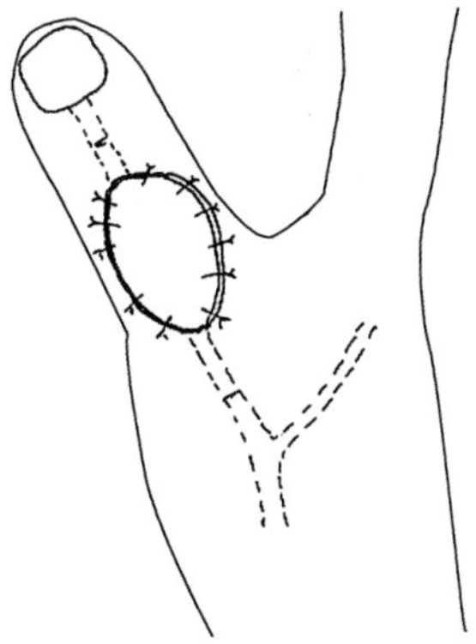

图2-3　右手拇指背侧静脉皮瓣修复后

（五）皮神经营养血管皮瓣

皮神经营养血管皮瓣是20世纪90年代初由Bertellit和Masquelet等通过对人体四肢皮神经血供的显微解剖，证实"皮肤血供部分依赖于皮神经血供"的观点后，首创的一种链型皮瓣。

这种皮瓣不损伤肢体主干血管，血供可靠，有重建感觉的条件，可顺行、逆行移位，有的部位可进行远位游离移植。

1. 皮神经血供

皮神经的血供形式依次为：节段血管→营养血管→外膜血管→神经干内微血管。通常为两条静脉夹着一条动脉伴行。解剖研究发现，每一皮神经均有一动脉和静脉相伴随，其行径曲折，多呈襻状和弓状；上肢及手部的皮神经旁血管外径为0.2~0.5mm，多在神经周围约5mm内纵向走行，沿途连接营养皮肤的神经、血管皮穿支形成神经旁血管网，行程中多次发出分支穿入神经与神经内血管网相吻合；神经的营养血管由许多穿支小动脉通过分支间互相吻合形成纵向交织血管网，既扩大了供血范围及距离，又能营养长段皮神经[12]。

2. 皮瓣血供

皮神经营养血管皮瓣，是按皮神经的分布区域作为皮瓣供区设计方案的依据。但皮瓣成活的关键是血供。研究表明，皮神经营养血管皮瓣最主要的血供来源是皮神经节段血管，皮神经旁和皮神经内两列血管网沿皮神经干纵向链状吻合，发出无数侧支与邻近皮下组织的血管网相沟通，是供养皮神经干两旁较大面积的皮瓣能够存活的血供形态学基础。

3. 皮瓣设计

皮神经营养血管实质上是一种可以预见并易于临床寻找的链式血管，一般在皮神经周围0.5cm范围内与皮神经相伴而行。由于皮神经血管链仅在皮神经位于深筋膜浅层的行程中存在，类似于轴型皮瓣，供血范围大、流程长，为切取长皮瓣提供了可能。与一般意义上的链式血管相比较，皮神经营养血管形成的链式结构可使其与皮神经一起伴行较长距离。

皮神经营养血管皮瓣在设计时需遵循以下原则：①在皮神经穿出深筋膜浅层的行程中设计切取，皮瓣长轴设计与皮神经走行方向一致；②皮瓣的蒂部必须保留一定的宽度，以包含皮神经周围的营养血管。在手背、指背一般为0.5~1.5cm，在前臂、小腿一般2.5~3.5cm[13,14]；③皮神经周围的血管较密集，相互吻合成丛，方向性明显，血液循此低阻力的纵向血管丛能运行较长的距离;④较大的皮神经支在走行上常与较大的浅静脉干相伴。设计皮瓣时,以皮下浅静脉为标志,以浅静脉干所在方向为皮神经走行的向导,帮助确定皮瓣的部位与长轴;⑤皮神经周围血管丛具有双向供血的能力,血液在此血管丛上既可由近及远的顺向流动,又可由远及近的逆向流动。因此,可以安全地设计切取近端蒂或远端蒂皮瓣,成活的质量差别不大。远端蒂的皮神经营养血管丛皮瓣对修复手、足肢端特别适宜[15,16];⑥术前常规采用静脉血管造影及超声多普勒血流探测仪探测设计皮瓣蒂部动脉穿支的方法,能提高手术的安全性。

一、随意型皮瓣

随意型皮瓣是修复创面、重建功能、改善外形较常用的皮瓣。随意型皮瓣又称皮肤皮瓣,特点是没有知名血管供应,因此设计时长宽比例受到限制。随意皮瓣是以随意分布式的肌皮动脉穿支为血供而形成的。掀起皮瓣时,穿支血管被切断,形成依赖皮瓣蒂无特定血管的皮瓣。

此类皮瓣的优点是在身体任何部位、任何方向均可形成,但切取皮瓣时受长宽比例限制,在肢体及躯干部位长宽之比 1.5∶1 为最安全(图 2-4,图 2-5)。按皮瓣供区与受区的关系可分为局部皮瓣和远位皮瓣。

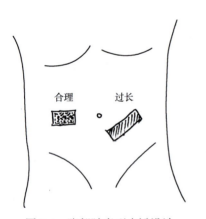

图 2-4　腹部随意型皮瓣设计

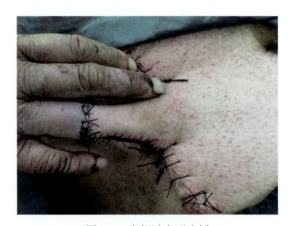

图 2-5　腹部随意型皮瓣

(一) 局部皮瓣

局部皮瓣是通过切口设计所形成的可以局部转移的皮瓣,该皮瓣是利用皮肤和软组织的弹性和可移动性,达到覆盖附近创面的目的。

局部皮瓣的血液供应多来自肌皮穿支动脉或间隔皮动脉,大多属于随意皮瓣的范围,因而局部皮瓣应遵循以下设计原则[11]:①长宽比例。皮瓣长度与蒂部宽度的比例一般不宜超过 1.5∶1。在下肢等部位长宽比例最好为 1∶1,但在头颈等血供丰富的部位,长宽比可以超过 1.5∶1 的限制。②顺应血管走向。皮瓣尽量按血管走行方向设计,蒂部位于血管的近心端。躯干中线一般为血管贫乏区,设计皮瓣尽量避免越过躯干中线。③采用逆行设计法。用纸片按受区创面形状剪成皮瓣图纸,将皮瓣图纸置于供区,固定皮瓣图纸的蒂部,试将其皮瓣掀起、转移,观察皮瓣蒂部位置是否恰当,形成皮瓣的方向是否适宜,转移过程中,要求皮瓣无张力,蒂部无过度扭曲。皮瓣转移后张力过大或蒂部过度扭转,都是皮瓣转移术后发生血运障碍的常见因素。④设计的皮瓣应大于创面。皮瓣切取后通常都有一定程度的收缩,故设计供区皮瓣的面积应大于受区创面的10%~15%,以防止转移缝合后有张力而影响血运。

目前此种皮瓣主要适用于修复缺损面积较小的皮肤软组织缺损,其优点是与缺损区皮肤的色泽、厚度、质地相近似,手术简单易行,可以一次完成,无需固定和断蒂。局部皮瓣按转移方式不同,分为推进皮瓣、旋转皮瓣及交错皮瓣三类。

1. 推进皮瓣

推进皮瓣,又称滑行皮瓣,是利用皮肤缺损区周围正常皮肤的弹性和延展性,在缺损区的一侧或两侧根据需要设计一定长宽比例的皮瓣,通过局部推进闭合创面。临床常用的有矩形推进皮瓣、"V-Y"皮瓣等。

(1)矩形推进皮瓣:缺损的一侧沿缺损区的上下(或左右)缘做平行辅助切口,剥离皮下组织形成一矩形带蒂皮瓣,向缺损区滑行覆盖创面。在蒂部出现的皱折,可在蒂的根部外侧切除一三角形皮肤以消除之,还可使皮瓣远端在无张力的情况下缝合(图2-6)。一般适用于面积较小的皮肤缺损。

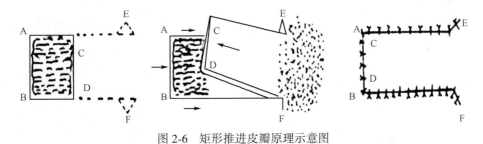

图2-6 矩形推进皮瓣原理示意图

(2)"V-Y"皮瓣:1848年Blasius用这种方法修复颈部瘢痕挛缩,1947年国外Kutler利用手指侧方"V-Y"皮瓣修复指端缺损创面取得成功,1983年Shepard对"V-Y"皮瓣的设计及对手指的解剖等进行研究,发现充分切断放射状纤维束而不损伤微血管网是手术成功的关键。

"V-Y"皮瓣是利用创面附近皮肤丰富的微血管网和皮肤的弹性及皮下组织的可移动性,达到修复缺损创面的目的。其优点是皮瓣与缺损处皮肤的色泽、厚度、质地相似,耐磨,手术难度小,但其仅适合缺损面积较小的皮肤缺损,如指端软组织缺损(图2-7,图2-8)。其修复指端皮肤缺损,一般要求皮肤缺损面积在 $1\sim1.5\text{cm}^2$。

2. 旋转皮瓣

旋转皮瓣是在皮肤缺损处的外缘形成一局部皮瓣,按顺时针或逆时针方向旋转一定角度后,转移至缺损部位进行修复。皮肤缺损面积较大时,周围皮肤的弹性和移动性较小,不能用推进皮瓣修复的病例可选用旋转皮瓣,其尤适用于圆形或三角形缺损。旋转皮瓣的种类有很多类,如双叶皮瓣、菱形皮瓣及"O-Z"皮瓣等(图2-9)。

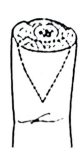 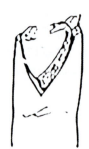 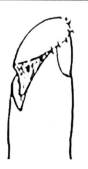 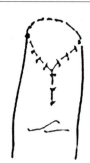

图 2-7 手指掌侧"V-Y"皮瓣(示意图)

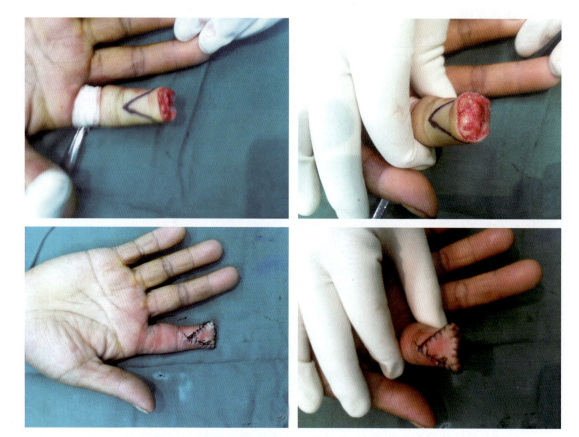

图 2-8 环指掌侧"V-Y"皮瓣推进术

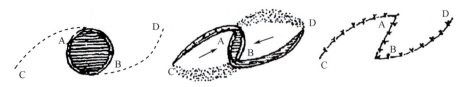

图 2-9 "O-Z"皮瓣

皮瓣的旋转有一旋转轴心,其位于皮瓣蒂部远离创面的一侧。皮瓣旋转后,若供区创面较小时可直接缝合,若面积较大时,游离植皮修复供区创面。注意设计旋转皮瓣时切口的长度应为三角形缺损边长度的4倍,旋转缝合后蒂部内侧会出现皮肤皱折,该皱折一般不宜同

3. 交错皮瓣

交错皮瓣，又称易位皮瓣，即设计的皮瓣和缺损之间有一夹角，形成一蒂部相向的舌状皮瓣和三角形皮瓣，舌形皮瓣修复缺损区，三角形皮瓣修复供瓣区[18]。所形成的两个三角形皮瓣顶角的角度与延长轴线的长度有一定关系，即顶角为30°时轴线长度延长20%，为45°时延长50%，为60°时延长75%，角度大于60°时虽延长更大，但皮瓣不易转移。

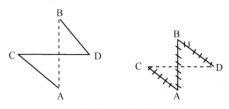

图 2-10 "Z"成形术设计原理示意图

临床上常用的有"Z"成形术（图 2-10）、连续多"Z"成形术（图 2-11）及五瓣成形术（图 2-12）等。

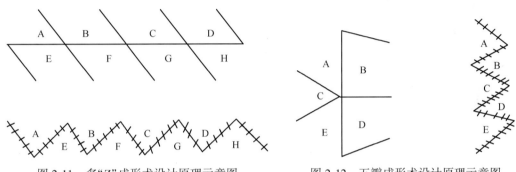

图 2-11 多"Z"成形术设计原理示意图　　　图 2-12 五瓣成形术设计原理示意图

（二）邻位皮瓣

邻位皮瓣又称邻近皮瓣，是指在靠近皮肤缺损区附近的正常皮肤上形成皮瓣，用以覆盖创面的方法。其与局部皮瓣的区别在于，局部皮瓣的形成与皮肤缺损创面相连，而邻位皮瓣与受区间有一定的距离，需要制动，且需二次手术断蒂。

下面以邻指皮瓣（图 2-13）为例做一简要介绍。

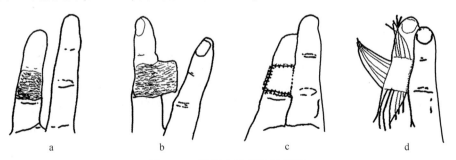

图 2-13 邻指皮瓣设计示意图
a. 手指中节掌侧皮肤缺损；b. 选取邻指皮瓣；c. 修复创面；d. 供区打包植皮

1. 邻指皮瓣的定义

其有广义和狭义之分。广义邻指皮瓣是应用相邻手指未受损皮肤修复伤指皮肤缺损的皮瓣,包含邻指动脉岛状皮瓣、邻指半环形皮瓣等。狭义邻指皮瓣是以指背动脉及指固有动脉背侧支供血的皮肤修复相邻手指皮肤缺损的皮瓣。

广义邻指皮瓣范围广泛,以下探讨的皆为狭义邻指皮瓣。

2. 邻指皮瓣的解剖学基础

手指背部皮肤动脉网由掌背动脉的终末支与指固有动脉背侧支相互吻合构成。指背动脉起于掌背动脉,无明显动脉干,终止于近节中、近段指背外侧;指固有动脉在手指中、近节每侧各有1~7支间接背侧皮支,2~8支背侧皮支,其中在近节中段、远段、中节近段或中段比较恒定存在一支较粗大的背侧皮[19],指背动脉与指固有动脉背侧支借助交通支相互吻合。指背静脉起于远节指背终末静脉,在远节手指近段的中线上向指近端走行,在远侧指间关节面,终末静脉分为桡侧背静脉和尺侧背静脉,两者之间有3条较为恒定的交通支相连,构成指背梯形静脉系统[20]。指固有神经解剖恒定,主干与指固有动脉伴行,在近节手指近中1/3平面发出背侧支,斜行至近侧指间关节背侧缘后向背面及中节指背发出多个分支,支配手指中远节指背侧皮肤感觉[21,22]。

3. 手术注意事项

(1)手在自然放松时,拇指轻度外展,指腹接近或触及示指远侧指骨间关节的桡侧缘,其他各指的掌指关节和指间关节呈半屈位,示指曲度较小,越向小指曲度越大,所以为了增加患者的依从性及舒适性,拇指指端或指腹缺损适宜用示指近节或中节桡侧邻指皮瓣修复;示指指端或指腹皮肤缺损适宜用中指中节桡侧邻指皮瓣修复;中指指端或指腹皮肤缺损适宜用环指桡侧邻指皮瓣修复;环指指端或指腹皮肤缺损适宜用中指中节尺侧邻指皮瓣修复。

(2)彻底清创以预防术后感染。

(3)皮瓣供区及伤指应彻底止血以预防皮下血肿。

(4)皮瓣供区可选择全层皮片覆盖以增强耐磨性等。

(5)切取皮瓣时周缘应比实际创缘增宽2~3mm。

(6)术后应选用松软的敷料包扎,以免影响血运[23,24]。

(三)远位皮瓣

远位皮瓣是指在远离缺损区、外观和功能相对不重要的较为隐蔽部位所形成的皮肤组织瓣。此类皮瓣的优点是可以根据受区的需要,在身体适宜的部位寻找供区。创面缺损较大,局部无足够的皮肤转移修复时,可在身体其他部位设计一皮瓣直接转移到缺损部位以修复创面,皮瓣愈合后,蒂部经过血运阻断试验,再将其切断修整。缺点是术后需要肢体制动,还可能影响到关节的功能。常用的远位皮瓣有直接皮瓣和间接皮瓣。

1. 直接皮瓣

创面缺损较大,局部无足够的皮肤转移修复时,可于身体其他合适部位设计一皮瓣直接转移到缺损部位以修复创面使皮瓣完全愈合后,蒂部经过血运阻断试验,再将其切断修整。例如,手部皮肤撕脱伤合并肌腱断裂或神经损伤时,当修复肌腱神经后,应在腹部身体其他合适部位,设计一直接皮瓣,将手部创面完全覆盖。待3~4周伤口愈合后,即可断蒂。应用薄皮瓣转移(即仅含真皮下血管网的薄皮瓣),断蒂时间常可提早至术后6~10天。

2. 间接皮瓣

间接皮瓣，又称管形皮瓣，简称皮管，是在选定的部位做两平行切口，其长宽之比一般不超过2∶1；在皮肤血运较好的部位如颈部，可略增至2.5∶1或3∶1。自深筋膜上分离皮瓣，再将皮瓣两缘向内翻转缝合，成为无创面外露之实心皮管。遗留的供皮区创面可以游离两侧的皮下组织，使两侧皮肤松动，将创缘直接缝合。或用游离植皮以修复创面。这样皮管可由两端得到血液供应。经过3~4周后，即可将皮管的一端移植至预定修复的部位。其一般适用于拇指再造，手指皮肤的套状撕脱，虎口成形及掌部皮肤的不规则缺损等。

二、穿支皮瓣

穿支皮瓣（perforator flap）是指仅以管径细小的皮肤穿支血管（穿过深筋膜后口径仍≥0.5mm）供血的皮瓣，属轴型血管的皮瓣范畴[25]。

穿支皮瓣是在筋膜皮瓣和肌皮瓣的基础上发展起来的，20世纪70年代吻合血管的皮瓣、肌皮瓣移植广泛应用于创面修复，但肌皮瓣的切取易导致供区出现明显畸形和功能障碍，筋膜皮瓣的臃肿也使受区外观和功能受到一定影响。1980年，Stepanov首次报道了穿支皮瓣的临床应用，由于原文全部内容为俄语书写，并未引起学者们的注意和重视。1984年，我国学者沈怀亮率先报道了"以肌皮动脉穿支为轴的臀部皮瓣解剖学"，明确提出：臀上动脉和臀下动脉穿支血管是臀区皮肤的主要供血来源，因此可以以其穿支血管为轴设计皮瓣，遗憾的是由于当时技术及设备较落后等原因，亦未引起学者们的重视。1988年Kroll等根据背阔肌和臀大肌在脊柱旁的肌皮穿支血管，切取以穿支血管为蒂的皮瓣局部移位修复腰骶部软组织缺损获得成功，并首先提出了"穿支蒂皮瓣"的名称。此后，Koshima等首次报道了肌皮穿支血管为蒂的游离皮瓣，切取仅由1个肌皮穿支血管供养且仅包含皮肤和皮下脂肪的超薄岛状皮瓣，分别修复腹股沟区和舌缺损，穿支皮瓣才逐渐得到推广。

穿支皮瓣的概念可以追溯至20世纪80年代后期。1997年，国际上每年均召开一次穿支皮瓣交流会，德文《手外科、显微外科与整形外科》杂志在2002年7月，英文《整形外科临床》杂志在2003年7月均出版一期穿支皮瓣专辑。经过10多年的发展，许多以前存在争论的方面（如定义、命名等），认识也渐趋统一。2005年10月Blondeel等的专著 *Perforator Flaps:Anatomy Technique and Clinical Applications* 出版，标志着穿支皮瓣的发展已基本成熟。由于穿支皮瓣具有对供区损伤小、不破坏供区外形、受区修复外形和重建功能好、设计灵活，以及患者术后康复快等诸多优点，临床应用日益增多。穿支皮瓣被认为是皮瓣微创化的标志，已成为近年来皮瓣外科领域的研究热点。

下面针对几个临床常用的穿支皮瓣做简要介绍。

（一）尺动脉腕上皮支皮瓣

张高孟等首先报道了以尺动脉腕上皮支为蒂的前臂尺侧皮瓣修复手部皮肤缺损。由于穿支皮瓣更符合现代组织移植的发展需要，尤适宜于修复手部创面，所以在临床得到了广泛应用。

1. 应用解剖

尺动脉腕上皮支解剖位置恒定，其发自尺动脉，发出点在豌豆骨上约4cm处，起始处口径约1.3mm，发出后行于尺侧腕屈肌肌腱下方，在尺动脉和尺神经表面跨位，继而位于尺神经手背支深层入皮肤[26]。其恒定地分为上行支和下行支,下行支粗大,口径大多为0.6mm[27]。该皮支沿豌豆骨与肱骨内上髁连线方向走行至前臂背侧,其末梢与尺动脉近侧皮支形成丰富的筋膜血管网。这就形成了尺动脉腕上皮支皮瓣的解剖基础。需注意的是,尺动脉腕上皮支的变异情况,有学者发现[28]发现尺侧腕上皮支不一定都来源于尺动脉,术中若发现尺动脉在腕上没有发向尺侧的皮支,应在尺侧腕伸肌与尺侧腕屈肌间隙中观察有无来自骨间掌侧动脉或其他动脉的分支。

2. 手术方法

(1) 皮瓣设计:术前应用超声多普勒探测出穿支并用划线笔标示,以肱骨内上髁至豌豆骨连线作为皮瓣的轴心线,旋转点选在该连线腕上4cm处,设计皮瓣直径略大于创面缺损0.2~0.3cm(图2-14)。

(2) 手术操作:臂丛麻醉下,上气囊止血带,常规消毒铺巾,从皮瓣桡侧缘切开皮肤,于屈腕肌尺侧找到尺动脉皮支,显露腕上皮支主干;近端解剖贵要静脉属支。切开背侧皮肤,显露手背尺侧皮支并保护,于深筋膜深层解剖皮瓣,切断尺神经腕背支及前臂内侧皮神经后支,结扎远端静脉[29]。完全游离皮瓣,仅两皮支血管蒂与肢体相连。松止血带,见皮瓣血运良好后,断开血管蒂游离移植或局部转移于受区。

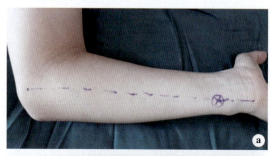
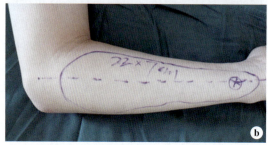

图2-14 尺动脉腕上皮支皮瓣设计图
a. 皮瓣轴线;b. 皮瓣切取范围

供区皮片移植修复或直接拉拢缝合。

3. 优缺点

以尺动脉腕上皮支为血管蒂的穿支皮瓣具有不损伤前臂主要血管、皮瓣质地柔软、弹性较好、厚薄适中、术后皮瓣肿胀轻等优点。

缺点表现在:术后皮瓣耐磨性相对较差,皮瓣蒂部血管小,作为游离移植风险较大。

4. 注意事项

(1) 术前应用超声多普勒探测尺动脉腕上皮支血管的位置及其走行,标记皮瓣旋转轴点及切取范围。缺损面积较大,设计皮瓣时应尽可能向远端偏背侧,以便获得相对较长的近端血管蒂。

(2) 皮瓣切取时,止血带加压前不必用驱血带,于皮瓣后侧切开皮肤、皮下组织,在深筋膜浅层显露手背尺侧皮支时较容易[30]。

(3) 皮瓣逆行转移后,应保持蒂部无张力,避免血管受压影响血运。术中可在游离尺动脉腕上皮支时保留部分深筋膜,以避免蒂部旋转时受压。

(二) 腓动脉穿支皮瓣

1984年顾玉东首先在临床应用游离腓动脉皮瓣修复手部创面并获得成功。Tyalor1987

年通过对新鲜标本注射氧化铅研究发现,人体表面血管直径>5mm 的皮穿支约 374 个,均有可能成为潜在的穿支皮瓣。

目前国内对腓动脉穿支的研究多是以深筋膜下层为研究平面的报道。

1. 应用解剖

腓动脉于腓骨头下方约 6.6cm 处自胫后动脉发出,与腓骨并列走行,于腓骨头下约(7.23±3.76)cm 处开始紧贴腓骨,沿腓骨后面与𧿹长屈肌之间下行,沿途发出许多穿支,包括外踝上约 10cm 的肌间隔穿支、外踝上约 5cm 的外踝后上穿支、外踝上 1~2cm 发出的外踝后穿支及外踝上 5cm 发出的前穿支[31]。腓动脉起始外径较粗,约 3.7mm,由近及远逐渐变细。腓动脉皮穿支外径平均大于 0.5mm。腓动脉皮穿支蒂较长,约(5.83±0.76)cm。

2. 手术方法

(1) 皮瓣设计:以腓骨小头至外踝连线为皮瓣轴线,以腓骨头下 10~20cm 或小腿中 1/3 为穿支定位区,以多普勒定位穿支入皮点并予以标记,根据创面缺损情况决定在深筋膜的浅层或深层切取皮瓣,皮瓣切取范围在胫骨外缘至小腿后侧中线(图 2-15)。

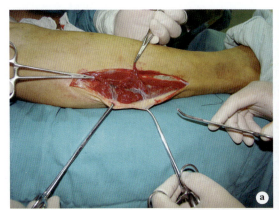
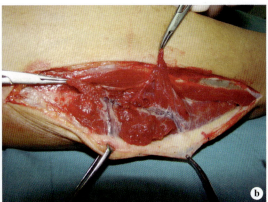
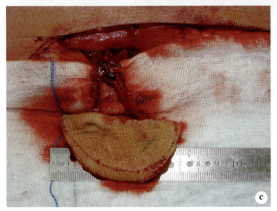

图 2-15 腓动脉穿支皮瓣设计图

a、b. 腓动脉穿支;c. 皮瓣游离后

(2) 手术操作:麻醉成功后,常规消毒铺巾,下肢不驱血上气囊止血带止血,以使皮瓣穿支血管充盈利于辨认。先做皮瓣后侧切口,在深筋膜深层或浅层向前分离至小腿外侧肌间隙,根据术前穿支标记点显露腓动脉穿支血管。一般选取腓骨头下 10~20cm 范围内较粗大的穿支作为血管蒂,距离其较近的穿支不要急于结扎,同时沿其血管束膜的单侧肌组织面顺肌纤维方向深入解剖,沿途细小肌支血管予电凝烧灼切断,保留部分肌袖并游离至腓动脉主干,和粗大穿支共干的所有穿支均予以保留,然后切开皮瓣前缘,于深筋膜浅层切取的皮瓣皮支,周围保留部分深筋膜,确认皮瓣血供可靠后切取皮瓣。

3. 优缺点

腓动脉穿支皮瓣的主要优点是:皮瓣切取简单,供区损伤较小。因皮支血管相对解剖恒定且丰富,手术中解剖皮支血管相对较易,无需解剖位置较深的腓动脉[32]。所以不必向深层分离切断肌肉,减少了损伤。血液循环重建符合生理学要求。皮支皮瓣有一套相对完整的动、静脉循环系统,移位到受区后,皮瓣的动、静脉血循环相对平衡,符合生理状态。避免应用非生理皮瓣出现的静脉回流不畅的情况。

其缺点是:腓动脉穿支血管口径较细,血管吻合难度较大;小腿供区易遗留瘢痕,影响美观。

4. 注意事项

切取穿支皮瓣游离移植的供区应具备 4 个条件:①术前能预知该供区存在恒定的血管供应;②至少存在 1 条较大的穿支血管,动脉穿过深筋膜后其口径仍足以进行显微外科吻合(≥0.5mm);③向深层解剖分离能够获得足够的血管蒂长度;④供区皮肤可直接拉拢缝合。

(三) 股前外侧穿支皮瓣

1983 年 6 月 Baek 首次报道了股前外侧皮瓣,1984 年我国学者徐达传首先报道了股前外侧皮瓣的解剖学研究,提出利用旋股外侧动脉的肌皮穿支做轴心血管,从肌肉内分离出来做成不带肌肉的游离皮瓣,之后罗力生和宋业光分别介绍了该皮瓣的临床应用。近年来随着对其基础和应用研究的不断深入,该皮瓣不断得到改进,修复缺损部位由手足、四肢发展到头面颈、躯干等部位。

1. 应用解剖

通过解剖研究发现该皮瓣的血供系统存在较为复杂的变异,但以旋股外侧动脉降支的肌皮穿支或肌间隙穿支供血的皮瓣是其中较多见的一种(图 2-16,图 2-17)。旋股外侧动脉从股动脉发出后,在股直肌下面向外走行,分为 3 支,即升支、横支和降支[33~35]。其中最粗大的分支为降支,降支走行于股外侧肌与股直肌之间,行向外下方,并分为内外侧支,内侧支主要供养邻近肌肉,外侧支发出肌支供养股外侧肌及股前外侧部皮肤,降支在肌间隙中可作为皮瓣血管蒂的长度为 8~12cm,在发出第 1 个股外侧肌皮动脉穿支上方约 10cm 处,是吻合的常用部位,此处降支外径平均 2.1mm[36]。

Valdatta 等观察 34 支穿支的位置为:髂髌线中 1/3(19 支),上 1/3(12 支),下 1/3(3 支)。同时,研究也发现发出穿支的上级血管也有较多的变异,Kimata 等的研究发现:发自旋股外侧动脉降支的占 84.3%(59/70),直接来自旋股外侧动脉的占 12.9%,发自股深动脉或股动脉的各占1.4%。Yildirim等发现穿支发自降支的肌皮穿支25支(89.3%),肌间隔穿支3支(10.7%),发自横支的肌皮穿支占3.5%。

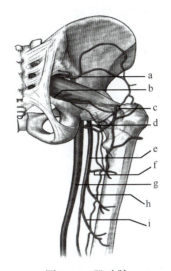

图 2-16 股动脉

a. 臀上动脉;b. 臀下动脉;c. 旋股内侧动脉;d. 旋股外侧动脉;e. 股深动脉;f. 第1穿动脉;g. 股动脉;h. 第2穿动脉;i. 第3穿动脉

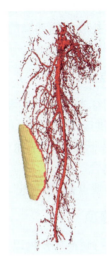

图 2-17 旋股外侧动脉三维重建

综上,股前外侧皮瓣最常见的血供是发自旋股外侧动脉的肌皮穿支型供血。其次是肌间隔穿支。少见的情况可能有来自旋股外侧动脉横支,或旋股外侧动脉干,甚至直接发自股深动脉的穿支,而这种穿支往往是直接皮肤血管[37]。另外旋股外侧动脉及其降支的起点均存在变异的可能性,旋股外侧动脉降支可以来自横支,也可以直接发自股动脉。因此游离穿支的上级血管时,必须对这些可能的变异做充分的估计。

2. 手术方法

(1) 皮瓣设计:术前进行皮瓣设计,首先标记旋股外侧动脉降支的皮肤穿支点。患者平卧,下肢中立位,自髂前上棘至髌骨外上缘做一连线,在此连线中点做一标记,以此点为圆心3cm的范围内用超声多普勒仪测定第1肌皮动脉浅出点的位置并用划线笔标记,设计包含此点的适应受区大小的皮瓣。根据皮支的位置选择皮瓣的切取范围(图2-18)。

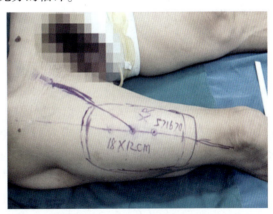

图 2-18 股前外侧皮瓣设计图

(2) 手术操作:麻醉成功后,常规消毒铺巾,依次切开皮肤、皮下组织及深筋膜,在股直肌肌膜表面向外侧分离,仔细寻找旋股外侧动脉降支的皮支,沿直肌和股外侧肌间隙分离,暴露出旋股外侧动脉降支,顺旋股外侧动脉的降支和其伴行静脉向远端解剖,在解剖血管的同时保留供应股外侧肌肉的肌支,根据创面缺损情况切取大小适合的皮瓣,向远端游离旋股外侧动脉的降支及与其相交通的膝上外侧动脉的伴行静脉,注意保护股神经分支,切勿损伤。然后根据穿支的粗细以及穿支的走行,决定取舍,一般有1~2支穿支即可。

需要游离移植时结扎旋股外侧动脉的远端,将皮瓣移植受区血管与相关血管进行吻合;逆行转移时结扎股外侧动脉的近端,皮瓣逆行转移进行修复。供区直接缝合或采用皮片移植修复。

3. 优缺点

股前外侧穿支皮瓣的主要优点是:质地优良,弹性好;携带股外侧皮神经,可制成带神经感觉皮瓣;供区部位隐蔽,患者易接受;血管蒂解剖恒定,蒂长、管径粗,易于吻合;旋股外侧动脉不是下肢的主干血管,切取后不影响血运及功能;皮瓣供区宽度<8cm时,成人一般可直接缝合。

该皮瓣的缺点是:肥胖患者皮瓣较臃肿,需二次手术修薄。

4. 注意事项

术前常规行超声多普勒以探查穿支血流量的大小;由于股前外侧皮动脉穿支的变异较大,术中不应按预先设计的划线切开皮瓣,应在髂前上棘至髌骨外上缘连线的内侧5cm左右处先纵行切开,在深筋膜下向外侧分离,仔细寻找穿支,如找不到穿支或穿支非常细小,则应放弃皮瓣切取[38]。确定可利用的穿支后,沿穿支逆行追踪,切断覆盖其上的股外侧肌,直至穿支完全显露,并与降支有明确的连续性为止。解剖血管蒂的过程中注意保护好伴随旋股外侧动脉降支走行的股神经,股神经在降支的内侧面及前侧下行,降支切断后,从股神经下抽出[39,40]。

(四) 足内侧穿支皮瓣

1979年Shanahan首先将足底内侧皮瓣应用于临床。2001年Koshima等将穿支皮瓣的概念引入足内侧区,进一步减小了对供区的损伤。目前,足内侧穿支皮瓣已被广泛应用于手、足等软组织缺损的修复。

1. 应用解剖

足底内侧动脉为胫后动脉终支之一,是足内侧穿支皮瓣的主要供血动脉,其在踇展肌和趾短屈肌的肌间隙内平均发出5.3支穿支至足底内侧非负重区[41]。足底内侧动脉从踇展肌与跗骨间隙内发出2支穿支至足内侧区,分别为足底内侧动脉浅支和内侧深支的足内侧支。足底内侧动脉浅支由舟骨粗隆后方(1.3±0.4)cm处从踇展肌深面浅出。足底内侧动脉内侧深支的皮支由舟骨粗隆前(1.92±0.61)cm处从踇展肌上缘浅出至足内侧,其行走过程中向上往足背方向发出的分支与内踝前动脉和跗内侧动脉的分支吻合形成展肌上缘动脉弓,向下发出的皮支营养足底内侧皮肤。踇趾胫侧动脉从第一跖趾关节近侧约(2.03±0.56)cm处穿出至足内侧(图2-19)。

足内侧区皮肤的静脉回流系统有深部的伴行静脉和皮下静脉。足底内侧动脉有2条相伴行的深部静脉。

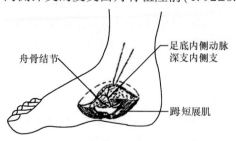

图2-19 足内侧穿支皮瓣示意图

足内侧皮瓣有三种神经分布:隐神经的终末支;腓浅神经的足背内侧皮神经的内侧皮支;足底内侧神经内侧皮支。

2. 手术方法

(1) 皮瓣设计:术前常规用超声多普勒血流探测仪对穿支进行定位。

以逆行岛状皮瓣转位为例,则以舟骨结节为中心,舟骨结节与第1跖趾关节内侧缘中点的连线作为轴线,上界为姆长伸肌内侧缘,下界为姆展肌内缘,远侧不超过第1跖骨中段,近侧为内踝顶点垂直线。皮瓣切取范围比供区大1~2cm。

以游离皮瓣为例,以第1跖骨头胫侧与足舟骨结节之间的连线作为皮瓣轴线。根据缺损的大小设计皮瓣,皮瓣的面积较供区面积大10%~20%(图2-20)。

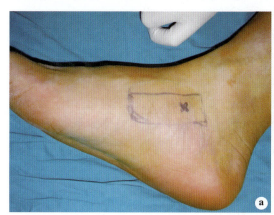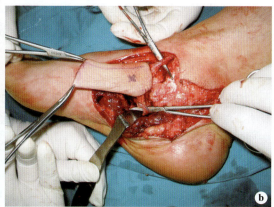

图2-20 皮瓣设计与切取
a. 足内侧穿支皮瓣设计图;b. 皮瓣切取

(2) 手术操作(以游离足内侧皮瓣为例):麻醉成功后,常规消毒铺巾,首先切开皮瓣的足背侧缘,沿深筋膜分离,在胫前肌止点下注意解剖从其下走行的姆内侧动脉,在其外上可见由足背动脉自内踝前发出的内踝前动脉,在皮瓣的近端注意分离和保护隐神经分支和足背内侧皮神经,保护好皮瓣的皮支血管。然后切开皮瓣跖底侧缘,沿姆展肌的表面向足背侧游离至姆展肌的上缘,向跖底侧牵开姆展肌,显露足底内侧动脉浅支,自足舟骨结节向后仔细解剖姆趾底的内侧深支并保留。皮瓣上下两侧会师,即完成皮瓣的切取。松止血带观察皮瓣的血运。断蒂后供区取全厚皮片植皮,加压包扎。

3. 优缺点

此类皮瓣的优点是:血管走行恒定,血供丰富,口径粗大;皮瓣内有感觉神经,吻合后可恢复感觉;供区不切取肌肉,不影响运动功能;供区隐蔽,创伤较小。

其缺点是:血管蒂较深,解剖难度较大,对术者的显微外科技术要求较高;供区需植皮。

4. 注意事项

切取皮瓣时宜在深筋膜下解剖,将动脉保留于皮瓣内;要仔细分离足底内侧血管近侧段及足内侧穿支,避免损伤骨膜及腱周膜及进入皮瓣的穿支;足内侧皮下静脉及隐神经终末支亦需精细解剖。

三、皮神经营养血管皮瓣

皮神经营养血管皮瓣自 Bertelli 和 Masquelet 于 20 世纪 90 年代首先报道后,国内外学者开展了大量的基础和临床研究。国内张世茂等于 1994 年介绍了此皮瓣。1999 年钟世镇等在解剖研究的基础上,总结了此类皮瓣成活的血管基础,建议以张世民、徐达传在 1996 年提出的"皮神经营养血管皮瓣"作为该类皮瓣的中文命名方法,随后这一名称被国内学者广泛采纳。

以远端为蒂的皮神经营养血管皮瓣,其优点包括:带蒂转移,不需显微外科技术;手术解剖层次浅,手术难度较小;不损失肢体主干动脉,对伤肢血供破坏少;皮瓣带有皮神经,在受区进行吻合可恢复感觉功能等。

下面对几个常用的皮神经营养血管皮瓣做简要介绍。

(一)腓肠神经营养血管皮瓣

1996 年王和驹等报道了带腓肠神经伴行血管蒂逆行岛状皮瓣的临床应用,由于该皮瓣具有不牺牲主干血管,不影响肢体血液循环,血管恒定,变异极少,手术操作简单等优点,临床应用很广泛。

1. 应用解剖

现代解剖证实腓肠神经与小隐静脉伴行,位置相对恒定,且血供来源丰富。腓肠神经下行过程中,其上部主要有腘窝中间皮动脉分布,下部主要有腓肠中间浅动脉分布,两者为皮神经营养血管的主要来源。在小腿下 1/3 段的筋膜中,腓肠神经营养血管与腓动脉肌皮穿支之间吻合丰富,形成皮下血管网,营养小腿中下部的皮肤。以外踝尖为标志,在其上方 3~7cm 的区域中,腓动脉存在 2~4 条皮肤穿支(平均约为 3 支),直径为 0.02~0.10cm,通常可以寻找出 1 条直径大于 0.05cm 的皮肤穿支,此穿支可作为皮瓣旋转点,根据病变部位设计出腓肠神经营养血管逆行皮瓣,皮瓣的血液供应由腓动脉穿支至腓肠神经营养血管,以及小腿后面的皮下血管网。

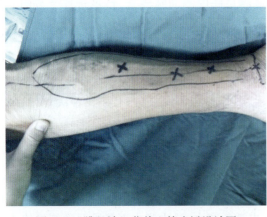

图 2-21 腓肠神经营养血管皮瓣设计图

2. 手术方法

(1)皮瓣设计:以外踝与跟腱之间中点与腘窝中点即腓肠神经体表投影为皮瓣轴心线,以踝上 5cm、7cm、9cm 处为腓肠神经营养血管的穿出点,以踝上 5~6cm 为轴点,依据创面大小形状设计皮瓣(图 2-21)。

(2)手术操作:麻醉成功后,常规消毒铺巾,首先按照设计的皮瓣自外侧,跟腱与外踝之间切开皮瓣蒂部皮肤,沿皮下向两侧潜行游离保护好神经血管蒂及宽为 3~4cm 的筋膜蒂,将皮瓣自深筋膜下肌膜层向远端掀起,必要时携带少许肌肉,直达轴点,将皮瓣无张力下经明道转移至受区。供区可直接拉拢缝合或行断层皮片覆盖。

3. 优缺点

此皮瓣的主要优点是:血管恒定,变异极少,手术操作简单,临床应用方便;不损伤肢体主干血管,不影响肢体血液循环;腓肠神经近端可与受区感觉神经吻合,制成感觉皮瓣,为受区提供良好的覆盖及感觉功能。

其缺点是:腓肠神经切取后遗留足跟外侧小范围的感觉丧失,需数月才能恢复;切取皮瓣的供区遗留瘢痕,影响美观等。

4. 注意事项

为取得预期效果,在皮瓣切取中要保留足够宽度的皮下筋膜组织,这样既能保证皮瓣充足的血供,同时有利于皮瓣的静脉回流。皮瓣的宽度不应超过9cm,皮瓣的宽度与长度比则不应超过1:3,以防皮瓣边缘发生坏死。为保护皮瓣血运,在分离皮瓣时需注意防止皮瓣与腓肠神经营养血管撕脱分离,边缘间断缝合数针。皮瓣逆行修复时,小隐静脉被结扎,原回流通道消失,若皮瓣较大,部分皮瓣会出现回流不畅[42],可采用将小隐静脉与局部静脉吻合的方法能有效解决回流问题。

(二) 隐神经营养血管皮瓣

Cavadas率先报道隐神经营养血管皮瓣的临床应用。国内潘云川、柴益民及张发惠等亦相继报道隐神经营养血管皮瓣的解剖与临床应用。由于隐神经营养血管皮瓣具有血管丰富、解剖恒定、血供可靠、操作方便及成功率高等优点,故在修复重建中发挥了重要作用。

1. 应用解剖

Masquelet、刘波远等认为隐动脉起源膝降动脉,起始处外径为(1.61 ± 0.29)mm,伴随隐神经的长度为(17.69 ± 2.13)cm,与胫后动脉有2~7个吻合支,最低吻合支在内踝上3~5cm处。隐神经外膜血管网与神经旁血管网及神经内血管网相互连接吻合,形成广泛沟通的神经血管丛,在小腿中上部,大隐静脉位于隐神经前方,在下1/3位于隐神经后方,营养动脉的伴行静脉注入来源静脉,这些静脉网与大隐静脉相互吻合。瞿佐发等指出隐神经浅出点横径0.28~2.13cm,可游离长度(29.94 ± 3.34)cm,46.7%在股骨内上髁下方(4.86 ± 1.33)cm分为双干。恒定点有膝关节内侧缘点为股骨内上髁下方(4.86 ± 1.83)cm,止点为内踝前缘中点前(0.68 ± 0.21)cm,体表投影为内上髁下方、膝关节内侧缘至内踝前缘的连线,为带血管神经移植和皮瓣设计提供了解剖基础。

隐神经营养血管皮瓣有两套静脉血管系统,一是浅静脉系统,即大隐静脉及其伴行静脉;二是穿静脉系统,即穿支动脉伴行静脉[43]。静脉血经大隐静脉的伴行静脉血管网收集后,通过蒂部穿支静脉和深浅静脉交通支进入深静脉系统,形成回流[44]。

2. 手术方法(以隐神经营养血管逆行岛状皮瓣为例)

(1) 皮瓣设计:以内踝前缘至股骨内上髁的连线为皮瓣的中轴,根据受区的大小在中轴线上于同侧小腿下2/3段任意设计皮瓣,皮瓣蒂的旋转点选在内踝上5cm。术前应用超声

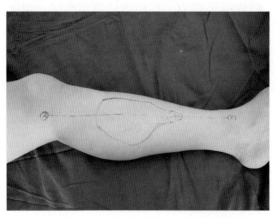

图 2-22 隐神经营养血管皮瓣设计图

多普勒探测穿支血管,以定位旋转轴点(图 2-22)。

(2) 手术操作:麻醉成功后,常规消毒铺巾,在皮瓣近端与内踝上 5~6cm 的中轴线上切开皮肤,皮瓣在深筋膜下分离,蒂部保留 3~4cm 深筋膜,在深筋膜深面将隐神经游离出,向近端分离至小腿中段,在神经深面连同肌袖和周围的深筋膜将整个皮瓣掀起,皮瓣近端设计形似"彗星样"三角形皮瓣[45]以免蒂部受压。根据受区的部位,将皮瓣进行顺行或逆行转移修复。供区植皮修复。

3. 优缺点

此皮瓣的主要优点是:不牺牲肢体主要动脉,不影响肢体血供;隐神经及穿支血管解剖恒定,手术操作简单;皮瓣薄而柔软,质地较好,且位置隐蔽。

其缺点是:需牺牲一条大隐静脉和感觉神经,供区感觉缺失或静脉回流障碍,切取面积过大时供区需植皮,会遗留瘢痕。

4. 注意事项

皮瓣远端蒂的旋转点多设计在内踝尖上 3~5cm 处,对于内踝局部创面,可于创面上缘 4~5cm 处设计旋转点。大隐静脉可收集肢体远端的静脉血,以及发挥静脉瓣膜的作用,可使皮瓣的静脉血倒灌,加重皮瓣的静脉瘀血[46],但位于蒂部的深浅静脉交通支有助于收集蒂部周围静脉血并导入深静脉,故可在交通支远端结扎浅静脉干,以改善皮瓣的静脉回流。术前应用超声多普勒探测穿支动脉,可明确皮瓣旋转点及血管变异情况。

四、逆行岛状皮瓣

逆行岛状皮瓣又称为逆行血流岛状皮瓣,是以远端为蒂皮瓣的一种特殊类型,指其动脉血供及静脉回流均逆正常生理方向运行的皮瓣[47]。Bostwick 于 1976 年描述以颞浅血管为蒂,形成逆行岛状筋膜瓣用于头面部创面的修复。此后,王炜、鲁开化和 Stock 于 20 世纪 80 年代又分别报道了将桡动脉游离皮瓣改为带远端血管蒂移位,形成逆行岛状皮瓣,用于修复手部创面和进行拇指再造。

以下介绍两种常用的此类皮瓣。

(一) 指掌侧固有动脉逆行岛状皮瓣

1. 应用解剖

手指指掌侧固有动脉在手指的每节均发出 4 条较小的掌侧支,同时有规律地向背侧发出 4 条较大的背侧支,即髁支、干骺支、背侧支和掌横弓。掌横弓连接于两侧固有动脉,是其主要的交通支[48]。当截断一条动脉时,血液可从另一条动脉干通过指横动脉弓逆向皮瓣灌注。指动脉逆行岛状皮瓣即以位于远端交叉韧带水平的指横动脉弓为交通支设计。

指固有静脉与固有动脉伴行,有两条,外径为 0.3mm[49]。

指掌侧固有神经与固有动脉伴行,走行于手指的侧缘。指掌侧固有神经在手指近节和中节分别向掌侧和背侧发出分支,在末节则形成爪形终支,大部分神经纤维分布于指腹。指掌侧固有神经的掌侧支多于背侧支。近节掌皮支为 4.4~5.3 支,中节掌皮支为 3.5~4.6 支[50]。

2. 手术方法

(1)皮瓣设计:于指掌侧固有动脉走行设计皮瓣,其旋转点不超过远指间关节(图 2-23)。

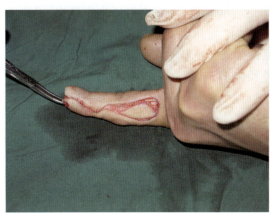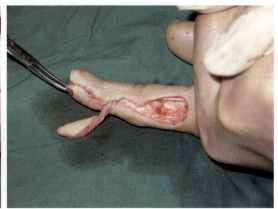

图 2-23 指掌侧固有动脉逆行岛状皮瓣设计与切取

(2)手术操作:臂丛麻醉下,常规消毒铺巾,创面按常规彻底清创。在伤指根部掌侧方(手指的优势侧)设计约大于 20% 创面的皮瓣。于皮瓣近端切开皮肤,分开皮下组织探查显露血管神经束,小心解剖指固有神经进入皮瓣的掌皮支,将它们与指固有神经做干支分离,尽量靠近端从主干上切下,一般有 2~5 支成一束,并做好标记。用血管夹阻断血管蒂近端,放松止血带,观察皮瓣血供情况,如见皮瓣红润,皮瓣周围渗血良好,于皮瓣近端结扎指固有动脉并给予切断。在皮瓣远端至创面行连续的"Z"字切口切开皮肤,将指固有动脉与指固有神经分离,蒂部应保留 0.5cm 宽筋膜组织。将指固有神经保留在原位,指固有动脉及伴行静脉包含在蒂部。将血管蒂游离至旋转点,将皮瓣翻转 180°覆盖指端创面,皮瓣内指固有神经掌皮支与受区指固有神经残端用 10-0 显微缝合线在显微镜下行端端吻合。皮瓣供区行中厚皮片植皮,加压打包固定。

3. 优缺点

此皮瓣的主要优点是:指固有动脉逆行岛状皮瓣皮肤与指腹组织结构相似,质地、色泽、弹性、外观均与正常手指相似,且有一定的耐磨性。该皮瓣系同指皮瓣,有利于手指早期活动,功能恢复快。与腹部带蒂皮瓣等相比,此皮瓣一次完成,无需二次断蒂,减轻了患者的痛苦,缩短了住院时间。皮瓣的血管蒂恒定手术操作相对较简单。

其缺点是:术后所修复的患指末端感觉较健指稍差。切取该皮瓣需要牺牲一条指的主要动脉,术后手指有发凉的感觉,尤其是寒冷季节。

4. 注意事项

在解剖皮瓣蒂部时不能损伤其固有动脉,分支可以给予结扎;旋转点不能超过远指间关节;皮瓣与受区创面边缘间断缝合不宜过密,以免影响皮瓣的血运。

(二)桡动脉逆行岛状皮瓣

1. 应用解剖

桡动脉于肘窝相当于桡骨颈水平自肱动脉分出后,在前臂上 1/3 走行于旋前圆肌与肱桡肌之间,在前臂中 1/3 为肱桡肌内缘掩盖,在前臂下 1/3 行于肱桡肌腱与桡侧腕屈肌腱之间。桡动脉主干向两侧分别发出若干分支,分布于皮肤和肌肉,显露部的皮支较多,平均有 9.6 支;掩盖部的皮支较少,平均有 4.2 支。桡动脉皮支和肌支的外径皆较细小,为 0.1~1.1mm。切取皮瓣时,可以在深筋膜下清楚看见各分支。桡静脉有两条于桡动脉伴行,在两条静脉之间有数量不等的吻合支,其静脉平均外径为 1.3mm。

2. 手术方法

(1)皮瓣设计:术前先作 Allen 试验,以确定前臂尺桡动脉掌动脉弓完整无损及无解剖变异。以桡骨茎突内侧桡动脉搏动点及肘窝中点连线为皮瓣轴线,以腕部桡动脉搏动点为皮瓣的旋转点,皮瓣要大于创面 15%~20%(图 2-24)。

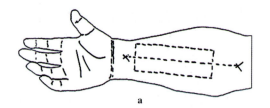

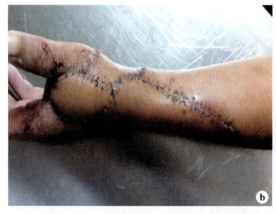
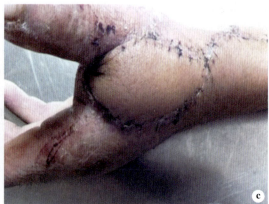

图 2-24 皮瓣设计示意图及效果图

a. 桡动脉逆行岛状皮瓣设计图;b、c. 桡动脉逆行岛状皮瓣修复虎口缺损

(2)手术操作:麻醉成功后,常规消毒铺巾,将创面处做彻底清创止血后,在气压止血带下先做皮瓣尺侧切口,切开皮肤至深筋膜下,在深筋膜与肌膜之间进行锐性分离,将皮瓣与深筋膜缝合几针,以防止皮瓣与深筋膜分离。在肱桡肌与桡侧腕屈肌间隙分离血管蒂,沿其

深面解剖,结扎由桡动脉向肌肉的小分支。再切开皮瓣桡侧切口,沿肱桡肌向尺侧分离,于血管束深面与尺侧切口交会。游离血管蒂,切开皮瓣蒂切口,将皮瓣完全游离。放松止血带,用血管夹夹住皮瓣近端血管蒂,观察皮瓣血液循环情况。如无异常,则可结扎切断桡动脉近端。将皮瓣翻转180°,通过皮下隧道或者明道转移至受伤区。全层与皮瓣缝合,皮瓣下放置橡皮引流条。供区可直接缝合或用中厚皮片打包加压包扎。

3. 优缺点

此皮瓣的主要优点:皮瓣厚薄适中,色泽较好;以桡动、静脉作血管蒂,血供丰富,不需要吻合血管及长时间固定肢体;由于血管蒂可长可短,具有较大灵活性;血管解剖变异少,皮瓣易于切取,安全可靠又无需显微镜;皮瓣成活率较高,住院时间短,可以进行早期功能锻炼等。

其缺点是:破坏了一条知名动脉,前臂大面积瘢痕影响美观等。

4. 注意事项

皮瓣应设计成"水滴"样以防止皮瓣在旋转时蒂部形成"猫耳"状;在解剖皮瓣时需将皮瓣与深筋膜缝合几针,以防止皮瓣与深筋膜分离;蒂部应有桡动脉及其伴行静脉。

五、游离皮瓣

现代工业及交通运输业的快速发展,严重四肢开放性损伤近年来明显增多。除了全身情况受到影响外,局部常伴有大面积的皮肤软组织缺损,若处理不当将严重影响肢体的功能,给患者带来精神上和肉体上的痛苦。随着显微外科技术的不断发展和提高,可供皮瓣游离移植的供区几乎遍及全身各个部位。

(一) 踇甲瓣

1980年Morrison等报道了踇甲瓣移植修复拇指皮肤脱套伤,且取得了良好的效果。目前主要用于指甲缺损或拇指再造的修复重建。

1. 应用解剖

踇趾趾背侧动脉与踇趾腓侧的趾底动脉可作为皮瓣的供血动脉,踇趾趾背的皮下静脉作为回流静脉,足背内侧皮神经的终末支和腓深神经的分支作为感觉神经[51]。

2. 手术方法

(1) 皮瓣设计:受区选鼻烟窝处作为血管吻合区,标记血管、神经。在受区的同侧切取踇甲瓣,长度需大于皮肤缺损长度。踇甲瓣切取的区域用甲紫画线标记。保留踇趾胫侧宽约1.5cm包含神经血管束的舌状皮瓣(图2-25)。

(2) 手术操作:麻醉成功后,常规消毒铺巾,在踇趾背侧设计踇甲瓣,距离踇甲缘5~6mm处,切开皮肤,沿甲床与骨膜分离。游离踇趾趾背侧静脉→跖背静脉弓→大隐静脉;游离踇趾趾背动脉→第1跖背动脉→足背动脉。根据术中情况决定供血动脉的选择,一般在第1跖背动脉水平进行吻合。踇趾趾背的皮下静脉作为回流静脉,一般吻合足背浅静脉。踇甲弧是趾甲生长的基质,尤其要保护,近侧皮肤宽度不得少于6mm[52,53]。若受区指甲整

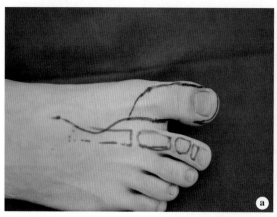 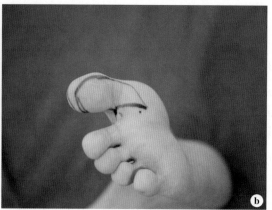

图 2-25　踇甲皮瓣设计
a. 踇甲瓣足背面观；b. 踇甲瓣足底面观

个缺损，则行全踇甲瓣移植；若为指甲部分缺损，则行部分踇甲瓣移植。供区创面植皮。

3. 优缺点

此皮瓣的优点是：皮瓣内含有可供吻合的趾神经，可以重建感觉功能，防止修复的指腹发生萎缩、影响功能与外形；手足在发生发育上同源，组织结构相似；手术可一次完成，减轻患者的精神痛苦及经济负担；术后外观较好，且手术创伤小，供区隐蔽，患者容易接受。

其缺点是：分离皮瓣动脉血管时，血管较细易损伤，故需熟练掌握足部解剖；手术难度较大，显微外科技术要求较高，手术风险相对较大等。

4. 注意事项

受区创面彻底清创，踇甲皮瓣切取时不要损伤趾骨骨膜及腱周组织，以提高移植皮瓣的存活率；趾甲在甲沟部位多嵌向深部，解剖时要紧贴骨膜表面解剖以免损伤甲周皮肤；切取踇甲瓣时皮下组织的厚薄要适中，在保证血供为的前提下，尽量使指腹饱满，且皮瓣从趾底掀起时在趾骨上保留一层骨膜及脂肪，这样有利于植皮[54]。

（二）胸脐皮瓣

1. 应用解剖

Taylor 等根据解剖学研究，首先提出可延伸的腹壁下动脉皮瓣，范启申等对腹壁下血管进行系统研究后发现腹壁下血管在脐旁有一最大皮穿支，与腹中线呈 45°走向肩胛下角方向，且平行肋骨走行，与肋间动脉的外侧皮支吻合，形成胸脐支，供养侧胸部及外上腹部的皮肤，故在此区形成的皮瓣命名为胸脐皮瓣（图 2-26）。

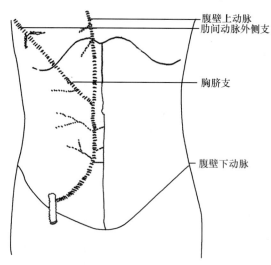

图 2-26　胸脐皮瓣解剖示意图

2. 手术方法

（1）皮瓣设计：Taylor 及范启申主张以脐至肩胛下角连线为皮瓣中轴，上界最高至腋中线，最低点不超过腹中线。笔者认为术前应用超声多普勒仪探测脐旁穿支位置，以脐旁穿支点至同侧肩胛下角连线为皮瓣中轴线设计皮瓣，这样可使皮瓣向近端延长，增加切取面积，且更加合理。在设计皮瓣时，其面积应较供区缺损面积稍大一些，以免术后肿胀、张力过高影响血运（图2-27）。

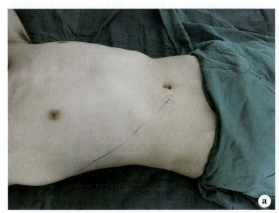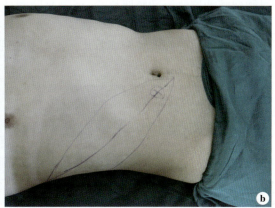

图 2-27　胸脐皮瓣设计
a. 胸脐皮瓣设计轴线；b. 胸脐皮瓣设计图

（2）手术操作：麻醉成功后，常规消毒铺巾，先切开皮瓣胸外侧至深筋膜层，向近侧锐性剥离，至脐附近处，仔细剥离至脐旁穿支并加以保护，然后切开腹直肌前鞘，自腹壁下血管起始处向远侧解剖血管至脐旁穿支处，解剖至腹直肌段时，血管周围带肌袖 1cm，以免损伤血管或血管痉挛，并使解剖过程容易，然后切开整个皮瓣使之成岛状。供区可直接缝合。

3. 优缺点

胸脐皮瓣具有供区部位隐蔽、皮肤质地好、可切取面积大、供区可直接缝合、血管蒂长、口径粗、解剖恒定等优点。皮瓣不但可带腹直肌修复肌肉功能，亦可携带肋骨、肋间神经形成骨皮瓣修复骨缺损，恢复皮肤感觉功能。其皮瓣适应范围较广，特别是对大面积皮肤缺损应首选胸脐皮瓣，较四肢供区皮瓣有不损伤主要血管、对功能及外观影响小、患者易于接受等优点。

其缺点是腹部肥胖患者，皮下脂肪较厚，移植于四肢显得臃肿等。

4. 注意事项

在切取皮瓣时应对皮瓣边缘随时全层间断缝合，以免操作过程中牵拉造成皮肤与筋膜、肌肉之间分离，造成细小血管损伤，导致远段皮瓣表层坏死。手术注意保护及牢固修复腹直肌前鞘，以免发生切口疝。

（三）肩胛皮瓣

自 Gilbert 1980 年首先将肩胛皮瓣应用于临床并取得成功之后，目前临床应用此皮瓣修复各种原因造成的皮肤缺损已相当成熟。

1. 应用解剖

肩胛皮瓣主要供血动脉是旋肩胛动脉皮支,其由肩胛下动脉分出,分出点外径1.5~3.0mm,沿途发出分支至冈上肌、冈下肌及肩胛骨,出三边孔后在肩胛骨缘分为深、浅2支;浅支为肌间隙筋膜皮动脉,分布于肩胛冈下部的筋膜皮肤,可分为升、横、降3支,主要营养肩胛背部皮肤和筋膜,并有分支分布至肩胛骨外侧缘。肩胛背部的血液供应除来自旋肩胛动脉及其分支外,在上方有肩胛上动脉的肌皮支,上内方有颈横动脉的肌皮支,上外方有胸肩峰动脉和旋肱后动脉肌皮支,内侧有肋间动脉后支的内侧皮支和后外侧皮支,下外方有胸背动脉肌皮支。各血管之间彼此吻合,形成广泛而丰富的血管网,在肩胛背部构成了以旋肩胛动脉浅支为中心的轴型血管皮瓣。临床一般应用旋肩胛动脉的横支与降支走向把皮瓣设计成横形或纵形[55~57]。

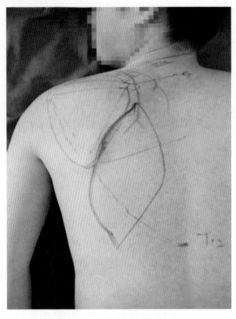

图2-28　肩胛皮瓣设计

2. 手术方法

(1)皮瓣设计:术前确定三边孔的体表投影部位,应用多普勒血流探测仪测定并标记旋肩胛动脉的走行,术中根据受区缺损情况设计皮瓣的大小及形状(图2-28)。

(2)手术操作:麻醉成功后,常规消毒铺巾,依设计切开皮瓣远端皮肤及皮下组织至深筋膜,紧贴肌肉表面向近端解剖分离,显露旋肩胛动静脉,切断、结扎肌支及与皮瓣无关的血管分支,游离旋肩胛血管至三边孔深部,皮瓣切取面积较大时要保留皮瓣口径较粗的浅静脉,根据受区所需血管蒂长度切断血管蒂。游离至三边孔附近时要注意保护好皮支。供区直接拉拢缝合或皮片移植修复。

3. 优缺点

肩胛皮瓣的主要优点是:血管解剖恒定,变异极少;皮瓣可切取面积较大,设计灵活,可根据受区需要设计不同形状的皮瓣;血管蒂长度可根据受区情况切取,且血管管径粗,吻合血管相对容易;皮瓣色泽好,质地薄而柔软,皮下脂肪少,术后外形满意;供区比较隐蔽而且大,多可直接缝合。

缺点是肩胛皮瓣没有感觉神经蒂,术后长时间无皮肤感觉等。

4. 注意事项

术前仔细检查供区,其皮肤外观应正常,无瘢痕或炎症,肌肉无病变,供区皮瓣设计面积比受区大10%~20%。设计皮瓣时应尽量包含较长一段降支在内,以防皮瓣远端血运障碍。

(四)足背皮瓣

1973年O'Brien和Shanmugan首次描述了以足背动脉为轴心血管的足背皮瓣,1975年McCraw和Furlow首次将足背皮瓣作为局部转移皮瓣应用于临床,而Ohmori和Harii最早将足背皮瓣游离移植以修复创面。

1. 应用解剖

足背动脉在踝关节前方行于姆长伸肌腱和趾长伸肌腱之间,位置表浅,越过距骨、舟骨及第2楔骨的背面、趾短伸肌深面,至第1跖骨间隙近端分为足底深支和第1跖背动脉两个终支。足底深支穿第1跖骨间隙至足底与足底动脉吻合;第1跖背动脉,分布于姆趾和第2趾背面内侧。足背动脉大的皮支多发自远和近侧2cm内,近侧段常有1~2个较大的皮支。

2. 手术方法

(1)皮瓣设计:以内外踝连线中点与第1、2趾趾蹼中点连线为皮瓣轴线,术中根据受区缺损情况设计皮瓣的大小及形状(图2-29)。

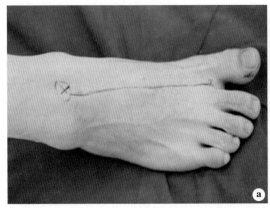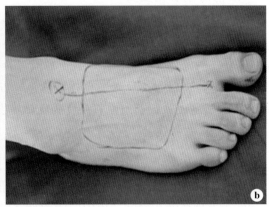

图2-29 足背皮瓣设计
a. 足背皮瓣设计轴线;b. 足背皮瓣切取范围

(2)手术操作:麻醉成功后,常规消毒铺巾,先做皮瓣近侧切口,依次切开皮肤及皮下组织,显露大隐静脉及腓浅神经,在姆长伸肌与趾长伸肌间显露足背动脉。做皮瓣外侧切口,在深筋膜下向内侧锐性分离(对手背伸肌腱缺损者可带部分趾长伸肌腱重建伸指功能),越过趾长伸肌腱后,紧贴骨膜小心解剖,分离出足背动脉至足底深支。将属于Gillbert I型的第1跖背动脉包括在皮瓣内,II或III型则直接切断结扎。皮瓣内外侧交会,显露以足背动静脉、大隐静脉、腓浅神经为蒂的岛状皮瓣,检查皮瓣血运正常,高位结扎离断足背动静脉及大隐静脉、腓浅神经向近侧稍做游离后离断[58]。

3. 优缺点

足背皮瓣的主要优点是:皮瓣血管解剖恒定,血管蒂长,成活可靠;移植修复后的外形平整美观,色泽、质地好、厚薄适中,不臃肿;皮瓣可携带趾伸肌腱形成复合组织瓣移植以重建伸指功能[59];皮瓣供区较隐蔽,容易被患者接受。

其缺点是:足部需牺牲一条主要供血动脉,部分患者供区植皮后形成贴骨瘢痕,且术后患者不能早期下床活动。

4. 注意事项

足部的主要供血动脉是足背动脉和胫后动脉,当胫后动脉供血不良时不能切取足背皮瓣,故术前需超声多普勒探测血流情况。术前对浅静脉进行检查,浅静脉不好时应慎用此皮瓣。

六、静脉皮瓣

静脉皮瓣是 20 世纪 80 年代初期出现的非生理性皮瓣,按其血供的来源,可分为静脉动脉化皮瓣和单纯静脉皮瓣两种。

(一) 静脉皮瓣的成活机制

1. 静脉动脉化皮瓣

静脉动脉化皮瓣的成活机制尚不完全清楚,但在临床已大量应用,特别是修复手足中、小型软组织缺损,取得了较好的效果。有部分学者认为该皮瓣成活机制是动脉血灌流进入静脉系统,借助静脉系统重建有效血液循环并保证皮瓣成活。也有学者认为[60]血流经细静脉-交通支-细静脉是静脉动脉化皮瓣移植早期成活的主要微循环方式,后期则因受区基底部和皮瓣边缘侵入的新生血管最终为皮瓣提供稳定的血供。

2. 单纯静脉皮瓣

单纯静脉皮瓣成活的关键在于增加血流压力和血氧含量,受区条件对皮瓣成活亦有较大影响。有学者指出[61],保留两端静脉蒂的静脉皮瓣单靠静脉血能维持 84.5% 的成活率。Thatte 等发现血液在静脉系统中的潮汐样运动能使皮瓣存在着一种低流量状态循环,即提出"往返"学说。研究发现,静脉血经过动静脉交通支进入微动脉按正常途径进行微循环。高贵等认为,静脉皮瓣的成活并非依赖静脉血,而是靠创面渗出液维持皮瓣营养,代谢产物通过静脉蒂回流,以后逐渐建立正常血液循环。

(二) 静脉皮瓣的优缺点

(1) 主要优点:摆脱了动脉血管分布区域对传统轴型皮瓣供区与受区的限制,扩大了皮瓣的供区与受区范围,且皮瓣易解剖、切取和吻合等[62];血管口径较大,分支较多,可选择合适的口径进行吻合;成活率较高,只要切取的皮瓣在适宜范围内一般均可成活。

(2) 缺点:皮瓣面积较小,过大易发生部分坏死;动脉化静脉皮瓣术后可能存在动静脉瘘,有时需再次手术进行结扎;皮瓣肿胀明显,颜色暗红或青紫,有时起水疱;术后部分皮瓣色素沉着,影响外观。

(三) 注意事项

(1) 确保吻合血管的通畅,皮瓣供区最好选择前臂、足背等皮下静脉网丰富的区域作为供区。

(2) 多吻合回流静脉或选择皮瓣内口径较粗的静脉做回流静脉,以减轻皮瓣静脉回流不畅,保证皮瓣顺利成活。

(3) 皮瓣不必携带深筋膜,以利于受区新生的血管长入并减少对供区的破坏。

（4）静脉皮瓣利用静脉血供系统供血，早期血流状态不稳定，多数在术后72h内会发生肿胀，出现水疱，皮色紫红，甚至暗紫，3~5天后逐渐好转变红润，72h后开始有血管自基床长入皮瓣，随时间推移皮瓣重新建立新的生理性动脉、静脉供血系统，皮瓣的血供逐渐恢复到正常状态[63]，故术后需加强护理，随时观察皮瓣血液循环，及时处理。

（5）静脉皮瓣切取范围不宜过大，否则不易成活。

七、肌 皮 瓣

（一）概述

肌皮瓣为复合组织皮瓣，包括皮肤、浅筋膜、深筋膜和肌肉。它集中了皮瓣及肌瓣移植术的优点，免除了再次手术的痛苦，为大面积皮肤肌肉缺损的修复提供了一种新的治疗方法。

1. 血供

肌皮瓣的血供来源于肌皮瓣血管系统。该系统包括肌皮动脉系统和肌皮静脉系统。

肌皮动脉系统由肌皮动脉及其分支组成。肌皮动脉为躯干或四肢较大动脉干在肌肉深部或肌肉之间发出的一级分支，其直径有一至数毫米，有两条同名静脉伴行。分支包括：肌支、皮支和缘支。

肌皮静脉系统包括浅组静脉和深组静脉。浅组静脉位于浅筋膜内，不与同名动脉伴行，形成较为密切的静脉网，收集肌皮瓣浅层的静脉血，向深层汇入深组静脉。深组静脉位于深筋膜和肌肉内，通常与同名动脉伴行。肌皮瓣的静脉血最后经两条肌皮静脉回流。

2. 神经

肌皮瓣的神经包括支配肌肉的运动神经和分布于皮肤的感觉神经。

运动神经大多与肌皮血管伴行，入肌部位较为恒定。在切取肌皮瓣的同时只要找到血管蒂，神经就不难发现。保护好运动神经对于建立肌肉的动力功能至关重要。

感觉神经也称肌皮神经，有两个来源：一种伴随运动神经走行，运动纤维分布于肌肉后，剩余的感觉纤维随血管单独穿过肌层达皮肤；另一种来自知名的皮神经。皮神经较粗大，位置恒定，肌皮瓣移植时如将其吻接则感觉功能恢复较为满意。在必须建立感觉功能的部位（如手部）应选用带有皮神经的肌皮瓣。

3. 分类

根据肌皮瓣蒂部是否与原解剖部位完全分离，分为带血管蒂肌皮瓣和吻合血管的游离肌皮瓣。

4. 选择原则

在选择带血管蒂或者吻合血管的肌皮瓣转移时应当遵循一定的原则，如下所述。

（1）应优先选择血管蒂长，血管口径粗，解剖变异少，位置表浅易于分离切取，手术相对简单及成功率高的肌皮瓣。

(2) 根据受区的需要能用皮瓣修复就不用肌皮瓣修复,能用带血管蒂的肌皮瓣修复不用吻合血管的肌皮瓣修复。

(3) 不应切取外观及功能重要的肌皮瓣,用以修复或重建次要的肌肉功能。

(4) 用于重建肌肉功能时,供区的肌肉必须是正常的、没有病损的。被移植的肌肉必须是有一定的肌力或者一定的大小,以及又可供吻合的运动神经。

(5) 应选择血管神经蒂是单一的或是较集中的肌皮瓣。如果供区的血管是多条的,应用一组比较粗大的主要血管蒂。在选择手术方案时,还要考虑医院的设备和术者对某种手术方法掌握的熟练程度。

(二) 带血管蒂的肌皮瓣

根据受区的需要,将设计好的肌皮瓣游离,只保留血管蒂及其周围部分筋膜或皮肤。切取后的肌皮瓣围绕血管蒂进行局部转移。肌皮瓣远端所能达到的部位,在各个方面上连接起来为弧形,称为旋转弧,弧的范围即为该肌皮瓣所能达到的范围。

1. 适应证

(1) 软组织缺损:①因创伤或肿瘤切除所致的软组织缺损;②严重瘢痕挛缩畸形切除瘢痕、矫正畸形后有重要组织裸露者;③需要在瘢痕或者窦道区行骨、关节或肌腱手术者;④慢性溃疡、化脓性骨髓炎、褥疮等彻底病灶清除,需一期消灭死腔或闭合创面者。

(2) 组织再造:如乳房或阴道等缺损时,可应用带血管蒂肌皮瓣再造。

(3) 肌肉功能重建:因肿瘤广泛切除或创伤所致的肌肉缺损、肌肉失神经支配无法修复等所造成的严重肌肉功能丧失,不能由其他肌肉代偿时,可用带蒂肌皮瓣转移重建肌肉的功能。

2. 优缺点

(1) 其优点主要是:①不受长宽的限制。由于肌皮瓣有单一的血管蒂且容易解剖,只要肌皮瓣周围游离,而保留血管蒂不切断,整个肌肉连同其上的皮肤血供就不会受影响。②改善受区局部血供。受区血管因外伤、感染、烧伤及放射等损伤,局部血运较差。采用带血管蒂肌皮瓣移植后,由于其供血丰富,可改善局部血供,有利于骨和伤口的愈合。③抗感染能力强。由于肌皮瓣血供丰富,很适宜感染病灶清除术后组织缺损的修复,特别适合大的死腔的充填和修复。④应用广泛。几乎身体所有表浅肌肉均可就近取材,行带蒂转移。⑤有较大的旋转弧。⑥手术成功率高。因带蒂肌皮瓣不需吻合血管,手术操作相对简单,故成功率高。

(2) 缺点是:肌皮瓣切取后,供区有一定程度的功能丧失;若受区不需要较多的组织充填时,行肌皮瓣转移后,受区显得臃肿,有的病例尚需行肌皮瓣修整术;由于血管蒂长度的限制,不能用于修复远处的组织缺损。

(三) 吻合血管的肌皮瓣

吻合血管的肌皮瓣除具有带血管蒂肌皮瓣某些优点外,还可用做远处移植,扩大了肌皮瓣在临床应用范围,多可通过一次手术完成软组织损伤的修复,缩短了疗程,减轻了手术次数,避免了长时间制动和因制动所致的并发症。

肌皮瓣多选自隐蔽部位,供区外观患者易于接受。与带血管蒂肌皮瓣相比,当用于组织损伤的修复或肌肉功能重建时可供选择的肌皮瓣的供区明显增多,既能最大程度地选择受区所需的最佳肌皮瓣,又能选择对供区外形与功能影响较小的供区。

1. 适应证

（1）因血管损伤无法做局部肌皮瓣转移者;
（2）局部无肌肉或适合肌肉形成肌皮瓣转移者;
（3）局部血运差,形成肌皮瓣能加重血运障碍或肢体坏死者;
（4）已行肌皮瓣转移失败者;
（5）前臂肌肉缺血性挛缩;
（6）肢体低度恶性肿瘤或巨大良性肿瘤侵犯肌肉,行广泛切除,影响肢体功能者;
（7）周围神经损伤或病变,引起肌肉瘫痪,影响功能,而局部有可供吻合的运动神经者,如面神经麻痹者。

2. 优缺点

（1）其主要优点是:①不受血管蒂长度的限制可用于任何受区,并可根据供区缺损的需要设计成多种形状;②减少了手术次数,多数可一次手术完成软组织缺损的修复;③缩短了疗程,避免长时间制动或因制动所致的并发症;④肌皮瓣供区明显增多,能最大限度地选择最佳的肌皮瓣。

（2）缺点是:吻合血管的肌皮瓣有技术要求高、手术复杂及手术时间长等缺点,当受区缺乏可供吻合的血管及老年患者供区或受区血管有退行性病变时,该手术则难以进行。即使较为熟练的医生进行手术操作,进行吻合血管的肌皮瓣时,仍有失败的可能性。

（四）肌皮瓣的切取范围

应用显微外科技术选择大面积血运丰富的组织瓣移植修复因创伤、肿瘤造成的巨大创面,改善周围组织和深部组织血供,促进创面愈合、保留肢体、恢复功能,已获得良好的治疗效果。

联合皮瓣血供类型的研究为切取大面积皮瓣提供了良好的基础,使得超大面积的皮瓣记录被一次又一次刷新。其中,吻合肩胛下血管的肩胛侧胸联合皮瓣最大面积可达 70cm×10cm;胸外侧-脐旁皮瓣面积可达 80cm×12cm;背阔肌-脐旁联合皮瓣面积可达 66cm×22cm[64]。

肌皮瓣切取的最大面积除了与血管设计有关外,还与患者的体表面积有关。同样一个肌皮瓣,一个体型肥胖和身材高大的患者所能切取的最大面积一定比普通患者要大。每个肌皮瓣最大切取面积并不能准确表达该肌皮瓣的特性,肌皮瓣的面积应描述为切取范围比较科学,肌皮瓣大小与患者的体表面积的比值应成为衡量皮瓣可切取大小的指标。有关这方面的研究需要进一步深入。

随着显微外科技术的普及,血管吻合技术和肌皮瓣技术的成熟,血管痉挛和栓塞对于大多数医生来说已不是难题。但切取超大面积的肌皮瓣对患者来说是巨大的创伤,随着组织工程学的发展和封闭负压技术的日趋成熟,出现了多样性的治疗方案,超大面积的肌皮瓣应慎之又慎。

(五)常用皮瓣

1. 背阔肌皮瓣

1977年,GP Maxwell等成功地为1例头部皮肤缺损的患者采用吻合血管的背阔肌肌皮瓣移植修复。背阔肌皮瓣是人体上可供游离移植或带蒂转移范围最广、功能最多的皮瓣之一,应用于临床已有三十余年的历史,由于其可供皮瓣面积大、血管蒂恒定、口径较粗、供区相对隐蔽等优点,因此在四肢大范围多元组织缺损中有非常重要的应用价值。

(1)应用解剖:背阔肌为全身最大的扁肌,位于背的下半部及胸的后外侧,以腱膜起自下6个胸椎的棘突、全部腰椎的棘突、骶正中嵴后部等,肌束呈扇形斜向上方集中,以扁腱止于肱骨小结节嵴。

背阔肌的供血形式为多源性,有主要营养动脉和节段性营养动脉。主要营养动脉是来自肩胛下动脉的分支胸背动脉,节段性营养动脉来自肋间动脉、腰动脉。肩胛下动脉自腋动脉发出后行向内下方,分为旋肩胛动脉和胸背动脉。胸背动脉向下越过大圆肌,沿背阔肌前缘深面与前锯肌之间向下内走行,到肩胛下角稍上方入肌。胸背动脉的末端分为内、外侧两支进入背阔肌,两支入肌后各发出2~5支二级分支,外侧支分布的面积较内侧支的大。胸背动脉大多有1条静脉与之伴行。背阔肌内侧血供由纵形排列的节段性血管供应。在第10、11及12肋骨下缘,距后正中线约5cm处,有较粗大的后肋间动脉穿支进入背阔肌。

背阔肌的支配神经主要是来自臂丛后束的胸背神经,胸背神经发出点位于肩胛下动脉起点的内上方,发出后越过胸背动脉的浅面或深面至动脉外侧与之伴行,在肩胛下肌表面下降,位于胸长神经的后方、胸背动脉的后外侧,在背阔肌的内表面肌膜下方,与动静脉伴行下降。

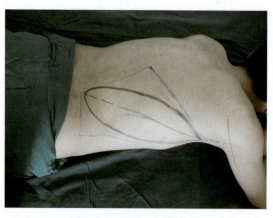

图2-30 背阔肌皮瓣设计

(2)手术方法

1)皮瓣设计:术前在腋窝后壁下方,用超声多普勒探测仪确定腋动脉分出的肩胛下动脉处为上点,髂后上棘为下点,以此两点的连线作为肌皮瓣的轴线。切取背阔肌皮瓣面积比受区创面大1.0~2.0cm,术中根据清创后的受区设计皮瓣大小及形状,并用甲紫标示(图2-30)。

2)手术操作:麻醉成功后,取侧卧位,常规消毒铺巾,顺背阔肌前缘下1cm处做前缘切口,在背阔肌与前锯肌间隙内分离找到胸背血管神经,并根据所需血管蒂长度向近端分离直到肩胛下血管,旋肩胛血管视术中情况决定是否结扎。游离血管时注意保留血管周围部分筋膜,肌肉与筋膜间断缝合。同样做远端和后缘切口,并使后缘切口和前缘切口相交,将皮瓣远端提起,于背阔肌肌膜下逆行切取皮瓣,完成背阔肌肌皮瓣的切取。皮瓣切取宽度小于 8cm 时,向两侧游离后一般可以直接缝合,大于 8cm 的创面可自大腿、背部或腹部切取中厚皮移植。

(3) 优缺点:此皮瓣的主要优点是背阔肌为体内最大的一块三角形扁平肌皮瓣,肌腹长而阔,支配背阔肌皮瓣的胸背动脉位置恒定,血管口径粗;对较大面积皮肤软组织缺损,伴有肌肉缺损、骨外露者,此类皮瓣尤其适合;该肌皮瓣肌肉组织血供丰富,对于开放性损伤可能存在的感染有较强的抵抗力;背阔肌肌皮瓣外形丰满,用于修复较深的软组织缺损,术后能较好地恢复肢体外观,且能代偿部分肢体运动,可广泛地用于全身器官再造等[65];该皮瓣供区较隐蔽,不损伤主要血管,供区多可直接拉拢缝合。

其缺点是:背阔肌切取后对上臂内收、内旋和后伸功能有一定的影响,儿童及部分患者背阔肌切取后,由于两侧背部肌肉力量不均衡,有可能对脊柱的发育及肌肉代偿性功能造成一定的影响。

(4) 注意事项:皮瓣与受区吻合时,血管神经应尽量在正常组织中吻合,因受区血管炎性反应较少,血管壁弹性较好,一旦皮瓣边缘感染,不会影响吻合口及动静脉的血运;胸背动脉伴行静脉多为 1 支,部分患者术后皮瓣肿胀严重,容易发生静脉危象。因此,在皮瓣解剖时要多保留几支皮下静脉,尽可能多吻合静脉,可以有效地预防或减少血管危象的发生率[66];背阔肌肌皮瓣移植后,供区障碍虽不明显,但背阔肌是维持脊柱稳定平衡及臂内收内旋的肌肉,故在确保胸背血管内外分支包含在内的情况下,尽可能保留皮瓣切取后背阔肌的功能。

2. 股薄肌皮瓣

1978 年 Manktelow 和 Mckee[67] 报告采用游离股薄肌移植恢复创伤后屈指功能。1995、1997 年 Doi 等[68]以双重股薄肌重建全臂丛根性撕脱伤后上肢屈肘、伸指及屈指功能,重建手抓握物品。国内,顾立强等[69]采用改良 Doi 术式,利用双重股薄肌治疗全臂丛根性撕脱伤,重建手握持功能。股薄肌用于可游离移植的肌肉长度大,常常用于臂丛神经根性撕脱伤的治疗,用于同时重建屈肘及屈指功能,在四肢多元组织缺损时,也常用于重建屈指功能。

(1) 应用解剖:股薄肌位于大腿内侧皮下,为一扁薄的长带状肌,该肌上端粗大,以宽薄腱起于耻骨弓,肌束向下逐渐变窄,至股骨内上髁平面移行为扁圆腱,止点处变薄呈扇形,在缝匠肌腱深而止于胫骨粗隆的内侧面。

血供:股薄肌的血供为多源性,有来自股深动脉、旋股内侧动脉、股动脉、膝最上动脉、闭孔动脉等的分支,根据 Mathes 提出的肌肉血供分类,股薄肌血供属于Ⅱ型,有一主要血管和一些次要血管供应。股薄肌肉供血动脉一般来源于股深动脉,该分支恒定地经长收肌深面向内下,与股薄肌约呈 50°,约在股薄肌的上 1/4~1/3 进入肌,血管蒂长约 8cm,其伴行静脉均为 2 支。股薄肌主要血管在入肌门一般分为 2 支,在肌门内再分为多支入肌供应。入肌后,各血管分支在肌纤维间纵向平行走行。

神经支配:股薄肌的神经支配均来自闭孔神经前支的分支。该神经穿闭膜管入股后,在内收长肌与内收短肌之间斜向内下,逐渐与股薄肌主要血管伴行,组成血管神经束,在股薄肌中、上 1/3 交界处附近分为 2~3 支,股薄肌血管一同从该肌前缘深面入肌。

(2) 手术方法

1) 皮瓣设计:下肢屈曲并外展,在耻骨结节与胫骨内侧髁之间画一条线,在股薄肌的上

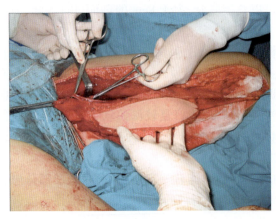

图 2-31 股薄肌皮瓣切取

缘位于该线后方 1~1.5cm 处。神经血管蒂在耻骨结节下方 8~10cm 处于股薄肌深面入肌。切取肌皮瓣时,皮岛以此点为中心(图 2-31)。

2) 手术操作:麻醉成功后,常规消毒铺巾,依次切开皮肤及皮下组织,首先沿皮肤切口前缘切开至长收肌筋膜表面,将长收肌向前方牵拉,在长收肌后方、大收肌上方显露股薄肌,然后从其肌腱部分开始向上游离肌肉到其血管蒂起始处,直至肌肉起点处为止。轻拉肌腱可明确股薄肌及其上方皮岛在大腿上的具体位置,此时可通过远心端切口切断股薄肌肌腱并将其通过轻柔牵拉及用手指辅助剥离送入大腿切口。当肌瓣从其下方附着处被游离后,可识别肌肉的次要血管蒂发自于股浅动脉,这些血管可结扎切断。继续向近心端分离,即可在耻骨结节下方大约 10cm 处见到股薄肌主要血管蒂及闭孔神经。大收肌表面经过并在股薄肌近段深面外侧进入肌肉,必须小心保护。切开其余皮肤切口切至股薄肌,在保护好血管蒂的情况下,用电刀切断股薄肌近心端,股薄肌皮瓣即可游离掀起。在切取时皮岛应与肌肉缝合以免撕脱。

(3) 优缺点:此肌皮瓣的主要优点是有独立的血管、神经,蒂长、外径大、恒定,供区隐蔽;肌肉肌腱全长 40cm 以上,可满足较长的肌肉缺损;股薄肌位于大腿内侧,位置表浅,有众多协同肌,切取后,其部分协同肌可补偿股薄肌的缺失,故对供区功能无明显影响。

缺点是:股薄肌切取后,对供区外观有一定影响。

(4) 注意事项:手术切取时避免皮瓣与肌肉分离,不损伤股薄肌血管神经蒂,在缝合张力合适的情况下切取的股薄肌神经长度尽可能短,即与动力神经在无张力状态下缝合,又要减少神经再生时间[70];高质量地吻合血管及缝合神经,既要确保股薄肌皮瓣存活,又要保证肌肉的神经再支配;根据功能重建情况合理放置股薄肌起止点及行程并保持合适的肌张力;术后促进神经再生并积极功能康复训练。

(六) 肌皮瓣的临床应用

1. 在上肢及前臂软组织缺损的应用

对于伴有重要皮肤和肌肉的缺损时,应采用带蒂或吻合血管的游离肌皮瓣移植进行修复。不仅可以覆盖创面,而且可以恢复肌肉的收缩功能,满足肢体运动的要求。

目前使用的肌皮瓣主要是腹直肌肌皮瓣、胸大肌肌皮瓣、股前肌肌皮瓣、股前外侧肌肌皮瓣、背阔肌肌皮瓣、腓肠肌内侧头肌肌皮瓣,另外还有联合肌皮瓣等均是良好的供区,使的皮肤和肌肉缺损获得较好的修复。

(1) 背阔肌肌皮瓣在上臂皮肤及肌肉缺损的应用:背阔肌肌皮瓣主要血供来自胸背动脉。胸背血管、神经走形一致,解剖位置恒定,便于切取。背阔肌肌皮瓣是既可供游离移植又可做带蒂转移移植的皮瓣之一,临床解剖学和血流动力学研究证实,可供移植的皮肤面积达 23cm×40cm[71,72]。在临床上对于较大面积的皮肤缺损,可以与相邻近的皮瓣制成一个联合皮瓣应用[73,74]。

背阔肌肌皮瓣是移植背阔肌及其表面的皮肤及皮下组织。背阔肌肌皮瓣的主要营养动脉来自肩胛下动脉的胸背动脉,胸背动脉为肩胛下动脉的直接延续。肩胛下动脉为腋动脉的最大分支,多于肩胛下肌下缘平面由腋动脉发出,垂直下行一段后,分为旋肩胛动脉和胸背动脉。肩胛下静脉与动脉伴行,多为一条。背阔肌肌皮瓣的神经全部来自臂丛后束的胸背神经。位于上、下肩胛下神经之间,于肩胛下动脉起点近侧 1.0~5.0cm 处由后束发出,紧贴肩胛下肌行向外下,越过胸背动脉的深面或浅面至动脉外侧,并与之伴行构成血管神经束。切口从腋后缘沿背阔肌外缘做斜行切口,上臂内侧纵向切口做皮下隧道,做一前斜切口。将背阔肌移植至同侧上肢与肘部肱二头肌腱止点,用来重建屈肘功能。将游离背阔肌通过皮下隧道引入上臂后侧切口,缝于肱三头肌肌腱上用于重建伸肘功能。

(2) 胸大肌肌皮瓣用于上臂皮肤及肌肉缺损:胸大肌肌皮瓣以胸肩峰动脉或其主要分支及其伴行静脉为蒂血管,并可利用胸前神经作为胸大肌的神经蒂。胸大肌肌皮瓣解剖位置恒定且表浅,切取容易且旋转弧大,覆盖范围广。可一期修复上肢软组织缺损。

胸大肌肌皮瓣的动脉主要是胸肩峰动脉。胸肩峰动脉起于腋动脉。起始外径平均为 2.8mm 动脉向前内行,经胸小肌上缘,穿出胸锁筋膜后,分为三角肌支、胸肌支和锁骨支。三角肌支是胸肩峰动脉行向外侧的直接延续。它在入三角肌前除发出肩峰支外,还发出 1~3 个小支分布到胸大肌锁骨部的外侧。胸肌支行向下内方,全长平均为 12.3cm,沿途发出 2~8 个小支后就近穿入胸大肌。锁骨支为胸肩峰动脉的小分支,其中双支型约占 24%。少数锁骨支可起自三角肌支或胸肌支。该支行向内侧,主要分布于胸大肌锁骨部内侧,在肌内与来自三角肌支形成侧支吻合。另外,锁骨支还发出小支分布到锁骨内侧、锁骨下肌和胸锁关节。胸大肌皮肤的血供主要来自胸廓内动脉的穿支,此外胸肩峰动脉在胸大肌表面发出许多肌皮穿支,与胸廓内动脉穿支和胸廓外动脉的皮支吻合。

胸大肌肌皮瓣的静脉主要是胸肩峰动脉的分支伴行静脉,一般为 1 支,少数有 2 支。

胸大肌肌皮瓣神经主要是胸外侧及内侧神经。切取从腋前线沿胸大肌外缘向内下作斜切口,止于第 7 肋距中线 5cm 处。将胸大肌下半部移至肱二头肌肌腱止点,恢复屈肘功能。

2. 肌皮瓣在下肢软组织缺损的应用

下肢损伤如骶尾部、坐骨结节、大粗隆部、膝关节周围、小腿前内侧、内外踝、足跟、足底等皮肤及软组织缺损,运用传统的游离植皮难以修复,且既不易成活,又不利于功能要求,带蒂肌皮瓣移位可以有效地解决这些问题,且手术简单,不需要特殊设备。

根据不同的具体位置选择不同的肌皮瓣。如骶骨部可以选择臀大肌肌皮瓣、倒转背阔肌肌皮瓣等;坐骨部可以选择股薄肌肌皮瓣、股二头肌肌皮瓣、阔筋膜张肌肌皮瓣等;粗隆部可以选择阔筋膜张肌肌皮瓣、股直肌肌皮瓣、股外侧肌肌皮瓣等;膝关节部可以选择腓肠肌肌皮瓣、股内侧肌肌皮瓣、远侧缝匠肌肌皮瓣等;足跟部可以选择踇展肌肌皮瓣、趾短屈肌肌皮瓣等。

(1) 臀大肌肌皮瓣修复骶部压疮:臀大肌肌皮瓣临近骶骨部,肌肉丰厚,血管恒定。对较小创面只需选用部分臀大肌形成的臀大肌上部肌皮瓣或臀大肌下部肌皮瓣;较大的创面可以选用全臀大肌肌皮瓣或者双臀大肌肌皮瓣修复。

以臀上血管为蒂的臀大肌上部肌皮瓣可以旋转、推进或形成岛状肌皮瓣来覆盖创面;臀大肌下部肌皮瓣以臀下动脉为蒂,术中一般不需完全暴露血管蒂;全臀大肌肌皮瓣只含臀上血管或臀下血管之一即可。

如为修复压疮创面,手术中一定要注意创面的处理,先彻底清创,将压疮创面基底层硬化瘢痕全层切除,高处的骨突予以凿平。创面要彻底止血。创面处理的质量直接影响肌皮瓣的愈合。

肌皮瓣治疗骶部压疮的优势:①肌皮瓣有主要血管蒂,血供丰富,抗感染力强,成活的可能性大,可一期成功修复;②可变性大,根据创面需要可设计不同类型和不同大小的肌皮瓣;③血管蒂粗,在肌间隙中进行解剖,有时无需完全暴露血管蒂,操作简便,安全可靠;④肌皮瓣能减少皮瓣与深部结构的粘连,对负重区有良好的衬垫作用;⑤供区多能一期缝合,不需植皮,损伤较少;⑥某些肌皮瓣含有神经,皮肤有感觉,为较佳的修复组织。

(2) 腓肠肌肌皮瓣修复膝部皮肤缺损:腓肠肌是小腿后方最大的肌肉,上端分内、外侧分别起于股骨内外上髁后方。腓肠肌有两支主要营养动脉,内、外侧动脉供血分别给养腓肠肌内、外侧头。腓肠肌内侧动脉,在腓骨头上方 3.7cm 处直接起于腘动脉,多为 1 支。腓肠肌内侧动脉入肌处多有 2 条静脉伴行。静脉出肌后大部分合并为 1 条,与动脉伴行。静脉多于伴行动脉起点上方注入腘静脉,或与外侧头静脉共注于腘静脉。腓肠肌外侧动脉,在腓骨头上方 3.4cm 处起于腘动脉。其起点稍低于腓肠肌内侧动脉,多为 1 支。静脉多为 1 支与动脉伴行,外径 2.6mm,也入腘静脉。腓肠肌神经也分为腓肠肌内、外侧头神经。腓肠肌内侧头神经大部分来自胫神经,少数与比目鱼神经或腓肠肌外侧头神经共干。腓肠肌外侧头神经大部分来自胫神经,部分与比目鱼肌神经共干。

内侧腓肠肌肌皮瓣蒂长,切取范围大,可以设计成带神经血管蒂的岛状肌皮瓣,前后、上下旋转幅度大,是修复膝部创面常用的肌皮瓣。切取时皮瓣最大不要超过内踝上方 5cm,否则皮瓣远端易坏死。先切取小腿后下方的皮肤和皮下组织及深筋膜。再分离腓肠肌内侧部分与比目鱼肌,再切取皮瓣的远侧与腓肠肌的远侧腱膜,然后向上翻转。适当游离,切断皮瓣上端皮肤、肌肉,形成岛状肌皮瓣。可向膝前、膝上、腘窝后旋转修复创面,蒂部较长,多不扭转。

3. 在四肢多元组织损伤修复与重建的运用

人体几乎任何部位的组织都可以形成轴形肌皮瓣,有时一个缺损可用多种肌皮瓣来修复。因此肌皮瓣在四肢多元组织损伤的修复与重建起着重要的作用。所以要选择最适宜的治疗方法以获得最佳效果。治疗时亦根据受区和供区情况,权衡利弊,择优选用。

对供区来讲,应以肌皮瓣切取后对其影响应为最小,尽可能选择位置隐蔽,对外形影响较小的部位作为供区。同时供区应有较好的动脉供血或静脉回流,供区解剖条件好,血管恒定,蒂长径粗,易于切取。

对受区来讲,应考虑受区所在部位,邻近受区皮瓣的结构相似,转移方便,应首选。依创面性质,组织缺损少时选用皮瓣;缺损较深,缺损组织较多时选肌皮瓣;伴骨缺损可选骨肌皮复合瓣。依受区功能要求,是否需要重建其感觉运动功能或是负重部位,可选用有感觉的皮瓣或肌皮瓣。

八、组合皮瓣

外伤致四肢大面积皮肤软组织缺损,如何有效地覆盖创面,从而减少截肢及感染率,最大限度地恢复肢体的功能,是临床治疗的重要课题。

单组吻合血管皮瓣移植,由于受诸多因素限制,有时难以达到治疗目的,而组合皮瓣的出现则有效解决了这一难题。1991年,Hallock最先用"组合皮瓣"描述多块来自于同一个股前外侧血管区域的局部皮瓣。国内张世民等进一步归纳了组合皮瓣的供区及临床应用。

以下就组合皮瓣的分类、适应证、组合形式的选择及注意事项等做一简单介绍。

(一) 分类及适应证

Hallock将组合皮瓣分为固有组合皮瓣和预构的组合皮瓣。根据组合皮瓣的血管来源、大小和连接方式,固有组合皮瓣可以进一步分为以分支血管为血供基础、以穿支血管为血供基础的组合皮瓣。而预制组合皮瓣一般指依赖显微外科吻合血管的组合皮瓣。张世民等依据相互间组合方式的不同,将组合皮瓣分为3类,具体如下所述。

1. 联体皮瓣

联体皮瓣是指被转移的皮瓣在组织结构上相互连续,但皮瓣的面积超出了任何一个血管蒂的供血范围。因此,必须在对侧进行血液循环重建。临床上,联体皮瓣大多是切取范围巨大的皮瓣,常保留其一侧的血管蒂而切断对侧,以获得较大的旋转弧,但需要对皮瓣的远侧部分进行血管吻合以重建辅助的血液供应。

2. 嵌合皮瓣

嵌合皮瓣又称多叶皮瓣,是指在同一个血管体区(供区)内切取的包含有多个独立皮瓣但又共同起源于一个较大的上级母体血管蒂的一组皮瓣。多个独立皮瓣在血供上是并联的,又称并联皮瓣。一个皮瓣的成活并不影响其他皮瓣的成活[75,76],其嵌合方式可以是同类的(如多个皮瓣或多个肌瓣),也可以是不同种类的(如皮瓣+肌瓣+骨瓣)。

3. 串联皮瓣

串联皮瓣是指将多个供区的独立皮瓣通过显微外科血管吻合的方法,将其串联成一个皮瓣序列而进行移植,又称序列皮瓣。相对于后一个皮瓣而言,前一个皮瓣是其受区并为其血供架桥。因此,串联皮瓣又称桥式皮瓣或血流接力皮瓣。

组合皮瓣适用于单一皮瓣移植因供区可切取面积有限及受区可供吻合血管因素影响,难以达到治疗目的的超长或超宽大面积皮肤软组织缺损。虽然其技术要求高,手术时间长,损伤大,但若术者具有丰富的显微外科临床及较多的单一皮瓣移植经验,合理设计组合形式,就能有效地挽救肢体及覆盖创面,并同时修复其他组织损伤。所以组合皮瓣移植具有拓宽皮瓣移植的治疗领域、缩短疗程,减轻患者精神痛苦及经济负担、最大限度地恢复肢体功能的作用,是其他手术无法比拟的。

（二）组合形式的选择

全身可供组合移植的皮瓣很多,只要皮瓣的供血动脉有可供吻合的较粗大且恒定的分支或终末支,就可用于组合移植的基础皮瓣。

通过临床应用,笔者认为股前外侧皮瓣作为组合移植的基础皮瓣较为理想,旋股外侧动脉口径粗,分支较多且恒定,在发出肌皮穿支后旋股外侧动脉口径仍较粗大,既可用于串联又可用于并联组合移植,且可携带股前外侧皮神经,可同时组合三个相同或不同的组织参与移植。

对于供血动脉无较粗大且恒定分支的皮瓣时亦可采用"Y"型静脉移植,用静脉分支进行组合。

通过文献检索及临床解剖,可做组合母体的皮瓣有股前外侧皮瓣、肩胛皮瓣、背阔肌皮瓣、阔筋膜张肌皮瓣、前臂皮瓣、小腿外侧皮瓣、小腿内侧皮瓣、踇甲瓣等。笔者采用股前外侧皮瓣并联胸脐皮瓣,肩胛皮瓣并联胸脐皮瓣,背阔肌皮瓣并联胸脐皮瓣,股前外侧皮瓣并联肩胛皮瓣、胸脐皮瓣,股前外侧皮瓣并联踇甲瓣,股前外侧皮瓣串联胸脐皮瓣,前臂皮瓣串联膝内侧皮瓣修复四肢大范围皮肤软组织缺损,均取得满意疗效。

（三）注意事项

（1）高质量的血管吻合是保证皮瓣成活的关键。不管是串联还是并联组合,尽量使血管口径相等,保证组织有充足的血液循环;

（2）争取每一移植组织有其独立的静脉回流通道,切勿使静脉迂曲,否则易发生静脉危象;

（3）对于基础组合皮瓣的供血动脉,必须在对供区组织血液循环无重大影响下,保留其他分支,如无条件保留分支可行"Y"型静脉移植;

（4）创面彻底的清创是防止感染及手术成功的关键。

九、复合组织瓣

严重创伤或肿瘤可导致骨、肌肉、皮肤等复合组织缺损,单纯皮瓣不足以修复,此时可以考虑采用复合组织瓣修复,现以腓骨复合组织瓣为例简要介绍。

（一）应用解剖[77]

小腿外侧皮肤薄而松弛,移动性较大,皮下为脂肪层,在稍深处为浅筋膜层,小腿外侧腓肠神经的分支和皮肤浅静脉均分布在这一层内。浅筋膜深部为深筋膜层,腓动、静脉的皮肤营养支都穿过肌肉间隙分布到这一层。

腓总神经沿腘窝外侧缘行向下外方,在腓肠肌和股二头肌之间通过,在腓骨后方位于皮下,并发出腓肠外侧皮神经,该皮神经在腓肠肌外侧头浅面的浅筋膜间下降分布于小腿外侧面皮肤,其与受区吻合后可以重建感觉(图2-32)。

腓骨血供主要来源于腓动脉,腓动脉是胫后动脉最大的分支。腘动脉在腓骨颈平面分为胫前动脉和胫后动脉。后者作为胫腓干向下延续一段距离后再分出腓动脉。腓动脉起于胫后动脉起始部下方约2.5cm处,通常有两条伴行静脉。在起始部,腓动脉外径约4.5mm,腓血管斜向下向外越过胫骨后肌上部的后面,在姆长屈肌的深面沿着腓骨的背侧走行。在这段行程中,腓血管束位于由腓骨、胫骨后肌以及姆长屈肌围成的管道内。腓动脉处于较深的位置向下方走行,沿途发出分支供养邻近的肌肉。正常情况下,腓动脉向腓骨发出1支滋养动脉,有时发出2~3支滋养动脉。当腓动脉在姆长屈肌内走行时,发出1支横向的分支。在胫骨与姆长屈肌时,其发出1支横向的分支。在胫骨与姆长屈肌之间走向胫后动脉并与之分支交通,或在发出这一交通支之前、后,腓动脉还发出1穿支,在胫骨和腓骨之间通过靠近骨间膜远侧边缘的间隙到达踝关节的前方,与胫前动脉的外踝支吻合,在足背与足背动脉的跗骨支吻合。腓动脉以发出外踝支和跟骨支而告终,并在踝关节后方与胫后动脉的分支吻合。

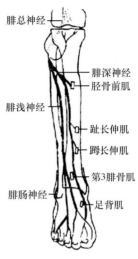

图2-32 小腿神经

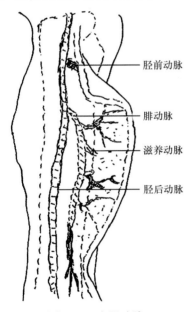

图2-33 小腿动脉

腓动脉的腓骨滋养动脉斜行穿过滋养动脉孔进入腓骨。滋养动脉孔靠近腓骨的中点,在大多数情况下位于腓骨圆肌面上突起的内侧骨嵴上或它的后方。在髓腔内,滋养动脉分成1个升支和1个较粗大的降支。故带血管蒂的腓骨以小腿中1/3段为最佳(图2-33)。

腓动脉的起点和大小有较大的解剖变异(图2-34)。腓动脉可以直接起于腘动脉而不是发自胫后动脉。在这种情况下,腓骨的腓动脉蒂比正常的长得多,为术者做带血管蒂的腓骨移植提供了便利。有的腓动脉发出胫前动脉,腓骨的腓动脉蒂可能很短。有的腓动脉较粗,甚至可能替代胫后动脉。若胫后动脉纤细或缺如,腓动脉将成为足底动脉血液的主要来源。在罕见的情况下,腓动脉可能为足部供应血液的唯一血管,这种情况则不适宜做小腿外侧复合组织瓣。因此,术前做小腿血管造影,预先了解小腿血管的分布情况显得尤为重要。

腓骨为致密的长管状骨,长约32.5cm,直径1.2~1.5cm,上端膨大部分为腓骨小头,其内上面有关节面与胫骨上端外面的关节面相关节,其下方较细部分为腓骨颈。体内侧缘锐利,称骨间缘,有小腿骨间膜附着,体内侧近中点处,有向上开口的滋养孔。下端为外踝,外踝的内面有呈三角形的关节面,和胫骨下端的关节面共同构成踝关节。腓骨下1/4段对踝关节的稳定和功能至关重要,故不能截取。

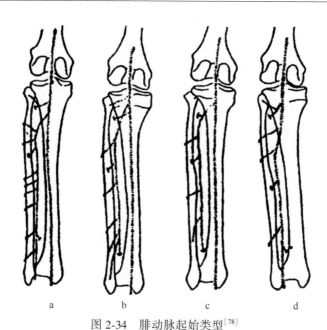

图 2-34 腓动脉起始类型[78]
a. 起于胫后动脉；b. 起于腘动脉；c. 起于胫前动脉；d. 由胫后动脉代替

（二）手术方法

1. 皮瓣设计

术前用超声多普勒探测腓动脉及其皮穿支的部位，并用甲紫标示。腓骨头至外踝间的连线为皮瓣的轴心线，穿支点在腓骨头下约 9cm 和 15cm 处。根据受区皮肤软组织缺损的位置、大小及形状，于小腿外侧设计皮瓣。

2. 手术操作

麻醉成功后，常规消毒铺巾，自腓骨长短肌与腓肠肌肌间隙分开后，确定需切取腓骨的长度，在腓骨近、远端骨膜下各环形剥离约 1/3 周径，电锯横行截断腓骨，将游离段腓骨分别旋前和旋后。纵行切开骨间膜，保留 0.5cm 的肌袖，锐性剥离附着于腓骨前后侧的肌肉，注意保留腓动脉、静脉与其至腓骨的滋养支和腓骨的完整性。腓动、静脉完全解剖后，切断结扎两端腓动脉、静脉，带血管蒂腓骨即完全游离。切取带皮瓣的腓骨复合组织瓣时，依受区皮肤软组织缺损的大小，切取带腓动脉皮支的皮瓣，注意保护腓动脉分支至皮瓣及腓骨的完整性[79]。

（三）优缺点

腓骨复合组织瓣的优点：腓动脉位置相对恒定，易于寻找，腓动脉管径粗大，易于与受区血管吻合；移植的腓骨段具有良好的血液供应，骨细胞始终保持活性，能够加速骨愈合[80]；一次手术即可修复软组织缺损和骨缺损，缩短治疗周期，有利于早期进行康复训练。

其缺点是：损伤大，手术时间长，技术要求高，一旦失败，后果严重；供区遗留瘢痕，影响美观等。

（四）注意事项

术中应注意保护腓总神经、腓骨营养血管及环形动脉穿支，勿切开腓骨侧副韧带，如损伤该韧带会引起关节外翻等并发症；腓骨下端应保留 5cm 长度，以免引起踝关节功能障碍；避免损伤跗趾屈肌，否则易引起足趾伸展障碍；在分离腓骨时，需保留 0.5cm 肌袖。

第三节　皮肤软组织扩张术

1976 年 Radovan 首次报道皮肤软组织扩张器成功应用临床以来，其在烧伤、创伤后的修复重建，肿瘤切除后的创面覆盖，器官再造及整形美容等方面的应用越来越广泛。应用皮肤软组织扩张器修复皮肤软组织畸形或缺损，与游离植皮或皮瓣移植相比，提供的"额外"皮肤、皮瓣，其质地、色泽、厚度及感觉与受区组织相似，供区可直接缝合，避免了供区缺损和畸形，因此在临床得到了广泛应用。

一、概　念

皮肤软组织扩张术（skin tissue expansion，STE）是指通过增加皮肤软组织扩张器内的容量对表面皮肤产生机械张力，促进皮肤软组织细胞增殖，皮肤软组织面积的增长，使其产生"额外"的皮肤，进行缺损修复[81]。将皮肤软组织扩张器植入病变附近正常皮肤软组织下，通过间断地向扩张囊内注射液体以增加扩张器容量，使其对表面皮肤软组织产生压力，通过扩张机制对局部的作用使组织和表皮细胞的分裂增殖及细胞间隙拉大，从而增加皮肤面积，取出扩张囊后，就可以用新增加的皮肤软组织进行组织修复和器官再造。

二、结构与种类

（一）可控制式扩张器

1976 年由 Radovan 等发明，由扩张囊、注射壶、导管三部分组成（图 2-35）。扩张囊的容积及形状多种多样，有圆型、方型、肾型及长柱型等，其大小可有 10～800ml 多种不同的规格，可根据需要选择[82]。

注射壶为圆形扁平状，直径 1.0cm，顶盖用于穿刺注入生理盐水，底盘为坚硬钢片，内有单向阀门，只能注入，不能反流。

导管连于扩张囊与注射壶之间。使用时通过手术将扩张器植入皮下或肌肉下层，经皮肤定期向注射壶内注入无菌等渗生理盐水，后者顺导管流入扩张囊从而使组织扩张。

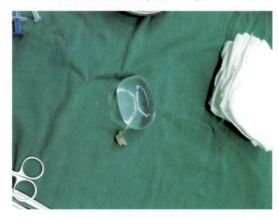

图 2-35　皮肤软组织扩张器

(二) 自动膨胀式扩张器

由 Austard 及 Rose 研制,采用半通透性的密闭硅胶囊,内充一定量的高渗盐水(氯化钠溶液)。因膨胀速度无法控制,目前临床已很少使用。

三、适 应 证

四肢各种创伤,感染后瘢痕或皮肤组织缺损,改善截肢残端软组织条件,也能改善瘢痕组织挛缩引起的关节活动障碍,特别是对某些瘢痕形状不规则而部位又散在的患者,软组织扩张术可以较好地解决这些问题。

四、并 发 症

皮肤软组织扩张术的并发症发生率高达 20%~30%[83],主要并发症为扩张器外露、感染、血肿,其他包括注射壶渗漏、局部血液循环障碍、疼痛和扩张器不扩张等。临床应用中一旦发生并发症,若早发现、早处理也可取得较好的效果。

(一) 血肿

血肿通常发生在术后 24~48h 内[84]。血肿极易导致感染和皮瓣坏死使手术失败。其主要原因包括术中止血不彻底,剥离层次不准确,造成血管损伤;为追求局部美容效果致使切口较小,腔内止血困难,止血不彻底;未放置引流或引流不畅,积血未及时排出。因此,术中应彻底止血,尽量减少肾上腺素的使用量;放置引流管,术后常规负压引流;如发现有血肿形成,可拆除部分缝线以排出积血;若有活动性出血则需手术止血[85]。

(二) 感染

感染多继发于血肿之后,由于出血及血凝块瘀积容易导致细菌繁殖继发感染,感染一旦发生会严重影响扩张的进行,更会影响扩张皮瓣的血供,造成皮肤溃破[86]。一旦发生感染,应暂缓注水或抽出部分生理盐水,向腔隙内插入细导管用抗生素液体冲洗并进行有效负压引流,全身应用敏感抗生素进行治疗,如以上方法不能控制感染,则应取出扩张器待感染控制后再重新置入。

(三) 扩张器外露

其发生原因与局部皮瓣血运较差、愈合不良、皮瓣薄弱及皮瓣表面张力较大等有关。因此在放置扩张器时,切口应选择在正常组织区域。扩张囊应充分舒展放置于腔隙内,避免犄角形成。切口处外露者,只要不是感染破溃,可取出扩张器,扩大剥离腔隙后置回,缝合破溃口,负压引流,应用抗生素治疗,仍可取得预期效果。如并发感染者,应取出扩张器,于 3 个月或半年后再行手术。因张力过大致皮瓣坏死而扩张囊外露者,多因术中剥离腔隙不足,每次注水量过大,致皮瓣血运障碍而坏死。因此术中剥离腔隙要充分,注水时要观察皮肤张力,如皮瓣苍白15min不能恢复,应回抽数毫升至苍白消失为止。

(四) 其他并发症

1. 扩张器扩张不良

扩张器扩张不良主要是注射壶漏水,其次是注水过程中刺破扩张囊及导管折叠。在扩张器置入前认真检查扩张器是否渗漏及破裂,注意注射壶导管不要成锐角或打折,若发生以上问题需二次手术探查。

2. 疼痛

疼痛严重者采用局部封闭,改少量、多次向扩张囊注射生理盐水,不能耐受者可取出扩张器。

第四节 血管缺损的修复

一、概 述

四肢血管损伤在临床上常见,血管损伤后需要及时有效地修复以保障组织供血。在吻合血管之前,首先要对血管周围脂肪组织、污损组织及受损血管进行严格清创。如果发现血管的外膜和内膜被捻挫,管壁或管腔内有血肿形成,冲洗血管时外膜下有积水,意味着血管有损伤,应该给予清除。清创后去除部分外膜(距血管口2~3mm)以防外膜翻入血管内诱发血栓,在6点和12点方向各缝合一针作为固定牵引线,然后在两针之间的中点加针,并将其作为牵引线,之后在其间等边距、等针距缝合,缝合后应仔细检查是否漏血,通常边距为血管厚度的1~2倍,针距为边距的2~3倍。

一般锐性切割伤或刺伤者,血管断端经适当修整、游离后能直接吻合。但对于钝挫伤、爆炸伤所致之血管损伤,血管断端往往挫伤严重,挫伤血管段较长,术时需要彻底切除挫伤段血管直至血管内膜正常以提高血管吻合的成功率。但切除挫伤段血管后,血管往往缺损过长,即使血管断端适当游离或改变患肢体位亦难以在无张力下直接对端吻合,如勉强吻合亦会因张力过大而易继发出血及血栓形成,目前认为经清创修整后血管缺损长度在2cm以上者[87],应严格遵循显微外科血管无张力吻合的原则,采用血管移植的方式予以修复。目前血管缺损修复的方式可以分为自体血管修复、异体血管修复和人工血管修复。

二、解剖学基础

1. 血管结构

四肢血管由三层结构组成(图2-36)。

(1) 血管内膜:由多角形内膜细胞构成。胞质内有丰富的高尔基复合体,粗、滑面内质

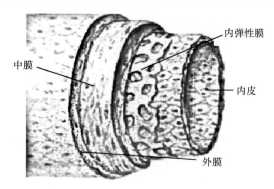

图 2-36　血管结构图

网及大量吞饮小泡,使内膜具有分泌功能。此外细胞质内还可见成束的微丝和杆状细胞器,微丝具有收缩功能,调节血管通透性,杆状细胞器与合成和储存凝血相关抗原有关。

(2)血管中膜:因血管种类不同,它的厚度和成分也不一样。大动脉以弹性膜为主,具有可扩张性和弹性;中动脉以平滑肌为主,可以产生胶原纤维、弹性纤维和基质。当平滑肌向内膜迁移增生时,可引起动脉硬化。

(3)血管外膜:主要为疏松结缔组织,其中的弹性纤维和胶原纤维呈螺旋状或纵向分布,成纤维细胞有修复膜的能力。管径 1mm 以上的血管外膜上有营养血管及神经分布。

静脉管壁较薄,三层膜无明显界限,静脉壁的平滑肌和弹性组织不及动脉丰富,结缔组织成分较多。

2. 静脉分布

手背部静脉由浅入深分为四层:①皮内静脉层,由位于手背皮内的细小静脉支构成。②皮下静脉浅层,较为稀疏同时管径细小。③皮下静脉深层,位于指伸肌腱浅面。④深静脉层,位于指伸肌腱深面,与手背动脉伴行。这四层静脉不孤立存在,之间通过交通支相连结[88]。

指背静脉起于远节指背终末静脉,在远节手指近段的中线上向指近端走行,在远侧指间关节面,终末静脉分为桡侧背静脉和尺侧背静脉,两者之间有三条较为恒定的交通支相连,构成指背梯形静脉系统。深静脉与指掌侧固有动脉和指背动脉伴行[89]。手指掌侧浅静脉汇入手指背小静脉,形成手背静脉弓,至腕部汇集成几条静脉干入前臂,在尺侧为贵要静脉,在桡侧为头静脉。食、中指中节中段静脉血管外径为 0.58mm±0.05mm,环小指中节中段血管外径为 0.47mm±0.10mm;拇指近节中段血管外径为 1.25mm±0.10mm,食中指近节中段血管外径为 0.85mm±0.02mm,环小指血管外径为 0.65mm±0.08mm;腕掌侧浅静脉的血管平均口径略小于各手指近中节指背静脉的口径。

头静脉起自手背静脉网(图 2-37)的桡侧,在腕横纹背面桡侧向上,绕过前臂桡侧缘至前臂掌侧面,在近肘窝处分出一支斜向内上方,本干沿肱桡肌与肱二头肌之间向外上经前臂外侧皮神经表面,沿肱二头肌外侧缘继续上升,沿三角肌和胸大肌间沟上行,穿喙胸锁筋膜,过腋动脉前方注入腋静脉(85%)或注入锁骨下静脉(15%)。部分人存在副头静脉,起自腕横纹背侧中点,在头静脉内侧伴其上升,在前臂 1/2~上 1/3 间走向掌侧,在前臂桡侧缘上升过肘关节,在上臂下 1/3 注入头静脉本干[90]。

贵要静脉起自手背静脉网的尺侧,沿前臂尺侧上行,在前臂中部转至掌侧面继续上行,在肱骨内外上髁连线上方有肘正中静脉汇入,在臂内侧中点与肱静脉汇合,或伴随肱静脉向上注入腋静脉。贵要静脉管腔由下至上逐渐变粗,静脉瓣较少。

足背远端有 3~5 支跖背静脉注入足背静脉,浅静脉在远端多形成静脉弓,静脉弓大多位于跖骨头连线处。足背部皮肤内侧和足趾(尤其踇趾和第二足趾)的静脉血主要由足背静脉弓的内侧部收集并上行汇入大隐静脉;足背外侧缘静脉血由足背静脉弓的外侧部汇集,上行入小隐静脉。足背浅静脉与大隐静脉、小隐静脉及跖背静脉之间常存在吻合,亦可成为大隐静脉、小隐静脉之间的侧支循环途径(图2-38)。足背深静脉与足背动脉伴行,主干与浅静脉之间吻合较少,主要收集足背深部静脉的属支,对足趾和足背皮肤的静脉回流不起主要作用[91]。

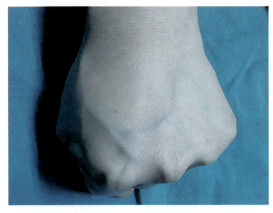
图2-37　手背静脉分布

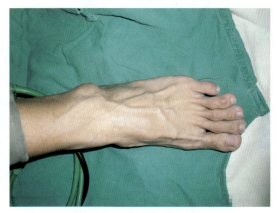
图2-38　足背静脉分布

大隐静脉是全身最长的浅静脉,口径粗,位置固定,变异较少。其起始于足背静脉弓的内侧端,经内踝前侧,沿小腿内侧伴隐神经上行,经股骨内侧髁后方进入大腿内侧,在耻骨结节外下方穿过隐静脉裂孔,汇入股静脉,大隐静脉的汇入点称为隐股点。大隐静脉可分为五条属支,分别为腹壁浅静脉、旋髂浅静脉、阴部外静脉、股内侧浅静脉和股外侧浅静脉。

小隐静脉解剖特点与大隐静脉相似,小隐静脉是足背部次要回流静脉,口径小,变异较多。小隐静脉起始于足背静脉弓的外侧,可分为单主支起始型、双主支起始型、三主支起始型和四主支起始型,各分支先汇聚成小静脉干或直接汇入小隐静脉干,接收来自足背外侧的静脉回流[92],外踝尖水平上方3~4cm处小隐静脉的外径是2.7mm±0.3mm。

三、自体血管移植

(一) 单一静脉移植

1906年Carrel等[93]实验性自体静脉替代血管移植的成功报道开创了血管移植的先河。静脉分支较多,容易获得并且截取后可以通过旁支代偿,对整体血运影响小,这种修复方式成为临床中最常用的一种移植方式,由于全身多数静脉存在静脉瓣以防止血液逆行,所以要注意移植血管的移接方向,修复静脉要顺向移接,修复动脉则倒置移植,使移植血管瓣膜方向与血流方向一致,避免血管瓣膜反向堵塞血流致手术失败[94]。血管口径差别太大常常导致吻合口栓塞,故吻合血管时应特别注意不同口径血管之间的吻合。血管口径差别在1.5倍以内一般不需做任何特殊处理,可以直接吻合;管径差别在两倍以上,可将小的血管侧壁剪开1~2mm或将小血管剪成斜口以扩大吻合口,先将斜口底部与对侧血管缝合,再缝合对侧壁,其余缝合次序常规吻合相同(图2-39)[95]。

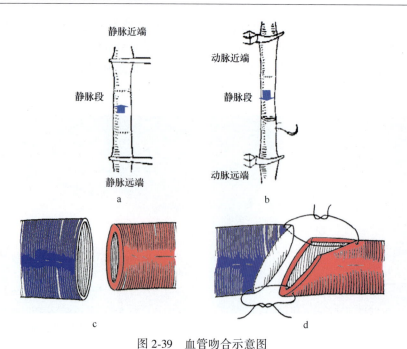

图 2-39 血管吻合示意图

a. 静脉截取；b. 静脉倒置后与动脉吻合；c、d. 不同管径血管吻合时,可将小的血管侧壁剪开

(二) "Y"型静脉移植

创伤后血管阻塞、挫伤、破裂造成血管缺损或创伤后继发感染受累于血管,使血管缺乏弹性,管腔狭窄,无法用于吻合血管的组织移植；或受区肢体组织缺损范围大、种类多,需同时移植多个相同或不同的组织参加移植；或解剖结构变异,移植组织本身供血动脉无粗大可供组合吻合血管分支；受区供吻合血管的数量不足使吻合血管组合组织移植受到限制。

传统采用桥式交叉吻合血管游离组织移植术解决受区没有可供吻合血管的条件下进行游离组织移植,但此种方法非功能位的强迫固定时间过长,易造成关节强直,肢体接触时间过长易感染,移植组织血运较差,需靠毛细血管的再生以维持低水平的血液循环,可使移植骨延迟愈合或不愈合。

所以受常规静脉移植的启发,我们采用"Y"型静脉顺置、倒置搭桥移植的方法进行移植,解决了组织移植受区无可供吻合血管无法进行组织移植的难题。"Y"型静脉移植适用于各种原因造成的受区无可供吻合血管及可供吻合血管数量不足的组织移植,该方法不需牺牲健肢一组血管,并且移植组织有知名动静脉维持血液循环,可最大限度地利用受区血管[96]。

操作方法:首先对受区血管进行严格清创,然后根据受区血管需求的长度、口径及可供吻合分支的部位及顺置、倒置的要求进行选择,对受区无可供吻合的动脉,采用正"Y"型静脉将之倒置搭桥移植；对于受区无可供吻合静脉则采用"Y"型静脉顺置搭桥移植的方法(图 2-40)。通常管径较小的血管可从腕背及前臂背侧选取,管径较大的可从大隐静脉选取,亦可根据移植组织所需要于吻合分支的数量,增加"Y"型静脉分支的数量[97]。

(三) 多分支静脉移植

在"Y"型静脉移植的基础上,笔者又对多分支静脉移植进行了研究,多分支静脉供区的

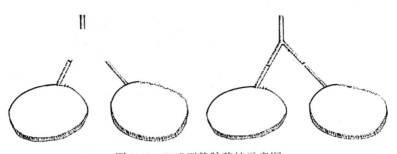

图 2-40 "Y"型静脉移植示意图

血管数量有限,无法进行移植时,可采用移植"Y"型静脉

选择部位以手部、足部为多。首先测量血管缺损长度,确定所需属支数量及切口位置。主干位于近端,分支位于远端,静脉周围要保留一层筋膜,结扎并切断静脉,切取的静脉一般应稍长于缺损测量的长度,以便于修剪,近端主干以扎线标记。供区皮肤直接缝合。足背皮肤菲薄,一般可在直视下观察足背浅静脉网走形,对于浅静脉不明显者,可不驱血,直接上止血带,待静脉充盈后再观察。

典型病例

患者李某,女,24岁,因压面机挤压右手4小时来诊,查体:右腕掌背侧自腕上5cm至2~5指近节指骨近端皮肤缺损,拇指自指间关节以近皮肤缺损,2~5指指动脉损伤,手指无血运。手背部浅静脉缺失。游离23cm×10cm的股前外侧皮瓣修复腕掌皮肤缺损,游离踇甲瓣修复拇指创面,游离18cm×12cm的胸脐皮瓣修复手背侧皮瓣缺损。移植足背侧带多属支的大隐静脉顺置搭桥近端与头静脉吻合,远端其多属支分别与2~5指手背浅静脉、踇背静脉吻合以解决手指远端静脉回流及踇甲瓣的血液回流;旋股外侧静脉与贵要静脉吻合,腹壁下静脉与旋股外侧静脉肌支静脉吻合;旋股外侧动脉与桡动脉吻合,其肌支与腹壁下动脉吻合,其终末支与踇背动脉吻合;移植带多属支的浅静脉倒置桥接近端与旋股外侧动脉另一肌支吻合,远端分别与示、中指及环、小指指总动脉吻合;股前外侧皮神经与桡神经浅支吻合以重建手掌感觉功能(见图2-41)。

四、异体血管的应用

自体血管来源有限并且自体供区血管可发生病变、变异或缺如等,异体血管移植的研究发展得到越来越多的关注。异体血管可以分为同种异体血管移植和异种血管移植。

异体血管具有良好的生物特性,临床应用最大的难题是免疫排斥性,免疫反应可造成内膜增生、中膜坏死和外膜浸润,使血管出现血栓。抗原性主要存在于内皮细胞中赖氨酸、羟赖氨酸、组氨酸等残基[98],为了降低异体血管的抗原性,学者们曾采用许多不同的方法,如用乙醇、甲醛、甘油浸泡、戊二醛、多聚环氧化合物交联、冷冻干燥、低温等处理,但移植后的远期通畅率很低,如何能够降低抗原性的同时,保留血管的理、化、生物特性,提高血管通畅率,需要进一步研究。

五、人造血管的应用

人工血管移植主要用于大中血管的修复,10mm口径以上的大动脉置换5年通畅率为

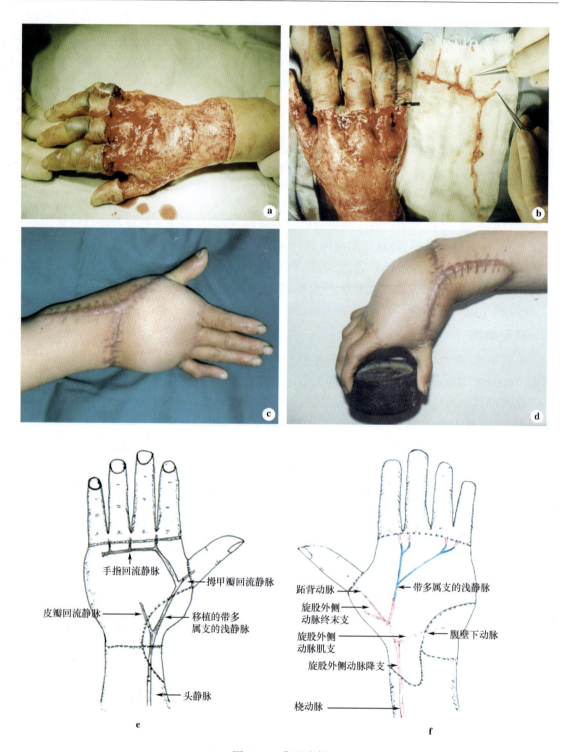

图 2-41 典型病例

a. 右腕掌背侧自腕上 5cm 至 2~5 指近节指骨近端皮肤缺损,拇指自指间关节以近皮肤缺损;b. 移植足部带多属支的大隐静脉;c. 术后外观图;d. 术后功能图;e、f. 手术设计图

80%,6~10mm 口径的中动脉置换 5 年通畅率为 50%~60%,6mm 口径以下的小动脉及任何部位的静脉至今仍无理想的人工血管替代[99],存在的最主要问题是人工血管管腔内流量低、压力低,与血液界面生物不相容[100],吻合口内膜增生,易发生血栓形成及所致的阻塞,通畅率不理想[101]。人体内皮细胞表面带负电荷,具有抗血小板聚集、防止血液凝固和血栓形成的作用,人工血管内皮种植是解决这个问题的一个途径,然而种植的血管内皮与血管腔的黏附能力较差,难以承受血流的冲击,目前异体血管的应用在进一步研究中[102]。

组织工程学是一门新兴学科,组织工程血管需要血管支架、种子细胞和细胞与支架的复合培养三个基本环节。血管支架材料有生物体材料和非生物体材料之分,生物材料如去细胞纤维组织结构材料,保持了良好的空间结构、力学性能和强度及良好的生物相容性,但制备工艺复杂;非生物可降解材料如聚乳酸、聚羟基辛酸等材料强度、降解速率易于控制,但亲和性欠差。细胞可以从外周血或骨髓中分离出血管内皮干细胞、祖细胞或间充质干细胞,在体外诱导分化为成熟的内皮细胞,再使血管移植物内皮化,或直接接种于血管移植物中利用体内微环境使血管移植物血管内皮化。细胞与支架复合也是一大难题,有学者将胶原和血管细胞构建了完全生物化的组织工程血管,但此种血管的力学性能不符合人体植入要求。

随着 3D 生物打印技术的发展,目前已实现了活细胞打印,细胞成活率可达到 70%~80%[103],Boland 等[104]应用生物打印技术将牛血管内皮细胞与藻酸盐水凝胶同步打印,形成内皮细胞-水凝胶三维复合物,初步实现了结构的构建,扫描电镜观察发现内皮细胞黏附于水凝胶支架内部,且保持了良好的细胞活性。此项技术尚处在起步阶段,还有很多技术需要进一步攻关。

第五节　周围神经损伤的修复

周围神经是指脑和脊髓以外的所有神经。周围神经损伤是指周围神经因某些因素引起损伤及缺血造成神经传导功能障碍、神经轴索中断或神经断裂而导致躯干或四肢感觉、运动及交感神经功能障碍的一种临床病症,是一种常见病、多发病,据统计,欧洲每年有约 30 万神经损伤患者,美国也有将近 20 万患者[105]。我国神经损伤患者达数百万。

周围神经损伤的修复和重建是临床治疗的一大难题。对于小于 2cm 神经缺损,常采用关节屈曲、改变关节位置或游离一定长度神经使神经原位缝合;对于无法直接缝合的较长段神经缺损,首选方法多采用自体神经移植。然而,临床中也面临诸多问题尚待解决,如单纯神经缝合可能因张力过大而抑制轴突再生,且神经直接缝合有一定的错长率,而自体神经移植也存在供体缺乏等问题。

一、周围神经的功能解剖

(一) 基本结构

1. 神经元

神经元是神经系统的基本结构与功能单位。神经元占了神经系统约 10%,其他大部分由胶状细胞所构成。虽然神经元形态与功能多种多样，但结构上一般由胞体和神经突两部分组成。神经突又分树突和轴突两种。通常1个神经元可有1个至多个树突，但轴突只有1条。轴突一般很长，由细胞的轴丘分出，其直径均匀，开始一段称为始段，离开细胞体若干距离后始获得髓鞘，成为神经纤维。习惯上把神经纤维分为有髓纤维与无髓纤维两种，实际上所谓无髓纤维也有一薄层髓鞘，并非完全无髓鞘。树突多呈树状分支，它可接受刺激并将冲动传向胞体；轴突呈细索状，末端常有分支，称轴突终末，轴突将冲动从胞体传向终末。神经元的胞体越大，其轴突越长。不论是何种神经元，皆可分成：接收区、触发区、传导区和输出区。

神经元按照传输方向及功能为三种：感觉神经元（传入神经）、运动神经元（传出神经）和联络神经元。不同功能、不同区域的神经元外型有所差异，依照突起的多寡分成多极神经元、单极神经元（伪单极神经元）和双极神经元。

2. 神经纤维

神经纤维是由神经元的轴突或树突、髓鞘和神经膜组成，神经元的突起细长如纤维，故叫神经纤维。髓鞘是由髓磷脂和蛋白质组成，包在轴突或树突的外面，有绝缘作用，神经膜是一种神经胶质细胞，呈薄膜状，包在神经纤维外面，具有保护和再生的作用，神经纤维分布到人体所有器官和组织间隙中，其主要功能是对冲动发生传导。传导的速度很快，每秒2~120m，传导的过程是以生物电信号的形式进行。

3. 神经末梢

周围神经的纤维终末部分终止于其他组织中所形成的特有结构，称为神经末梢。按其功能，神经末梢可分为两类：即感觉神经末梢和运动神经末梢。

感觉神经末梢——环层小体，椭圆形、内轴、感觉神经纤维、被囊。

运动神经末梢——运动终板，有髓神经纤维走向骨骼肌束反复分支，伸向肌纤维。神经纤维走近肌膜，又反复分支，末端呈扣状，称此为运动终板。

（二）支持结构

1. 神经内膜

由一层精致的疏松结缔组织组成，具有支持、保护神经中的神经纤维之功能。此为神经中保护性结缔组织之最内层。神经内膜为从神经束膜向内延伸隔膜的延续，由一多糖网络作为基质，其中埋有细束的纤维结缔组织网络，主要由纵行的胶原纤维所构成。

神经内膜内有密集的微血管网络，亦具有淋巴管。神经内膜也可在其他地方发现，例如，在听神经中的过渡带，外围上的施万细胞周围。

2. 神经束膜

神经束膜为一光滑透明的薄膜，将神经纤维分隔成束。外层为结缔组织，内层则由大约7~8层扁平上皮细胞所组成，称为神经束膜上皮。神经束膜性质强韧、不易被针穿透，此点与神经外膜不同。

3. 神经外膜

神经外膜是包覆神经外周的结缔组织层。神经外膜内包含了供应神经养分及氧气的纵行血管。神经外膜由脂肪组织与纤维胶原组织所组成。

4. 神经束

在中枢神经系统内,功能相同、起止点基本相同的神经纤维集合在一起形成的束状结构,又称纤维束或传导束,许多传导束又集合为索、角。

(三) 周围神经的血供

周围神经内具有丰富的血液循环,因为维持其功能的必要条件是有足够的血氧供应。周围神经虽不如脑细胞的需氧量高,但与其他组织(如骨、肌腱等)相比,他的耗氧量相对较高。神经的血液供应较丰富,对缺血的耐受力比肌肉强,故在缺血挛缩时,神经损伤比肌肉损伤程度轻。

周围神经血供的研究已经有一个多世纪的历史了。早在1768年,Isenflamm 和 Doerffler 首次用灌注方法对周围神经的供给血管进行研究,之后就有众多的学者用类似的方法进行研究,并对周围神经的主要供给动脉和每条神经各段接受血管的数量进行统计研究。而后又出现了墨汁灌注法和血管造影观察神经的微血管,也有应用硝酸银等进行显影处理。

随着研究的深入,发现周围神经血供是由两套独立而又相互联系的血管系统:①神经外血管系统。该系统主要为临近的血管分支组成,也有部分来源于临近的肌肉与骨膜发出的小血管,分节段供应神经血氧。②神经内血管系统。该系统由神经外膜、束膜和内膜血管丛及其交通支组成。内外两套供血系统贯穿神经全长,互相有交通支相联系。神经血供的特殊性,使人们在对周围神经病变行神经外膜松解。手术时部分神经系膜受到破坏,该部分血管被切断,可通过侧支循环使该神经的血运得到代偿。一般游离长度不超过6~8cm,可不受影响。如游离长度超过14cm,供血代谢将无法保障。

(四) 周围神经的生理

周围神经由脑神经、脊神经和自主神经组成,这3种神经均有感觉和运动纤维。其中,自主神经属自主神经系统,有交感和副交感神经纤维。交感神经纤维出脊髓后经白交通支至交感神经节,再经灰交通支进入周围神经干,支配汗腺分泌、血管舒缩和立毛肌收缩等,脊神经是由运动、感觉和交感神经3种纤维组成的混合神经。

脊神经共31对,各自从相应的脊髓节段分出,前根为运动根,传出的运动神经纤维起源于脊髓灰质的前角细胞;后根为感觉根,传入的感觉纤维的细胞体则位于后根神经节内。前根与后根合成脊神经,通过椎间孔离开椎管。由于脊髓较脊柱为短,自上而下,椎间孔与相应的脊髓之间的差距越来越大,以致在腰骶段椎管内,从脊髓下段出发的各脊神经以几乎垂直的方式向下进行至各该相应的椎间孔水平,这些聚集成束的神经形如马尾,称为马尾神经,臂与腰骶段脊神经在离开椎管后在周围部位形成吻合,组成神经丛,再分出神经干,后者终止于所支配的四肢结构,有的周围结构距离有1m远。

周围神经是由直径自0.3~22μm不等的神经纤维组成神经纤维束。较粗大的神经纤维传导运动、触觉与本体觉冲动;较细的神经纤维传导痛觉、温度觉与自主神经的冲动。施万细胞在每支神经纤维外围形成一层薄薄的细胞质套管,对一些较粗大的神经纤维则包裹上多层次的绝缘膜,即髓鞘粗大纤维传导神经冲动的速度快,细小纤维的传导速度慢。施万细胞被基膜与胶原纤维所覆盖。

1. 神经传导过程

神经冲动的传导过程是电化学的过程,是在神经纤维上顺序发生的电化学变化。神经受到刺激时,细胞膜的透性发生急剧变化。用同位素标记的离子做试验,证明神经纤维在受到刺激(如电刺激)时,Na^+的流入量比未受刺激时增加20倍,同时K^+的流出量也增加9倍,所以神经冲动是伴随着Na^+大量流入和K^+的大量流出而发生的。

神经冲动的传导过程可概括为:①刺激引起神经纤维膜透性发生变化,Na^+大量从膜外流入,从而引起膜电位的逆转,从原来的外正内负变为外负内正,这就是动作电位,动作电位的顺序传播即是神经冲动的传导;②纤维内的K^+向外渗出,从而使膜恢复了极化状态;③Na^+-K^+泵的主动运输使膜内的Na^+流出,使膜外的K^+流入,由于Na^+:K^+的主动运输量是3:2,即流出的Na^+多,流入的K^+少,也由于膜内存在着不能渗出的有机物负离子,使膜的外正内负的静息电位和Na^+、K^+的正常分布得到恢复。

2. 神经纤维传导的一般特性

实现神经兴奋的传导,神经纤维要具有以下特征:①生理完整性。冲动传导要求神经纤维在结构和功能上都是完整的。②绝缘性。每条神经纤维只能沿着本身的传导神经冲动而不能波及临近纤维,因此,各种传导纤维可以同时传导冲动而不相互干扰,从而产生精确的神经调节。③双向传导性。即此神经纤维上的任何一点,产生的冲动可沿纤维向远近端同时传导。④相对不疲劳性。由于神经冲动传导耗能较少,因此即使长时间刺激下神经纤维也可始终保持其传导功能。

3. 神经冲动的传导原理

神经纤维的传导速度与其直径、髓鞘的厚度等密切相关。通常情况下,直径粗、髓鞘厚其传导速度快,而低温将使神经传导速度慢。有髓神经纤维的郎飞结处无髓鞘,当该区域兴奋时可发生除极;但由于节段髓鞘脂质成分具有高抗阻,导致郎飞结只能与邻近的郎飞结局部产生电流而使之兴奋,因此呈跳跃式传导,其传导速度远远大于无髓鞘神经传导。

(五)周围神经损伤后变性与再生

周围神经再生过程:完整有效的再生过程包括再生轴突的出芽、生长和延伸,与靶细胞重建突触联系实现神经再支配而使功能修复,这一过程包括构筑重建、代谢再现和功能修复3个方面,这是衡量再生是否有效、缺一不可的3项重要指标。再生受到神经因子蛋白的调控,在胞体合成经胞质转运;通过自分泌(旁分泌)作用于神经元;分布明确,可被克隆;外于源性抗体可使其作用减弱或消失。

一般认为神经细胞损伤后不能再生,而神经纤维在一定条件下是可以再生的。周围神经被切断后远端的神经轴突即坏死,不能传导冲动,数日内完全破碎消失。髓鞘的破坏较慢,逐渐变为脂肪颗粒后消失。切断处的神经鞘膜与施万细胞均可增生。而近段神经轴突则只有小段坏死,神经鞘膜亦增生。周围神经断裂7~10天后,近段神经轴突开始以每日增长1~2mm的速度向远侧生长。如神经断端距离太远,近段轴突不能进入远段神经鞘,则在断端形成假性神经瘤。

周围神经损伤后,支配的肌肉即刻瘫痪,肌细胞逐渐萎缩。细胞间纤维细胞增生,运动终板变形,以致消失,故早期修复神经对运动功能的恢复有利。周围神经损伤后,其感觉神经分布区的各种感觉均丧失,还可出现肌营养不良性退变。如能及时吻合断离的神经,可获良效,但一般不能完全恢复其功能。如神经缺损可行神经移植,但效果远不如对端吻合好;如神经周围瘢痕组织多或伤口有感染,神经暴露其中,将影响神经的再生和恢复。吻合神经时,必须切除两断端的瘢痕,直至正常神经组织切面,吻合后才能取得较好效果。通常混合神经吻合较单纯运动或感觉神经吻合为差。

二、神经损伤的分类

(一) Seddon 三分法

Seddon 将神经损伤分为 3 类,即神经传导功能障碍、神经轴索断裂、神经断裂。

1. 神经传导功能障碍

即神经失用,是神经损伤中最轻的一种,临床表现为神经暂时失去传导功能,可持续数小时、数天或数月,以后逐渐自行恢复,不留后遗症,一般无明显外伤史,可有轻度损伤,常见于局部的压迫。

2. 神经轴索断裂

损伤处神经轴索及髓鞘失去连续性,损伤处以神经纤维发生退行性变,但神经损伤处的神经外膜、束膜及内膜尚未断裂,神经纤维可自然再生,再生的轴索可沿原路长入末梢,功能恢复较快,一般不需要手术治疗,但有时需作神经松解,以利神经纤维再生。

3. 神经断裂

神经完全离断,或外观连续虽未断,但神经内有瘢痕间隔,阻挡神经纤维的自然再生,通常由切割伤、牵拉伤、神经内或其附近注射有害药物、缺血等原因导致。需经手术修复,才可恢复功能。

(二) Sunderland 五分法

Sunderland 将神经损伤分为五度。

Ⅰ度:轴索传导障碍,如因神经水肿造成的轴索损伤,属一过性的症状,很快可以恢复,相当于 Seddon 神经传导功能障碍。

Ⅱ度:轴索连续性中断而内膜完整,神经轴索发生退行性变,但其各层神经膜未受损害,施万管鞘连续性存在,可自行恢复,预后良好,相当于 Seddon 分类中的神经轴索中断。

Ⅲ度:神经纤维断裂,损伤处可形成瘢痕,妨碍神经纤维的再生通过,需要手术修复才能恢复功能。

Ⅳ度:神经束及束膜断裂,是临床中一种较为严重的损伤,大部分神经束断裂,有的只有神经外膜及瘢痕连续,损伤处的瘢痕阻挡了再生的神经纤维的通过,只有手术修复,才可能恢复神经的功能。

Ⅴ度:神经干断裂,神经的连续性完全遭到破坏,必须手术才有恢复功能的可能。

(三) 神经缺损四度分法

顾玉东院士将神经缺损分为四度。

Ⅰ度:称为生理性缺损,指神经缺损可以通过生理性方法,如屈曲关节、改变关节位置等方式处理[106];

Ⅱ度:称为病理性缺损,神经缺损必须通过病理手术方式,如神经游离、前置、改道或缩短骨关节等方式处理;

Ⅲ度:称为替代性缺损,神经缺损必须通过神经移植或各种神经替代品等方法处理;

Ⅳ度:称为长段性缺损,神经缺损长度通过生理或病理方法纠正后仍超过10cm以上或必须通过带有血管的神经移植方式处理。

根据伤情严重程度不同,在许多情况下神经缺损不能直接缝合修复。神经缺损可分为四度(分度见上文),对于Ⅰ、Ⅱ度缺损,临床中可以通过神经游离、前置、改道,改变关节位置或缩短骨关节等方式处理,而对于Ⅲ度以上(或缺损距离大于缺损神经直径4倍以上)的缺损则需要依靠神经移植或各种神经代用品桥接才能修复[107]。如果神经缺损得不到修复,所支配区域的感觉和运动功能丧失将导致严重的肢体残疾和劳动生活能力丧失,严重影响患者生活质量,给患者、家人及社会带来人力、财力和精神上的灾难性打击[108]。

三、周围神经损伤的吻合技术

(一) 端端吻合

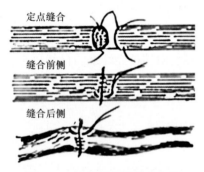

图 2-42 神经外膜端端吻合法

传统神经吻合方法主要有:神经外膜吻合(图 2-42)和神经束膜吻合(图 2-43)。神经外膜吻合优点:不加重神经内部损伤,纤维化发生较少。神经束膜吻合法更符合局部解剖分布原理,但其主要问题为神经束的正确对向,即近侧神经束与其相应远侧神经束的准确对接;且要做到准确的神经功能束对位,必须判定神经功能束是运动神经、感觉神经还是混合神经。但神经损伤后外膜和束膜的破裂导致神经纤维外逸,进而降低了对合的概率。

随着显微外科技术的发展,常规用丝线吻合修复断裂的神经技术已达到了较高的水平,但无论是外膜吻合,还是束膜吻合,其功能恢复均不理想。因此,有许多学者将研究焦点转向神经束定性和缝接技术,包括激光吻合法、导管法、纤维蛋白胶黏和法、小间隙桥接法等。

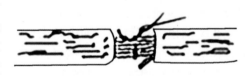

图 2-43 神经束膜端端吻合法

(二) 端侧吻合

周围神经端侧吻合的历史可追溯到20世纪初,1903年Ballance和Harris先后报道了行周围神经端侧吻合的病例。周围神经端侧吻合术应具备3个要素[109]：①诱导供体神经中轴索侧支生长；②轴索侧支应具备穿过包括供体神经施万细胞基膜等在内的不同结构层次，为受区神经提供神经再支配能力；③长出新生轴芽的运动神经元，在功能和生物学行为方面，具有重新整合、最终适合新的运动单位的能力(图2-44)。

虽然神经端侧吻合后神经可通过侧支发芽的方式再生并使受损神经功能得以恢复，但与神经端端吻合相比，效果尚不能令人满意。如Viterbo等通过研究发现神经端侧吻合术后7~8个月，其再生的神经纤维数目仅为正常对照组的49%。韦

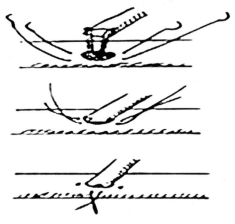

图2-44 神经端侧吻合法

兆祥等采用HRP追踪法比较神经端侧吻合和端端吻合两种方法术后脊髓内神经细胞出现的时间和数量，结果证实端侧缝合后神经可以再生，但其再生速度慢，再生神经纤维数量比端端吻合组少约一半左右。因此其仍不能替代神经端端吻合而广泛地应用于临床。

(三) 侧侧吻合

修先伦等[110]设计一种侧侧吻合法，发现供体神经有侧芽长出，再生轴突通过吻合口长入伤侧神经干，再生效果近似于自体神经移植，但其机制目前尚不清楚。目前，侧侧吻合法适用于损伤神经未离断或不能判断其是否断裂时，手术也需要有邻近合适的供体神经。

四、周围神经损伤的修复时机与方法

(一) 修复时机

周围神经再生缓慢，损伤后修复过程漫长且难以预料，能否在时间上争取主动，尽早发现、尽早判断是否需手术治疗，以及尽早手术解除压迫、恢复神经解剖连续性，从而缩短神经损伤后的恢复时间、缩短肌肉感受器等终末器官失神经支配时间，是决定最终治疗效果的关键所在[111]。对开放性损伤主张急诊手术探查修复，根据伤口及神经损伤情况予一期或二期手术修复，对闭合性损伤、不全性损伤根据情况先行保守治疗，治疗1~2个月视功能恢复情况，再决定下一步治疗方案。若需二期手术，最佳时间应控制在伤后3个月内进行。若是单纯感觉神经损伤，其修复效果较为理想，可不受上述时间限制。

(二) 修复方法

周围神经损伤常见的修复方法包括显微外科技术修复、神经移植术、组织工程技术和基因治疗等。

1. 显微外科技术修复

周围神经结构复杂，断裂后应在无张力下缝合，当神经断端间缺损超过2cm时，就应该

考虑神经移植,切不可勉强在张力下缝合,否则将影响神经纤维的再生。尽管显微外科技术在不断发展,但到目前为止神经束完全准确地对接吻合仍然难以实现,导致轴突错位生长和误向支配,并不能取得令人满意的疗效。在周围神经损伤中,端-端神经缝合术适用于无神经缺损或者缺损小于2cm的周围神经损伤,临床应用非常局限。如何准确地进行神经功能束对位,仍是显微外科神经修复技术面临的一大难题。

2. 神经移植术修复

神经移植术包括自体神经移植、异体神经移植、异种神经移植等。有学者提出神经缺损在2.5cm以上就应进行神经移植,但在临床实际应用时问题较多,例如,坐骨神经直径较粗大,一般缺损3cm时也能通过神经缺损端游离神经、屈曲膝关节等而能直接缝合。相反,指神经直径较细,缺损1cm就难以直接缝合。按神经干缺损与神经干直径的比例来判断是否进行神经移植,不论神经干的粗细均较合理。移植的最佳指征是神经缺损的距离超过神经直径4倍以上者[112]。对于要提出四倍以上比例的原因,顾玉东院士通过实验研究发现,一旦神经缺损超过神经直径的四倍,神经断端的血循障碍、断端间的张力、神经再生的受阻均明显增加。

(1)自体神经移植:自体神经移植材料需具有良好的组织相容性,其主要适用于修复直径在5cm以下的神经缺损。自体神经移植为神经缺损修复的首选治疗方法,被称为神经移植的金标准。通常选取人体组织皮神经,如腓肠神经或隐神经等(腓肠神经可截取长度约40cm,横径2.66~3.2mm,神经干内通常含约240个神经束;隐神经可截取长度约26cm,横径2.4~3.0mm,神经干内有2~5个神经束),一般用于修复短于5cm神经缺损[113]。但自体神经移植会不可避免引起供区瘢痕、神经瘤形成、运动感觉障碍、误向支配等问题。许多学者试图采用其他自体组织如动脉、静脉、筋膜、羊膜、去细胞肌肉组织等替代组织以弥补以上不足。有研究[114]证实,自体静脉导管修复短于3cm指神经缺损的效果与自体腓肠神经、PGA导管的效果相同。与人工神经导管相比,自体静脉导管并发症较少[115]。但对于长于3cm的神经缺损,自体静脉导管修复效果较差。因此,单纯用自体组织修复周围神经缺损,在修复长度上受到一定限制。

目前临床上可被切取的神经多为感觉神经,如腓肠神经、隐神经、腓浅神经、股外侧皮神经、前臂内侧皮神经、前臂外侧皮神经及桡神经浅支等,但因用感觉神经和运动神经桥接,其临床修复效果多不理想。

(2)异体移植:适用于大于5cm的神经缺损。同种异体神经修复神经缺损,具有来源充足、对患者不会产生副损伤、各种类型的神经缺损均可应用等优点,但是面临免疫排斥反应、移植成功率低、感染及肿瘤形成等风险。蔡锦芳等切取约4个月流产胎儿的坐骨神经、胫神经及腓神经,经深低温处理后用于临床修复腓肠神经供区缺损患者5例(缺损平均长度为7.8cm),随访1年有一定的效果。应注意加强这方面的深入研究。

(3)异种移植:异种神经具有与同种异体神经类似的优点,但使用后机体会出现强烈的排斥反应,修复效果差。丁文龙等采取一种神经取材前用刀豆球蛋白A对供者全身灌注处理,可有效封闭其免疫原性,移植神经不仅成活,且允许宿主再生纤维通过,并向远端生长。但其将低等动物作为研究对象,修复仅5mm长度的神经缺损,是否具有应用价值,尚需进一步研究。

3. 组织工程技术修复

组织工程技术的核心是建立细胞与生物材料的三维空间复合体,即具有生命力的活体组织,对病损组织进行形态、结构和功能的重建并达到永久性替代[116]。

目前认识到理想的周围神经支架材料应当具备有良好的物理性能、化学性能和生物性能三个基本条件[117]。在物理性能方面,组织工程构建的周围神经修复材料必须要考虑的力学性能主要是其强度和柔韧性,强度即支架要有足够的强度以承受缝合力和在手术部位、在一定的时期内维持形状以帮助神经的再生,柔韧性即能够弯曲和随神经生长时扩张而有一定的弹性以致不压迫神经。此外材料还应具有类似于神经的组织空间结构。例如,周围神经由内膜管、束膜管、结缔组织、施万细胞与不同功能、不同口径、不同髓鞘被覆的神经轴突的有机组合,既类似于电缆式结构,又有其独特的结构。只有材料具有类似于神经的三维立体构型实现仿生化,才能有效刺激轴突生长,并且促进轴突再生时沿纵轴定向延伸。另外,支架材料应该具有合适的孔径以便阻止瘢痕的渗入,并具有选择通透性,以利于营养物质的进入和代谢物的排除等;在生物性能方面,材料需具有良好的生物组织相容性,能够有利于细胞的增殖和黏附。管腔需含有与施万细胞类似的基膜结构;基膜含有层黏蛋白、纤连蛋白和胶原等细胞黏附分子,以利于施万细胞黏附生长及再生神经轴突的迁移生长等特点;如为非自体材料必须在完成神经再生的桥接任务后自行降解,而不影响神经及周围组织;在化学性能方面,此种修复材料必须具备良好的表面活性,如亲水性、活性基团的引入、生物活性分子的表面固定化等,提供合适再生神经生长、成熟、定向趋化的内环境,如具有各种必须生长因子的浓度梯度;必须在体内迅速获得血供,并避免与宿主的不相容反应。

4. 人工合成

构建周围神经缺损修复材料,按来源可分为两大类:天然材料和人工合成的聚合物材料。

(1) 天然材料:主要是经过或未经过预处理,来源于自体、同种异体或异种生物体的血管、神经、肌肉、壳聚糖、凝胶及胶原等物质。其中去细胞同种异体神经是将新鲜神经经特定的化学萃取等处理,清除神经中的细胞及髓鞘等成分,从而基本消除其抗原性,同时由于保留了神经的基管膜及板层结构而成为神经纤维再生的良好修复材料。国内外学者对此进行了较系统和深入的研究,并已应用于临床治疗。壳聚糖是自然界中广泛存在的天然多糖甲壳素的 N-脱乙酰基产物,具有良好的成膜性,并且还具有良好的通透性,无免疫原性,在医药领域已被广泛用作药物载体等。研究表明,壳聚糖材料具有可控降解性,并可支持神经组织细胞黏附和迁移。壳聚糖体内降解的中间产物壳寡糖还具有保护神经细胞、促进神经再生等作用[118]。胶原是一种天然纤维蛋白,通常采用动物组织中含量最丰富的Ⅰ型胶原来制备神经导管。

(2) 人工合成的聚合物:材料按其能否降解可分为不可降解和可降解两大类。其中可降解的人工聚合物材料有聚乙醇酸、多聚左旋乳酸、聚羟基丁酸盐及其共聚物;不可降解的有硅胶管、多聚四氟乙酸、乙烯-乙烯乙酸酯共聚体、聚吡咯等。人工合成不可降解聚合物材料具有一定的可塑性,材料来源较容易,能够阻止瘢痕入侵及神经瘤形成,适宜于神经再生实验研究。但是,绝大多数人工合成不可降解聚合物材料都有不能生物降解、通透性较差、带来二次手术以及压迫神经生长等问题,限制了其在临床的应用。目前该类材料临床很少使用,一般用于动物实验研究。而可降解材料中聚乙醇酸是一种可降解的合成聚酯,与神经组织生物相容性良好,是最早用于制备神经导管的可吸收材料,已得到了广泛研究。丝素蛋白是从蚕丝、蜘蛛丝中提取的天然高分子纤维蛋白,具有良好的物理性能,并具有一定的可降解性,而且容易加工得到不同的形态。

人工合成神经导管:大多由一系列可降解高分子聚合物组成,可促进轴突从近端生长,同时调节局部神经营养因子、蛋白等。它可根据需要调整材料组成、各种成分比例、结构及营养因子释放等,具有巨大的临床应用价值。合适的人工合成材料可促进种子细胞黏附、扩增和迁徙。理想的人工合成神经导管需具备:①良好的生物相容性,不仅要与接种细胞相容,还要与回植体内其他周围组织具有较好生物相容性;②可降解性,降解后代谢物对机体无损害,安全性好;③一定的力学强度和可塑性;④立体多孔结构;⑤必须呈半渗透性,拥有光滑内壁。常用的人工合成神经导管材料有聚乙二醇(PEG)/聚环氧乙烷(PEO)、乙烯一醋酸乙烯共聚物(EVA)、PGA/聚乳酸(PLA)/聚乳酸一羟基乙酸共聚物(PLGA)、聚丙烯酸羟乙酯(PHEMA)/PHEMA-甲基丙烯酸(MMA)、聚吡咯等[118]。

从目前的材料上来看,人工合成聚合材料可以较好满足周围神经修复材料的物理性能;天然材料可以较好满足生物学性能,如自体静脉、去细胞材料等;满足化学性能有复合附有生长因子类构建后的材料;利用人工合成聚合材料或天然材料与各种已知促进神经再生与修复元素的复合可争取满足两个性能。人工合成神经尽管取得了一定的成绩,但还不能完全用于临床中,其疗效还不肯定,有待更进一步的研究。

5. 基因工程技术

随着细胞分子水平研究的深入,基因治疗成为目前周围神经损伤重要的修复方法。基因治疗是应用基因工程和细胞生物学技术,将具有正常功能的基因导入患者体内并发挥作用,纠正患者体内所缺乏的蛋白质或抑制体内某些基因的过度表达,从而达到治疗目的。

周围神经损伤修复应用基因治疗前景广阔,但对于干细胞治疗和神经营养因子基因转移的研究探索仍是神经损伤后功能恢复的重点。基因治疗目前尚处于实验阶段,距离临床应用尚需时日,但基因治疗有着巨大潜在价值和发展前景。

五、常见周围神经损伤

1. 臂丛神经损伤

流行病学研究发现臂丛神经损伤发病率逐年增多,且伤情重、多发伤多,其约占创伤总数的 1.2%,其中锁骨上臂丛神经损伤约占 61%,大多需手术修复。目前臂丛神经损伤修复是临床治疗的一大难题,特别是臂丛根性撕脱伤的临床治疗。

臂丛根性撕脱伤是一种严重的臂丛神经损伤,神经根从椎管内脊髓上撕脱,临床尚无特殊方法可将撕脱的神经接回到脊髓。随着显微外科的发展,可通过显微外科技术进行修复,但仍只是停留在神经转位替代的水平。

目前,对于臂丛上干根性撕脱伤的治疗,多以膈神经、副神经移位修复为主,但臂丛上干损伤多伴有膈神经、副神经等动力源神经的损伤,尤其是在全臂丛神经损伤病例。如何选择移位神经重建臂丛上干功能也是临床探索的重要课题之一。王树锋等报道的健侧 C_7 移位方法,对全臂丛神经撕脱伤病例采用健侧 C_7 椎体前短通路移位与臂丛上干吻合的方法,重建臂丛上干恢复肩外展和屈肘功能。

(1) 手术方法:仰卧位,全麻下,首先暴露患侧臂丛神经,分离出 C_5、C_6 神经根或上干,术中明确臂丛神经损伤情况,按照术前制订的手术方案行健侧 C_7 神经根椎体前短通路移位术。暴露健侧臂丛神经,确认 C_7 神经根后,以 2% 利多卡因进行封闭,向远端游离至前后股分叉处切断。按王树锋介绍的方法进行椎体前移位,首先沿一侧胸锁乳突肌内侧缘钝性分离,在其深面分离颈血管鞘内侧缘,将食管牵向内侧,显露椎体,用手指钝性分离椎体前食管后间隙至对侧,对侧分离方法同前。然后于前斜角肌及颈血管鞘的深面钝性分离至椎体前,对侧也采用相同方法分离,直至神经移位的椎体前通路完全通畅。测量神经根远侧端经椎体前通路与对侧上干近侧端的距离,两侧神经断端间距离为 5~8cm,平均 6.7cm。据此切取两侧腓肠神经,将移植神经切成 5~6 股组织成电缆状,并与健侧 C_7 神经根显微吻合。将移植神经通过颈血管鞘的深面、食管的后面、患侧颈血管鞘的深面及前斜角肌的前面牵至患侧,与患侧上干吻合。

(2) 术后处理:患肢用头臂支具肩外展位固定,应用神经营养药,患侧上肢应用脉冲电疗康复理疗。

(3) 注意事项:经椎体前通路解剖结构复杂,有重要大血管和神经,手术风险较大,因此,首先必须十分熟悉此通路解剖,术中细致分离,在胸锁乳突肌内侧缘钝性分离,要充分显露颈血管鞘及食管,避免对上述组织过度牵拉。在斜角肌深面打通隧道时应防止损伤椎动脉。为了缩短桥接神经长度,尽可能在远侧切断 C_7 神经根。另外在切断 C_7 神经根前一定要进行利多卡因封闭,避免 C_7 神经根遭受强烈伤害性刺激进而造成相邻神经节段神经元的损害,减少术后健侧肢体肌肉及感觉的功能损害。

(4) 讨论:由于健侧 C_7 神经动力源神经来源充足,术后对健侧肢体功能影响较小,在临床中被广泛应用于治疗臂丛神经根性撕脱伤,并取得了较好的疗效。对于全臂丛根性撕脱伤、尤其伴有同侧膈神经、副神经损伤时,则同侧缺乏可供移位的动力神经源,健侧 C_7 神经根应是修复患侧上干的最佳动力神经源。以往健侧 C_7 神经根移位术,往往利用较长的带血供的尺神经或腓肠神经作为移植神经,通过颈前皮下隧道与受区神经吻合,由于桥接神经较长,不仅受移植神经来源限制,而且也给患者带来较大的手术创伤。但如何充分发挥健侧 C_7 神经根动力源充足的优势仍是临床需要解决的难题。

影响神经移位术修复臂丛神经损伤效果的因素较多,其中动力神经源、桥接神经、效应器是三个主要因素,由于人体健侧 C_7 神经根的解剖特点已定,而目前临床对效应器的退变尚无有效的预防及治疗方法。因此,健侧 C_7 神经根至受区神经之间的桥接神经的研究与改进,是改善健侧 C_7 神经根移位治疗臂丛神经损伤效果的现实可行的方法。传统健侧 C_7 神经根移位通路是经颈前皮下隧道至患侧,使桥接神经形成一定弧度到达患侧,其结果是桥接神经较长,桥接神经股数少,疗效不理想。临床研究发现健侧 C_7 神经根移位的改良术式修复臂丛神经根干部损伤,其方法是改变传统的颈前通路,于两侧胸锁乳突肌深层进行分离,打通连接双侧颈部的通道,可显著缩短桥接神经的长度。王树锋等通过其独立研究,认为健侧 C_7 神经根经椎体前移位是完全可行的,与经颈前皮下隧道相比,桥接神经可减少约 9cm。在临床中笔者采用健侧 C_7 神经根椎体前移位治疗全臂丛根性撕脱伤,最长 2 年随访,最差肩外展肌、屈肘肌肌力恢复为 M2,明显好于文献报道。上述结果表明,健侧 C_7 经椎体前通路移位,因缩短桥接神经长度,可明显缩短神经功能恢复时间。另外桥接神经长度的减少可增加编织神经的股数,为健侧 C_7 与受区神经提供更多的通道,能最大限度恢复重建神经功能。在临床中笔者也发现健侧神经根经椎体前短通路移位修复患侧上干,除冈上肌、冈下肌恢复外,三角肌、胸大肌锁骨部均全部恢复至有效的肌力,此对肩关节的稳定及肩外展功能最大程度地恢复有重要意义,这与文献观察的一致,说明神经通道增加,信息量增加,可最大限度地恢复重建神经的功能。

2. 正中神经损伤

正中神经是由臂丛神经的内、外侧束发出的内、外侧头组成,两头组成正中神经主干进入前臂,在上臂无分支;支配腕部桡侧屈腕肌、掌长肌、旋前圆肌、指浅屈肌、拇短展肌、拇长屈肌、拇短屈肌浅头、桡侧半指深屈肌、部分大鱼际肌,第1、2蚓状肌,手部桡侧1~3指半的感觉、屈指及拇指对掌功能。

正中神经位置表浅,极易损伤,损伤部位多发生在腕部及前臂,上臂及腋部损伤临床较少见。牵拉伤最常见,多为机器绞伤;挤压伤多为前臂骨折、瘢痕及前臂缺血性挛缩(Volkmann挛缩)等;切割伤多为工作及生活中不慎被玻璃割伤或在清创时或手术时的误伤;还有因枪弹伤及药物误注入神经干内引起的损伤等。正中神经损伤临床表现为:①感觉障碍。在腕部及以上损伤时,手的桡侧半出现感觉障碍,由于示指远端的感觉功能为正中神经的绝对支配区,损伤后不能被邻近神经代偿,所以临床上对于正中神经感觉损伤的判断,常常检查示指指腹。②拇指对掌、对指受限。拇指处于手掌桡侧,形成"猿手"畸形,拇指不能外展,不能对掌及对指。由于解剖的变异,在某些正中神经完全损伤的病例中,由于尺神经的代偿,拇指掌侧外展运动可不完全丧失,少数病例也有表现正常者。③拇指、示指屈曲受阻。若在肘部或其以上部位损伤时,除上述症状外,由于指浅屈肌和桡侧半指深屈肌麻痹,因此,拇指与示指不能主动屈曲。④前臂旋前不能或受限。⑤大鱼际肌群、前臂屈肌群明显萎缩。⑥旋前圆肌、桡侧腕屈肌、掌长肌、拇长屈肌、拇指对掌肌。肌电图检查对诊断神经损伤的程度及部位有一定的意义。

正中神经损伤的治疗:①一般开放性损伤,均应力争一期修复。对神经断端不齐,挫伤严重,或伤口污染严重者,可作延迟一期修复。对于闭合性神经损伤,程度较轻者观察1~3个月,如有恢复不必手术,如无则应立即手术。②神经缺损小于2cm时,可通过屈曲腕关节和游离远、近端神经干来克服,但最大屈曲角度以20°为宜,而游离范围以2~3cm为佳。游离过多会影响神经断端血运。神经缺损大于4cm时应做神经移植,如无把握时,可放松止血带,见断端血运恢复缓慢则应做神经移植。③合并软组织缺损时,不宜强行缝合。如软组织条件尚好,可行植皮或皮瓣转移。对需行皮瓣转移的患者,如其神经缺损较多,则先行皮瓣修复,二期做神经移植术。

3. 尺神经损伤

尺神经由C_8、T_1神经根纤维组成,是臂丛神经内侧束的主要延续支,在上臂也无分支;在腕部,尺神经位于尺侧腕屈肌腱深面,经豌豆骨桡侧进入手掌。腕部尺神经分为两支:浅支发出小支到掌短肌后,再分为三支指掌侧固有神经,分布于小指两侧及环指尺侧。浅支支配手掌尺侧及尺侧一个半指掌侧的皮肤感觉,尺神经的绝对支配区为小指掌背侧区域;深支支配小指展肌、小指短屈肌、小指对掌肌、骨间肌、第3、4蚓状肌、拇收肌及拇短屈肌深头。

尺神经损伤最常见于挤压伤,多为直接暴力所致,损伤往往较严重;牵拉伤多见于骨折所致的对尺神经的牵拉;切割伤多为腕部玻璃切割及刀割伤等。尺神经损伤临床表现为:①尺神经损伤后,皮肤感觉障碍一般限于手的尺侧半,有时包括腕的尺侧;②肌肉萎缩在尺神经损伤中尤为显著,以骨间肌和拇收肌最明显,次为小鱼际肌群;③骨间肌麻痹,手指不能外展与内收,手指的夹力减弱或消失,夹纸试验阳性,小指常处于外展位,而不能与环指并拢;④爪形手畸形,掌指关节过伸,指间关节屈曲,状似鹰爪,一般仅限于小指与环指。因第1、2蚓状肌多由正中神经支配,故示、中指多无爪形畸形;⑤尺神经损伤后,大部分手内在肌发生麻痹,因而握力减弱,持物不稳,动作不灵活等,对精细动作影响较为明显;⑥尺神经损伤在肘部时,除上述症状外,前臂屈肌尺侧部分轻度萎缩,屈腕肌力减弱,并伴手的轻度桡偏。

尺神经损伤应争取急诊一期修复,此时神经损伤后,伤口污染较轻,故应在伤后8h内尽早修复;急诊手术清创时解剖层次清楚,神经断端水肿轻,肉眼下能分清神经外膜滋养血管及其走行,可将其作为神经断端吻合的标志,避免神经扭转;同时神经周围软组织血运良好,可为神经再生提供良好的微环境。如神经捻挫伤严重,断端不整齐,伤口污染重,一期清创无法彻底,可在创伤3个月后行二期修复,但如伤后半年修复则效果较差。行神经修复时须注意:①修复前应彻底清创、止血,清除神经断端坏死组织及瘢痕组织,直至断端出现正常神经乳头及神经束。神经松解时多由正常部分向损伤部分暴露神经。在显微镜下行神经束间松解,要保护束间交叉纤维,创面彻底止血,将修复的神经置于健康组织床中。②应在无张力下行神经修复,神经缺损较小时,可适当游离神经远近端,于腕屈位缝合神经;神经缺损较多时不宜勉强缝合,应行神经移植。③尽可能修复合并损伤的尺动脉及肌腱,修复尺动脉可最大限度地保证手部血供,既增强患手的耐冷程度,又利于神经再生。修复肌腱时,应使肌力损伤的手尽可能恢复外在肌力。④对晚期患者也应积极修复神经,使其获得保护性感觉及营养改善,为损伤神经的功能重建奠定基础。对不可逆神经损伤及修复效果不佳者,应早期行纠正爪形畸形术、蚓状肌骨间肌重建术、第1背侧骨间肌功能重建术、小指内收功能重建术的神经功能重建手术。

4. 桡神经损伤

桡神经发自臂丛神经后束,多数纤维来自$C_{5\sim7}$,桡神经出肱骨肌管后,贴附肱骨骨面并旋向后下,达肱骨外上髁的上方,在肱桡肌和肱肌之间下行,在此分为深、浅两支,浅支在肱桡肌深面下行,并逐渐与桡动脉伴行,深支斜下行至旋后肌,穿旋后肌深、浅两层之间至前臂背侧。旋后肌浅层近侧部分形成的Frohse弓对桡神经深支卡压,这是临床上骨间背神经卡压综合征的病理基础。在桡神经沟处桡神经与肱骨干直接接触,骨折的牵拉、骨折端的刺激或嵌压及骨痂的绞窄等,都易损伤桡神经。桡神经损伤后的主要运动功能障碍是前臂伸肌瘫痪,其典型症状为腕下垂。①高位损伤(腋下发出肱三头肌分支以上)导致完全性桡神经麻痹,上肢各伸肌完全瘫痪,肘、腕、掌指关节均不能伸直,前臂伸直时不能旋后,手旋前位,肱桡肌瘫痪使前臂在半旋前位不能屈曲肘关节;②肱骨中1/3(肱三头肌分支以下)受损,肱三头肌功能完好;③损伤肱骨下端或前臂上1/3,肱桡肌、旋后肌、伸腕肌功能保存;④前臂中1/3以下损伤,仅伸指瘫痪,无垂腕;⑤接近腕关节损伤(各运动支均已发出),无桡神经麻痹症状。感觉障碍以第1、2掌骨间隙背面"虎口区"皮肤最为明显。桡骨颈骨折时,也可损伤桡神经深支,其主要症状是伸腕能力弱和不能伸指。

治疗:桡神经损伤后,依据损伤情况,可采用神经减压、松解或吻合术。如不能修复,可施行肌腱转位伸肌功能重建术,主要重建伸腕、伸指、伸拇功能等。常用的肌腱转位方法包括:旋前圆肌转位至桡侧腕长、短伸肌;尺侧腕屈肌转位至指总伸肌;掌长肌转位至拇长伸肌。

第六节　肌腱损伤的修复

在临床中,肌腱损伤极为常见,特别是在手部损伤中,肌腱损伤约占30%,而肌腱缺损需要进行肌腱移植者约占25%。肌腱是连接骨骼肌和骨的平行致密胶原纤维束,骨骼肌借助肌腱附着于骨骼。肌腱本身不具有收缩能力,是通过肌肉的收缩产生的力牵拉作用,使其运动。由于杠杆作用和应力集中,以及各种创伤都可导致肌腱断裂或缺损,单纯的肌腱断裂以对位缝合为主,对于多根肌腱缺损临床治疗相对困难。

一、肌腱缝合技术

肌腱断裂和缺损临床极为常见,多由外伤或其他病变所致,为恢复肢体、指、趾的功能,断裂或缺损的肌腱需及时采用适当的缝合方法进行修复。

以下介绍几种临床较常用的肌腱断裂缝合方法。

(一) Bunnell 缝合法

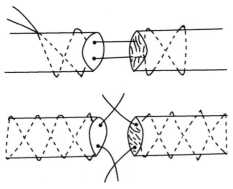

图 2-45　Bunnell 缝合法示意图

用带双针的肌腱缝线进行缝合。从肌腱的一侧向远端斜行穿过肌腱中心在对侧出针,将缝线抽至一半处后,再从对侧斜行进针穿回。按此法再做2次,使缝针从肌腱断端穿出。另一根缝针先平行穿过肌腱至对侧,再按前述方法从近端向远端、从一侧向另一侧斜行缝合4次,最后从肌腱断端出针。肌腱的另一半则从断端进针,按相反方向缝合,最后在远离断端处打结(图2-45)。

经此法修复的肌腱缝接处抗张力强度较大,可用于鞘管内屈肌腱缝合,但易造成肌腱缝接处绞窄,对局部血液循环影响较大,不利于肌腱愈合。

(二) Kessler 缝合法

1973年Kessler报道了此种肌腱缝合方法,即从肌腱断面垂直进针至远离断面约1cm处穿出后横行穿过肌腱至对侧,再垂直进针从断面出针。按同样方法缝合肌腱另一半,最后在肌腱断端打结(图2-46)。

此法缝合的肌腱缝接处抗拉力较强,且缝线作用力为纵向,无绞窄腱端血管作用,是目前较常应用的方法之一。

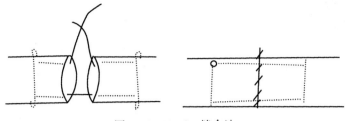

图 2-46　Kessler 缝合法

改良 Kessler 缝合法,是在 Kessler 缝合法的基础上,于肌腱缝合处加一圈间断缝合,目的是加强缝合处肌腱的抗拉力,并使缝合处光滑平整。研究者通过力学测试发现,该方法使缝合处出现裂缝所需的力量比普通 Kessler 缝合法增加 1 倍。故应用此种方法修复肌腱后,可早期主动活动。

(三)"8"字缝合法

进针处距肌腱断端约 5mm,呈"8"字形环绕缝合腱端。此方法常用于新鲜肌腱断裂的缝合、扁平的肌腱或直径相等的肌腱修复(图 2-47)。

其优点是操作简单,缝合容易,对腱端创伤小,缺点是对肌腱缝合点血液循环影响大,抗张力弱,缝合处易发生断裂。

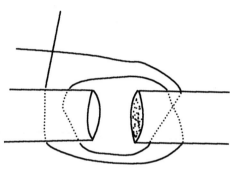

图 2-47　"8"字缝合法

(四)双十字缝合法

用丝线先在近端肌腱上距断面 0.5~1cm 处自浅面垂直贯穿缝合,将线越过断面,在远端肌腱等同距离处的侧面横位贯穿缝合;回至近端腱的侧面横穿缝合,再在远端腱的深面做垂直贯穿缝合,自浅面引出,两线在腱内呈"十"字,故称双十字缝合法。

此法多用于断肢(指)再植,或病情需要尽快结束手术时。

(五)鱼口式缝合法

将直径较粗肌腱断端做"V"形切除呈鱼口状,深 0.5cm 左右。在直径较细肌腱断端缝扎一根牵引线。用尖刃刀尖在粗腱"V"口底部中央斜刺由腱背侧穿出,用蚊钳夹住刀尖,随刀片退出而穿出"V"口,分开扩大形成隧道并能容纳细腱,然后,夹住细腱牵引线拉出隧道。在距隧道口近侧 0.5cm 处另做一隧道横贯粗腱,将细腱再自此拉过。将细腱拉紧到需要张力后在两隧道的中段各褥式缝合两针固定两腱,在粗腱外切除外露的细腱残端,塞入粗腱内,缝合腱膜一针,保持表面光滑(图 2-48)。最后,将鱼口上下两片缝在细腱上。

此法适用于肌腱两侧断端直径相差较大者。

(六)Kleinert 缝合法

用单针缝线从肌腱断面一侧进针,斜向另一侧出针,然后沿肌腱长轴垂直的方向经肌腱中央穿至对侧,接着斜向进针从肌腱断端另一侧出针。按同样方法缝合断裂肌腱的另一半,在断端间打结。最后在断端间另加一圈连续缝合(图 2-49)。

此法简单易行,对肌腱血液循环干扰较少,且抗拉力较强。

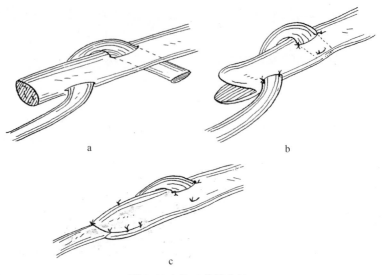

图 2-48　鱼口式缝合法

a. 对于粗细不一的肌腱,可在较粗肌腱上依次用尖刀片做 90°相交的两个纵劈;b. 缝合肌腱,最后将较粗肌腱断端做鱼口样切除部分肌腱;c. 将较细的肌腱包埋其间后缝合

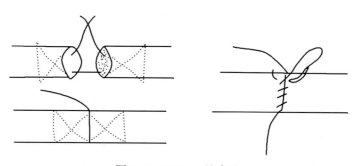

图 2-49　Kleinert 缝合法

(七) Koch-Mason 缝合法

该法与 Kleinert 缝合法缝法相同,不同的是其采用两根针分别缝合肌腱两端,在断端间有两个结(图 2-50)。另外在断端间采用的是一圈间断缝合。

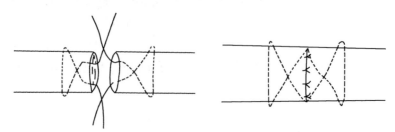

图 2-50　Koch-Mason 缝合法

(八) Beckel 缝合法

即斜面缝合法。将肌腱两断端修整成相对应的斜面,然后进行间断缝合。由于断端呈斜面,改变了肌腱受力方向,故抗张力较强。

但此法缝合处线头较多,易形成肌腱粘连,且肌腱长度受到影响,临床已几乎弃用。

(九) MacMillan 缝合法

在Ⅲ区将屈肌腱近端行 Bunnell 缝合,然后将缝线通过腱鞘全长,引至Ⅰ区,并从肌腱两侧穿到手指背面,用纽扣固定。肌腱断端间则用细丝线间断缝合。其主要用于修复Ⅱ区屈肌腱损伤。

有报道显示,该法缝合的肌腱术后即可开始适度的主被动活动,且对肌腱愈合无影响。

(十) Ikuta 缝合法

即埋入式缝合法。应用带针圈形缝线距腱断端约 1.0cm 处进针,断端出针,留下圈形线尾。用另一针将圈形线尾用"8"字形缝合将其固定。然后将线牵引拉紧。距 1.0cm 处肌腱上做一纵向小切口,针再穿入腱的另一断端,并从此小切口引出,将剪断的圈形线用一"8"字形缝合锁住,打结固定。

其优点是大部分缝线嵌入肌腱,外面不露线头;缺点是抗拉力强度不够。

(十一) Tsuge 缝合法

距肌腱断端约 1cm 处横行进针,出针后再套入圈内,拉紧后锁住少量肌腱纤维,偏掌侧将针纵向穿入肌腱并从断端引出,然后再穿入对侧断端,离断端 1cm 处将针穿出,拉紧对合好断端后,将线剪断,再于出针处旁缝合打结固定。

此法抗拉力较强,对断端肌腱血液循环干扰较少。

二、肌腱缺损修复的原则

肌腱缺损的修复应遵循的原则:尽量利用同名肌,若无同名肌可利用协同肌做移位修复,在无上述动力肌的情况下,可做游离肌腱移植修复。肌腱修复时,先修复伸肌,后修复屈肌,并使张力调节至休息位。移位及移植肌腱力线应走直线,避免拐弯及旋转。为了保证肌腱有正常力的动力传导,必要时需重建滑车。肌腱修复术后,局部制动,并于早期进行控制性的主被动功能锻炼以防止肌腱粘连。

三、肌腱缺损修复的时机与方法

(一) 修复时机

一期修复:无论何种肌腱断裂,只要条件允许均应一期缝合。

二期修复:若肌腱缺损,肌腱缝合部伴有皮肤软组织缺损,严重挤压伤合并粉碎性骨折或创面污染严重时应考虑二期修复。

延迟修复:肌腱损伤时创面污染严重或患者有其他合并伤危及生命时考虑延迟修复。

(二) 修复方法

肌腱缺损的修复方法主要有:自体肌腱、同种异体肌腱、异种肌腱、人工肌腱和组织工程化肌腱移植修复等。临床以自体肌腱移植和转位修复为主。

1. 自体肌腱移植

可分为游离肌腱移植、带血供的肌腱移植、自体筋膜条桥接3种方法。

(1) 游离肌腱移植:目前可供游离移植的肌腱有掌长肌腱、趾长伸肌腱、跖肌腱、指浅屈肌腱和示指固有伸肌腱,临床较为常用的是掌长肌腱和趾长肌腱。掌长肌腱是游离肌腱移植中最理想的肌腱,有丰富的腱周组织,周径较小,最长可切取15cm,切取方便,切取后不会出现手部的功能障碍。但需注意掌长肌腱正常人单侧存在率为85%,双侧均存在者占71%,约16%单侧或双侧缺如。趾长肌腱较长而扁平,但腱周组织较少,腱与腱之间联合较多,切取时需要保护腱周组织和肌腱本身的完整,特别需要注意,趾长伸肌腱切取后需将肌腱远断端编织到趾短伸肌腱上以避免垂趾。

(2) 自体筋膜条移植:邓忠良等于1996年进行了深筋膜条移植替代屈肌腱的研究,研究发现自体深筋膜条移植替代鞘内屈肌腱后可以成活,营养由血液循环和滑液扩散共同提供,移植物随时间延长在大体形态、组织结构及超微结构上逐渐向肌腱演变。术中应注意严格应用显微外科技术,精细操作,使缝接处光滑平整,断端对合良好,减少瘢痕形成,有利于移植肌腱在鞘内滑动。采用Kessler法核心缝合后再加周边Halsted法缝合,能提供足够的抗张强度,满足术后早期系统的康复训练需要。

(3) 带血管肌腱移植:传统游离肌腱、自体筋膜条移植存在重新建立血供的过程,这个过程时间相对漫长,可导致移植物粘连或强度衰减。带血管的肌腱游离移植,因移植的肌腱通过腱周筋膜组织血管网,可获得丰富的血供。采用带血供的自体肌腱转位修复具有不需重建血供、移植腱不易变形、粘连轻、愈合快、塑形好和抗拉力强等优点,常用于在肌腱床瘢痕组织的部位进行移植。

自体肌腱移植不存在免疫排斥反应,术后愈合情况好,但自体游离肌腱来源有限,自体筋膜条向肌腱演变周期较长,带血管的肌腱移植愈合快、粘连轻、肌腱滑动性较好,对手术者的技能要求高,手术相对复杂,对供区造成创伤较大。虽然上述几种方法仍有诸多不足,到目前为止自体肌腱移植仍是修复肌腱缺损最重要和最常用的方法之一。

2. 同种异体肌腱

Peacock于1959年首次对新鲜异体肌腱进行了报道。Peacock和Madden于1967年报道了12例异体肌腱移植的临床应用。随着对同种异体肌腱移植的深入研究,发现存在不同程度的排斥反应,严重的可导致植入的异体肌腱出现坏死现象,使移植的成功率很低。肌腱的腱细胞、基质、胶原成分均能诱发免疫反应,同种异体肌腱制备的目的主要是去除免疫原性,保留移植肌腱的生物力学特性。

随着对异体肌腱处理技术和检测手段的发展，异体肌腱的临床应用有了较大的进展，但还存在不同程度的优、缺点，其优点是取材容易，不增加切口，减少出血，缩短手术时间；其缺点是易出现潜在的排斥反应和传染病的可能，生物相容性差，并随着时间的推迟，生物力学强度降低，存在不同程度的粘连问题。虽然此法在临床中发现一些问题，但仍是从自身本体到异体的一个质的飞跃。

3. 异种肌腱移植

由于自体、异体肌腱存在的种种缺点和不足，人们将目光投向了异种肌腱的研究，异种肌腱移植主要问题依然是免疫排斥。国内外学者研究发现，异种肌腱移植后早期以细胞免疫为主，晚期仅有体液免疫参与。目前国内外学者通过对受区排斥反应的组织观察，进一步认识排斥反应的机制，但进展缓慢，未能达到理想的效果。肌腱移植属于非功能性移植，异体肌腱只为受区提供一个生长支架，移植后的生物学特点主要体现在生物力学上，因此，探讨出新的消除免疫原性，同时保留移植物生物力学特性的方法，是异种肌腱获得突破的关键。Dollahue等提出用牛的屈趾肌腱重建前交叉韧带，将牛的屈趾肌腱和人的肌腱从黏弹性、组织结构及特性进行研究，认为该方法是可行的，优点是取材方便，价格便宜，可减少病毒性肝炎，获得性免疫缺陷综合征等人类易患疾病的发病率，但由于该方法疗效不确切，有待进一步研究，故目前尚未在临床广泛应用。

4. 人工肌腱

自从1910年Lange用浸过石蜡的丝线首先以非生物材料代替肌腱移植后，人工肌腱研究逐步深入发展，后来尼龙、合成纤维等制作成人工肌腱。近十几年来，由于合成材料的更新和改进，有许多学者试图用合金、塑料、尼龙、合成纤维等制成人工肌腱，但这些肌腱与自体肌腱缝合处不愈合，经长期肌肉牵拉，终因缝合处撕脱而失效。同时人工肌腱易引起排异反应、继发感染、裸露及与周围组织发生粘连而影响肌腱滑动等问题。碳纤维有重量轻、抗拉力大、弹性耐力高及与人体相容性好的优点，但不能被组织吸收，易于感染，这些缺点限制了碳纤维的临床应用，而现有可吸收材料不能满足肌腱强度的需求。目前人工肌腱移植材料研究需要重点解决的是：组织相容性和移植物体内降解的时相与肌腱再生至足够力学强度的时相间协调，从而保证移植后的功能要求。

5. 组织工程化肌腱

近年来，随着组织工程的研究深入，组织工程发展日新月异，其先进的理念为学者们找到了肌腱修复新的研究方向：构建组织工程肌腱。目前，关于组织工程人工肌腱的研究主要包括种子细胞、支架材料和力学特性的研究，与其他传统方法相比，主要有以下优点：①所形成的肌腱组织有活力和功能，可对肌腱缺损进行形态修复和功能重建，并达到永久性替代。②以相对少量的肌腱细胞经体外培养扩增后，修复严重的肌腱缺损。③按缺损肌腱形态任意塑形，达到形态修复。

组织工程技术是应用细胞生物学和工程学原理，研究开发制备用于修复、改善损伤组织结构和功能替代物的一门技术。其基本做法是：取少量自体组织的某种细胞，经体外培养、扩增后，将其接种到支架材料上生长。再将此细胞支架复合物植入体内或缺损部位，种植的细胞继续增殖，形成新的组织和器官，达到修复缺损和重建功能的目的。组织工程化肌腱原理是将分离的高浓度有活力的肌腱种子细胞种植于生物相容性好,可生物降解的细胞载体中。体外培养后移植到缺损部位,形成新的、自身的,具有功能的肌腱组织,最终达到生物学意义上的完全修复。但是仍面临许多问题,诸如最适的种子细胞来源、理想的支架材料、最佳的培养条件以及植入体内的检测方法等,在组织工程真正成为一种治疗肌腱缺损和功能重建的选择之前,这些问题都是有待进一步研究和解决的。组织工程学研究是一项系统工程,要真正实现体外预制有生命的种植体完全替代人体组织、器官功能,尚面临着许多挑战,如细胞老化、支架材料降解与细胞功能同步化、组织工程产品的标准化等。

参 考 文 献

[1] 时宇. 皮肤的结构与保健. 生物学通报,1995,30(9):22-25
[2] 顾玉东,王澍寰,侍德. 手外科学. 上海:上海科学技术出版社,2002:274-319
[3] 王澍寰. 手外科学. 第3版. 北京:人民卫生出版社,2011:53-440
[4] 钟世镇,徐达传. 组织瓣的解剖学基础与命名的关系. 中华手外科杂志,1998,4(4):194-196
[5] Geddes CR,Morris SF,Neligan PC. Perforator flaps:evolution,elassification pplications. Ann Plast surg,2003,50(1):90-99
[6] 张世民,徐达传,顾玉东. 轴型皮瓣. 中国临床解剖学杂志,2004,22(1):32,33
[7] 钟世镇,徐达传. 皮瓣的命名及其解剖学依据. 中华显微外科杂志,1995,18(2):82,83
[8] Shen ZY. Microvascular transplantation of prefabricated flee thigh flap. Plast Reconstr Surg,1982,69:568
[9] 丁志,杨松林. 预构皮瓣的研究进展. 中国美容医学,2011,20(4):691-693
[10] 潘希贵,王成琪,张尔坤,等. 带感觉神经的静脉网动脉化皮瓣移植修复手指脱套伤. 中华显微外科杂志,1995,9(4):199
[11] 康安,熊明根,蒙喜永. 静脉皮瓣的分类及成活机理. 实用美容整形外科杂志,2002,13(1):51-54
[12] 钟世镇,徐永清,周长满,等. 皮神经营养血管皮瓣解剖基础及命名. 中华显微外科杂志,1999,22(1):37-39
[13] 张发惠,郑和平. 上肢皮神经-浅静脉营养血管远端蒂复合瓣的解剖学基础. 解剖与临床,2007,12(1):3-6
[14] 李小静,宁金龙,张林,等. 逆行腓肠皮神经营养血管筋膜肌皮瓣转移修复胫骨外露创面. 中华整形外科杂志,2007,23(5):139-440
[15] 李勇,许瑾,章祥洲,等. 低旋转点腓肠神经营养血管皮瓣修复足远端电击伤. 中华损伤与修复杂志;电子版,2007,2(5):291-293
[16] 张发惠,郑和平,林松庆,等. 小腿皮神经-浅静脉营养血管远端蒂复合瓣的解剖学特征与足及小腿下段创伤修复. 中国临床康复,2004,10(16):79-82
[17] 邢新,杨志勇. 局部皮瓣在创面修复中的应用. 中国实用美容整形外科杂志,2005,16(4):253-256
[18] 张歌,杨建申,王银钰,等. 颈部扩张易位皮瓣修复面颊部瘢痕. 中国美容医学,2011,20(4):539,540
[19] 谢松林,唐举玉,陶克奇. 指固有动脉背侧支为蒂的逆行掌指背筋膜皮瓣的应用解剖. 中国临床解剖学杂志,2010,28(1):98
[20] 丁自海,王增涛. 手外科解剖学图谱. 山东科技出版社. 2007:163
[21] 邓志刚,邵新巾,陈超,等. 吻合指固有神经背侧支的邻指皮瓣修复手指指腹皮肤缺损. 实用手外科杂志,2007,21(4):241
[22] Chen C,Zhang X,Shao XZ. The journal of hand surgery. The Journal of Hand Surgery,2010,35(10):1655-1662
[23] 杨小华,安永胜,吕永明,等. 侧方邻指皮瓣在手指掌侧皮肤缺损中的应用. 实用骨科杂志,2009,15(3):231
[24] Cho YH,Roh SG,Lee NH. Cross Finger flap with reduction pulp plasty and full thickness skin graft. J Korean Soc Plast Reconstr Surg,2009,36(5):674-677
[25] 张世民,徐达传,顾玉东. 穿支皮瓣. 中国临床解剖学杂志,2004,22(1):32-33
[26] 何斌,倪增良,邵嵘,等. 尺动脉腕上皮支皮瓣的临床应用. 浙江创伤外科,2009,14(3):225
[27] 巨积辉,金光哲,李雷,等. 尺动脉腕上皮支皮瓣移植术中的变异及处理. 中国临床解剖学杂志,2008,26(3):341
[28] 王增涛,丁自海,张庆,等. 尺动脉腕上皮支变异3例. 中国临床解剖学杂志,2003,21(1):94
[29] 黎斌,沈向前,李东平,等. 尺动脉腕上皮支皮瓣修复手指创面重建末梢血运. 中国修复重建外科杂志,2010,24

(3):377,378
- [30] 王增涛,王一兵,丁自海.显微外科临床解剖学图谱.济南:山东科学技术出版社,2009:367
- [31] 唐茂林,徐永清,张世民.穿支皮瓣的应用解剖与临床.北京:科学出版社,2013:239
- [32] 杨庆民,毕卫伟,丛海波,等.腓动脉穿支皮瓣移位治疗小腿及踝部皮肤缺损.中国中医骨伤科杂志,2008,16(7):31
- [33] 顾玉东.临床显微外科学.北京:科学技术文献出版社,2005:300-302
- [34] 戚可名,薛富善.名院名医整形外科特色治疗技术.北京:科学技术文献出版社,2003:555,556
- [35] 杨志明.带血管蒂组织瓣移位术.重庆:重庆出版社,1988:157,158
- [36] 张小伟.股前外侧皮瓣临床研究进展.中国综合临床,2007,3(9):1341-1343
- [37] 周祥吉,范启申,王成琪,等.下肢严重创伤复合组织缺损的急诊修复与重建的经验总结.中华显微外科杂志,2001,24(4):20,21
- [38] 谭谦,陈曦,周宏礽,等.股前外侧穿支皮瓣游离移植在深度创面修复中的应用.江苏医药,2010,36(2):151-153
- [39] Yang WG,Chiang YC,Wei FC,et al. Thin anterolateral thigh perforator flap using a modified perforator microdissection technique and its clinical application for foot resurfacing. Plast Reconstr Surg,2006,117(3):1004-1008
- [40] Wei FC,Celik N,Jeng SF. Application of simplified nomenclature for compound flaps to the anterolateral thigh flap. Plast Reconstr Surg,2005,115(4):1051-1055
- [41] 欧阳海洋,牟勇,吴伟炽,等.足内侧穿支皮瓣设计的解剖基础.中国临床解剖学杂志,2014,32(2):141-144
- [42] 钟世镇,徐永清,周长满,等.皮神经营养血管皮瓣的解剖基础及命名.中华显微外科杂志,1999,22(1):37-39
- [43] Wang CY,Chai YM,Wen G,et al. The free peroneal perforator-based sural neurofasciocutaneous flap:a novel tool for reconstruction of large soft- tissue defects in the upper limb. Plast Reconstr Surg,2011,127(1):293-302
- [44] 代杰志,柴益民.远端蒂隐神经营养血管皮瓣研究进展.国际骨科学杂志,2013,34(1):53-57
- [45] 刘毅,朱云,薛晓东,等.隐神经营养血管皮瓣修复下肢远端皮肤缺损.中国修复重建外科杂志,2001,15(3):191
- [46] Chang SM,Hou CL. Role of large superficial veins in distallybased flaps of the extremities. Plastic and Reconstructive Surgery,2000,106(1):230,231
- [47] 侯春林,顾玉东.皮瓣外科学.上海:上海科学技术出版社,2006:129-141
- [48] 丁自海,裴国献.手外科解剖与临床.济南:山东科技出版社,1993:91,92
- [49] 张烽,侍宏,侍德,等.手指逆行岛状皮瓣的应用研究.中华手外科杂志,1994,10(2):86-87
- [50] 杜颋,董乐乐,樊建军,等.吻合指神经的指动脉逆行岛状皮瓣修复指腹缺损.中国临床解剖学杂志,2002,20(2):125,126
- [51] 王斌,邵新中,张志刚.手部组织缺损的修复.北京:人民军医出版社,2008:99-101
- [52] 董建峰,王建国,吴强,等.甲瓣治疗手指皮肤脱套伤21例临床分析.中华手外科杂志,2003,19(2):64
- [53] 王欣,章伟文,陈宏,等.部分甲瓣移植修复拇指末节半侧缺损.中华手外科杂,2006,22(6):360,361
- [54] 唐举玉,李康华,贺楚宇,等.背阔肌皮瓣游离移植的临床应用.中国现代医学杂志,2004,14(8):86-88
- [55] 杨明勇,李式瀛,李森恺.旋肩胛动脉升支的解剖学研究.中华整形烧伤外科杂志,1996,12(4):293-295
- [56] Maruyam Y. Ascending scapular flap and its use the treatment of axillery burn contracture. J Plast Surg(Br),1991,44:97
- [57] 李养群,徐军,李森恺,等.肩胛皮瓣游离移植修复面颈部皮肤缺损.中国修复重建外科杂志,2000,14(4):205-207
- [58] 储辉,陈明亮,徐希斌,等.游离足背皮瓣修复手背部组织缺损.实用手外科杂志,2008,22(3):111
- [59] 王平山,高爱军,蔡锦方.5种皮瓣修复手背软组织缺损的疗效比较.实用手外科杂志,2004,18(2):119,120
- [60] 陈剑名,梁建,陈正耿.动脉化静脉皮瓣微循环方式的实验研究.中国修复重建外科杂志,2002,16(3):170-172
- [61] Del PF,Taylor GI. The deep venous system and reverse flow flaps. Br J Plast Surg,1993,46(8):652-664
- [62] 李瑞华,阚世廉,李明新.动脉化静脉皮瓣急诊修复手指软组织缺损.中国修复重建外科杂志,2008,22(7):797-799
- [63] 顾玉东,王澍寰,侍德.手外科学.上海:上海科学技术出版社,2002:318-319
- [64] 颜玲,高建华,胡志奇,等.小腿毁损性损伤的皮瓣修复与重建.中华显微外科杂志,2008,31(2):98-100
- [65] 韩岩,卢丙仑,杨力,等.保留胸背神经的背阔肌皮瓣游离移植.中华显微外科杂志,2004,27(3):8-10
- [66] 杨明勇,李森恺,李养群,等.肩胛皮瓣再造阴茎.中华整形外科杂志,2003,19(2):8-10

[67] Manktelow RT,Mckee NH. Free muscle transplantation to provide active finger flexion. J Hand Surg,1978,3(5):416-426

[68] Oi K,Sakai K,Kuwata N,et al. Double free muscle transti to restore prehension following complete brachial plexus avulsion. J Hand Surg Aml,1995,20(3):408-414

[69] 顾立强,裴国献. 神经损伤后屈肘功能重建术. 中国创伤骨科杂志,2001,3(1):73-78

[70] 林晓岗,顾立强. 游离股薄肌移植在臂丛损伤治疗中的临床应用. 河北医学,2013,19(1):51-53

[71] Duman H,Er E,Turegun M,et al. Bilateral free myocutaneons latimsimus dorsi flap repair of the upper limb amputation stumps due to electrical injury. Burns,2003,29:87-91

[72] Rao K,Lahifi A,Peart FC. Role of staged endoprosthetic revision with flap cover for limb salvage in endoprosthetic failure. Int Orthop,2006,30:473-477

[73] Beer GM,Lansg A,Manestar M,et al. The bipedicled and bipartite latisinaus dorsi free and perforator flap:an anatomic study. Plast Reconstr Surg,2006,118:1162-1170

[74] 童亚林,潘葵,朱金红,等. 大型胸脐下腹游离皮瓣联合修复双下肢Ⅲ度烧伤创面. 中华外科杂志,2005,43(3):190,191

[75] Hallock GG. Simultaneous transposition of anterior thigh muscle and fascia flaps:an introduction to the chimera flap principle. Ann Plast Surg,1991,27(2):126-131

[76] Koshima I,Yamamoto H,Hosoda M,et al. Free combined composite flaps using the lateral circumflex femoral system for repair of massive defects of the head and neck regions:an introduction to the chimeric flap principle. Plast Reconstr Surg,1993,92(3):411-420

[77] 王正义. 足踝外科学. 北京:人民卫生出版社,2006:575,576

[78] 靳升荣,谢萍,朱磊,等. 带血管蒂腓骨复合组织瓣修复下颌骨缺损的应用解剖. 华西医科大学学报,2000,31(4):475-477

[79] 甄平,刘兴炎,文益民,等. 游离腓骨复合组织移植修复胫骨及周围软组织缺损. 中国修复重建外科杂志,1999,13(3):29-31

[80] 刘兴炎,葛宝丰,甄平,等. 吻合血管超长腓骨移植治疗胫骨严重粉碎性骨折. 中华创伤杂志,2000,2:18,19

[81] 鲁开化,艾玉峰,郭树忠. 新编皮肤软组织扩张术. 上海:第二军医大出版社,2007:26-29

[82] 戚可名. 整形美容外科手册. 北京:人民卫生出版社,1997:139

[83] Cunha MS,Nakamoto HA,Herson MR,et al. Tissue expander complications in plastic surgery. A 10-year experience. Rev Hosp Ciln FacMed Sao Paulo,2002,57(3):93-97

[84] 鲁开化,郭树忠,艾玉峰,等. 皮肤扩张术20年临床应用的回顾. 中国实用美容整形外科杂志,2005,16(4):209-210

[85] Chmidt SC,Logans SE,Hayden JM. Continuous versus conventional tissue expansion:experimental verification of a new technique. Plast Reconstr Surg,2001,87:10-12

[86] 杨云,王继华,周利民,等. 皮肤软组织扩张术并发症的特征及其相关因素分析. 中国美容医学,2012,21(3):374-377

[87] 贝抗胜,刘建平,吴强,等. 肢体干动脉损伤的显微外科修复. 中华显微外科杂志,2000,2000(3):219-220

[88] 王日香. 手背静脉观测分型与静脉穿刺的关系. 第四军医大学学报,2009,30(2):148

[89] 邱卫红. 手背静脉穿刺的临床应用解剖. 解剖学研究,2011,33(4):302,303

[90] 张广新,周郦楠,董瑶,等. 头静脉的解剖研究与应用. 辽宁医学杂志,2008,22(6):311,312

[91] 庄永青,王琰. 足背浅静脉弓移植修复掌浅动脉弓损伤. 中国修复重建外科杂志,1992,6(1):1-3

[92] 查选平,雷林忠,周赤龙,等. 足踝部小隐静脉干与属支的解剖观测及其临床意义. 中国临床解剖学杂志,2010,28(6):620-624

[93] Carrel A,Guthrie CC. The reversal of the circulation in a limb. Ann Surg,1906,43(2):203-215

[94] 刘权溢,岑海洋. 大隐静脉移植在修复四肢主干血管缺损中的应用. 中华显微外科杂志,2004,27(2):151,152

[95] 韦加宁. 韦加宁手外科手术图谱. 人民卫生出版社,2005:692

[96] 隋海明,丛海波,王述波,等. Y型静脉搭桥术的临床应用. 中国修复重建外科杂志,1998,12(1):16-18

[97] 丛海波,隋海明,王述波. Y型静脉搭桥在游离组织移植中的应用. 中华显微外科杂志,1997,20(4):300,301

[98] 张纪蔚,梅劲华,张柏根. PC 预处理同种异体静脉重建犬股动脉的研究. 上海第二医科大学学报,2005,25(1):8-11

[99] Kakkos SK,Topalidis D,Haddad R,et al. Long-term complication and patency rates of vectra and IMPRA carboflo vascular access grafts with aggressive monitoring surveillance and endovascular management. Vascular,2011,19(1):21-28

[100] Liu Y,Vrana NE,Cahill PA,et al. Physically crosslinked composite hydrogels of PVA with natural macromolecules:structure,mechanical properties,and endothelial cellcompatibility. J Biomed Mater Res B Appl Biomater,2009,90(2):492-502

[101] Miyazu K,Kawahara D,Ohtake H,et al. Luminal surface design of electrospun small-diameter graft aiming at in situ capture of endothelial progenitor cell. J Biomed Mater Res B Appl Biomater,2010,94(1):53-63

[102] 林绿标,许益民,漆松涛,等. 小口径生物型人工血管移植后的血管内皮再生. 中国组织工程研究,2012,16(29):5412-5416

[103] Xu T,Gregory CA,Molnar P. Viability and electrophysiology of neural cell structures generated by the inkjet printing method. Biomaterials,2006,27(19):3580-3588

[104] Boland T,Xu T,Damon B,et al. Application of inkjet printing to tissue engineering. Biotechnol J,2006,1(9):910-917

[105] Pettersson J,Mcgrath A,Kalbermatten DF,et al. Muscle recovery after repair of short and long peripheral nerve gaps using fibrin conduits. Neurosci Lett,2011,500(1):41-46

[106] 顾玉东. 周围神经缺损的基本概念与治疗原则. 中华手外科杂志,2002,18(3):129,130

[107] 顾玉东. 周围神经缺损的治疗现状与进展. 中华创伤杂志,2002,18(9):517-519

[108] Udina E,Cobianchi S,Allodi I,et al. Effects of activity-dependent strategies on regeneration and plasticity after peripheral nerve injuries. Ann Anat,2011,193(4):347-353

[109] 孙海军,赵胡瑞,宋根套,等. 周围神经损伤修复方法的临床研究进展. 山东医药,2010,50(2):114,115

[110] 修先伦,张少成,许硕贵,等. 神经血管疾患周围神经侧侧缝合法的实验研究. 中华骨科杂志,2000,20(10):583-585

[111] 邓红平,王之宇,林格生,等. 周围神经损伤的早期显微外科修复. 浙江临床医学,2007,9(4):449,450

[112] Vacanti CA. The history of tissue engineering. J Cell Md Med,2006,10(3):569-576

[113] Calcagnotto GN,Braga-Silva J. The treatment of digital nerve defects by the technique of vein conduit with nerve segment. A randomized prospective study. Chir Main,2006,25(34):126-130

[114] Pinker B,Liau JY. A prospective randomized study comparing woven polyglycolic acid and autogenous vein conduits for reconstruction of digital. nerve gaps. J Hand Surg Am,2011,36(5):775-781

[115] 张耀丹,王晓明,黄更珍. 周围神经损伤修复技术的研究进展. 中华损伤与修复杂志(电子版),2013,8(2):210-213

[116] 于海龙,卢世璧,彭江. 组织工程化人工神经的研究与进展. 解放军医学杂志,2009,7(1):107-109

[117] Hu N,Wu H,Xue C,et al. Long-term outcome of the repair of 50 mm long median nerve defects in rhesus monkeys with marrow mesenchymal stem cells-containing,chitosan based tissue engineered nerve grafts. Biomaterials,2013,34(1):100-111

[118] 刘勇,侯春林. 神经导管研究进展. 国际骨科学杂志,2010,31(5):279-281

第三章 骨缺损的修复

第一节 概述

随着现代工农业、交通运输业及建筑业等的快速发展，高能量损伤临床较为常见，高能量损伤引起的骨折、骨折合并感染、骨折后治疗不当等都可能导致大段骨缺损的出现。而对于骨缺损的治疗，是临床面临的颇为棘手的一大治疗难题。

目前临床上治疗骨缺损的方法很多，对于较小段的骨缺损，可以通过短缩直接对合。对于中段骨缺损（通常认为2~5cm的骨缺损，但因部位、个体有所差异），临床常采用的治疗方法有不带血管蒂的自体骨、同种异体骨移植或带血管蒂的骨移植等。自体骨的骨诱导、骨修复能力较强，不引起免疫反应，临床治疗效果也较好，但面临自体移植骨的来源有限的问题；同种异体骨移植治疗又存在异体骨再吸收和免疫排异反应的问题。近年来，人工骨替代材料研究逐步深入，有学者将人工植骨材料联合成骨因子构建成组织工程骨修复骨缺损，也取得了一定的治疗效果，但存在外源性的因子在体内易失活和易流失的问题，且作用时间较为短暂，成本较高，临床效价较低，从而限制了组织工程骨的临床应用。大段骨缺损（通常认为大于5cm的骨缺损）的临床治疗，临床常采用游离自体腓骨移植或Ilizarov技术进行骨段牵拉移位成骨治疗。

第二节 植骨术

植骨术是指采用手术，将骨组织移植到患者体内骨缺损、需要加强或融合的部位。根据移植骨来源不同，分为自体骨移植及同种异体骨移植，临床上也有应用异种骨移植者，需去掉所有有机成分后使用。临床常用于治疗骨缺损、骨折不愈合、填充囊性病灶或良性骨肿瘤刮除后所遗留的空腔、脊椎及关节融合等。

一、自体骨移植

取自体某一部位骨移植至自体另一部位，称自体骨移植。自体骨最常取自髂骨、胫骨和腓骨，分别可提供一定量的骨松质、骨皮质或全骨。自体骨移植无排斥反应，生物学潜能最大，骨诱导作用最强，效果也最满意。但需要手术取骨，增加了患者创伤，有一定并发症，来源有限。自体骨移植可取自胫骨前内侧面中部、腓骨、髂骨翼、肋骨及离断肢体远端的健康骨。自体骨移植可以提供骨自然愈合过程所需的各种要素：成骨细胞、骨传导基质、一系列骨生长因子，而且自体骨移植无免疫排斥反应，骨诱导作用最佳，临床效果较为满意。但自体骨的来源有限，而且增加创伤及痛苦，给临床中带来诸多不便。

1. 皮质骨移植

自体皮质骨的来源主要有胫骨前内侧、腓骨中段、肋骨,临床上一般取胫骨或腓骨,较少应用肋骨。

胫骨取骨术(图3-1)如下所述。

(1) 沿小腿前内侧切开,显露胫骨,骨膜剥离器剥离骨膜。

(2) 取骨方式:①电锯取骨:用电锯沿着标记线锯开骨皮质;②钻孔取骨:在原位上钻好螺孔后,用骨刀沿着钻孔的线凿开骨皮质,取出所需要的骨皮质。

(3) 将胫骨按需要制成骨片或骨条、骨钉,填充到植骨区域,一般采用嵌入法,对于小腿创面彻底止血,缝合。

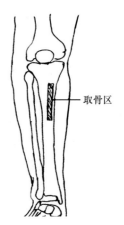

图 3-1 胫骨取骨示意图

2. 松质骨移植

松质骨的来源主要有:髂骨、股骨大粗隆、桡骨等,临床应用最多的是取髂骨。

(1) 髂骨取骨术(图3-2):①沿髂嵴方向取切口,根据切取髂骨块大小决定切口长度。②切开骨膜并在骨膜下剥离,将髂骨外面的肌肉剥离,显露髂骨翼。骨膜下进行剥离时,要使剥离器尽可能紧贴骨面,防止刺破骨膜或损伤其他组织。术中容易损伤股外侧皮神经,应注意保护。③切取所需要各种形状、大小的骨块、骨片或松质骨屑。也可从髂骨内、外板间取骨松质,将其充填到植骨区。④彻底止血并逐层缝合切口。

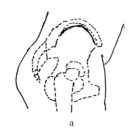 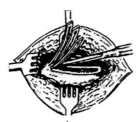 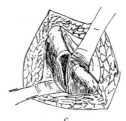 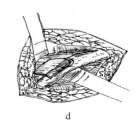

a b c d

图 3-2 髂骨取骨示意图

a. 手术切口;b. 髂骨皮质开窗;c. 取松质骨;d. 关闭创面

(2) 髂骨取骨部位:①髂骨前部取骨时,应定位在距髂前上棘2.0cm以远处,以避免造成髂前上棘骨折和损伤股外侧皮神经,在髂后上棘取骨时应定位在距髂后上棘8.0cm的范围内取骨,以避免损伤臀上皮神经,剥离骨膜时动作应轻柔,助手在拉钩时应注意拉钩放置的位置,避免造成臀上动脉损伤。在成人多采用单皮质或开窗取骨法,儿童患者则多行髂骨翼内板开窗法取骨。具体方法是:先在皮肤上标出髂前上棘的位置,在其后2.0cm处为起始点,于髂嵴内侧1.5cm处设计1个与髂嵴平行的长度约为5.0cm的切口。②髂骨后部取骨时,以往的髂后上棘取骨切口平行髂嵴或髂嵴上起横切口。改进的切口为垂直于髂后上棘,脊柱旁开8.0cm的斜切口。改进的髂后上棘取骨切口术后并发症少,取骨量较多,有较大的临床意义,值得推广应用。

(3) 髂骨取骨方法

1) 髂骨翼内板入路开窗骨松质取骨法:由于髂骨翼的前1/3部分较厚,含有丰富的骨松质,且手术入路方便,因此是临床骨移植的常见供区,髂骨为下肢带骨,有众多肌肉附着,髂前上棘有腹股沟韧带附着;髂嵴前半的外侧唇是阔筋膜张肌起始部,髂嵴后部有腹内斜肌和腹横肌附着,臀部肌肉附着于髂骨翼外侧板,值得注意的是儿童和青少年的髂嵴和髂前上棘表面覆盖有软骨,为骨的生发中心。因此如果损伤髂前上棘会造成严重的不良后果。而此法将取骨入路选择在髂骨翼内板上,保持了髂嵴和髂前上棘的完整性,不会损伤肌肉附着点和骨的生发中心。在设计皮肤切口时应注意避开髂嵴,以免日后切口瘢痕受到腰带的摩擦和压迫,给患者造成不适。在切开筋膜时应注意保护髂腹股沟神经和髂腹下神经,勿造成损伤。

2)髂嵴前部揭盖式内板取骨法:沿髂前上棘后方髂嵴做一切口,此切口恰在躯干肌肉与臀部肌肉在髂嵴上的附着之间,切开皮肤、皮下组织后,不做剥离即可切开骨膜直达髂骨外上缘,将髂嵴顶部厚0.2~0.3cm薄骨片水平截下,连同骨膜一并向内侧掀起,在内板行骨膜下剥离,此后即可在其下的髂骨上取骨块。根据植骨需要,最大可取至仅保留外板骨皮质,取完后,将连接骨膜的薄骨片恢复原位,依次缝合切开的骨膜、皮下组织及皮肤,术后不放引流。揭盖式髂骨取骨术,术中出血少,术后并发症少。

二、同种异体骨移植

同一种属内,两个体之间的骨组织移植称为同种异体骨移植,即移植骨取自他人;取自近亲者称为同源移植或同血统移植。自从1880年Macewen使用同种异体胫骨移植治疗1例感染性肱骨缺损获得满意疗效后,经过一个多世纪的发展,同种异体骨移植在骨科中已得到广泛的应用(图3-3)。

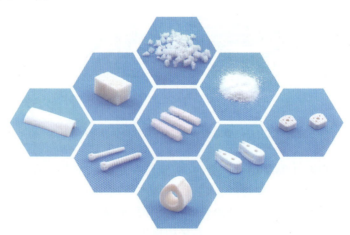

图3-3 同种异体骨的各种成品

异体骨来源相对丰富,骨细胞经处理后已被灭活,免疫原性低,可以提供结构支持。但异体骨仅有骨传导作用而无骨诱导作用,移植术后骨折愈合较慢,无法达到理想的骨替代材料标准,同时还存在排斥反应、塑形较差、骨源受限、传播疾病等问题。同种异体骨的主要来源是新鲜死亡供者,少部分来自骨科手术中的废弃骨。供者的选择被认为是影响移植骨愈合的重要因素。为了排除潜在的严重传染性疾病或移植骨的局部感染,有下列情况之一者不得作为供者:全身或局部有活动性感染者、恶性肿瘤、性病、获得性免疫缺陷综合征或有获得性免疫缺陷综合征高危险因素(如吸毒、性病)者,自体免疫疾病患者,中毒患者,长期(72h以上)使用呼吸机、激素治疗者,取骨部位存在病变或损伤者,死因不明者。

目前临床上用于节段性大段骨缺损的异体骨有新鲜冷冻骨、冷冻干燥骨、脱钙骨等,均是通过γ射线消毒保存。经过处理的异体骨,对其生物力学与宿主骨的愈合能力有不同程度的影响。随着骨库的建立及对同种异体骨保存的研究,对移植骨多采用深低温冷冻及冷冻干燥的方法保存。研究证实,深低温及深低温脱水后保存的异体骨与宿主骨愈合能力最佳。移植骨的储存、处理方式,除了影响其本身的生物力学特性外,同时改变其与宿主骨的愈合能力。冷冻或冷冻干燥的异体骨抗原性减弱,新骨的成骨能力较强,因而容易与宿主骨结合。

李波等[1]证实大块异体骨联合自体骨髓移植是修复股骨上段肿瘤切除后骨大块缺损的有效方法,并能充分整合成周围的自体骨。同种异体骨不仅提供了强度、形态及大小合适的支持物,而且还提供了可愈合的肌肉、韧带附着面。如与宿主骨骨性愈合且无并发症出现,它将符合生物力学要求并可终生使用。但目前仍有许多因素制约着同种异体骨的愈合,如异体骨再血管化的问题,仍没有确切的方法可以促进血管再生。

异体骨移植物的成骨除了自身因素外,还与移植骨周围软组织的血运情况有关,健康的软组织有利于异体骨的成骨及再血管化。内固定和手术方式也影响着异体骨愈合,即使再好的内固定,也不能避免术后并发症。一旦并发症发生,常常导致保肢失败,但目前认为,内固定有助于异体骨愈合。

三、异种骨移植

异种骨移植指不同种属个体之间的骨组织移植,常用处理过的小牛骨作为骨移植材料,在临床上具有重要意义。动物骨来源广,取材方便,可避免自体骨移植二次手术可能引起的并发症,也可缩短手术时间,且没有同种异体骨移植可能导致的传染病。

对任何异体器官或组织移植而言,移植术的主要障碍是免疫排斥反应。异种骨移植后,移植局部有炎性渗出,伤口破溃,出现移植骨免疫排斥,最终导致手术失败,这是近百年来异种骨移植面临的主要难题。但异种骨移植亦有其独特之处,它无需像肝、肾等移植器官一样保持存活及正常功能状态,移植骨仅具有短期的机械充填、支架作用,最终可被吸收、替代。

多数学者认为,各种类型的骨移植,除带血管蒂自体骨移植外,都是以死骨形式移植,最终为宿主吸收、替代而转变为受体的新生骨组织,即所谓爬行替代。有鉴于此,骨移植允许在移植前对植骨进行各种处理,以清除或减弱植骨中引起免疫排斥的抗原成分,但如何能在处理后保留其诱导成骨能力,这也是百年来异种骨移植研究的核心问题。

(1)异种骨移植的成骨活性物质:生化技术分离鉴定表明,骨基质中,非胶原组成部分含有几十种不同的蛋白质成分,但与骨诱导理论关系最为密切的还是骨形态发生蛋白(BMP),BMP与众多生长因子的刺激增殖作用有所不同,它是一种类似胚胎发生作用的定向分化诱导因子,可诱导间叶分化组织细胞向成骨方向分化增殖。BMP广泛分布于哺乳动物的骨基质中,其结构组成在不同种属间具有高度同源性。

(2)异种骨移植的抗原性:骨是一种复合组织,除了骨本身的细胞及有机物组成外,还包括神经组织、脂肪组织、小血管和血液成分及纤维结缔组织等。所有这些成分表面都有特异性抗原,因此,在异种间进行骨组织移植后,这些抗原就会发生免疫反应。参与免疫反应的因素很多,一般认为以特异性细胞免疫和体液免疫为主。

骨移植后全面评价受体的免疫反应情况,需进行细胞免疫和体液免疫等方面的分析检查。植骨局部的组织学检查直观可靠,是反映细胞免疫的指标之一,但因取材所限,以往仅检查受体全身性细胞免疫功能,以判断植骨免疫的程度,这方面指标包括淋巴细胞转化试验、T淋巴细胞玫瑰花形成试验、白细胞移动抑制试验及多种形式的细胞毒试验等。在体液免疫方面,可以测定受体血清中免疫球蛋白含量,抗骨抗原的特异性抗体的产生,以及抗原抗体复合物等。通过上述检查,可对植骨受体的免疫反应水平做出客观评价,对移植骨的抗原及其发展归宿做出判断。

免疫排斥反应不仅妨碍植骨与被诱导组织的直接接触,还破坏植骨成分,造成局部炎性反应。如何消除异种骨抗原性同时保留其成骨能力,关于异种骨的处理方法文献报道多种多样,诸如脱钙、深低温冷冻干燥、煮沸、高温煅烧、放射线照射及化学脱蛋白等,但迄今为止,对异种骨无一种能取得满意效果。有些处理不足以消除异种骨的抗原性;有些则在去除植骨抗原性的同时也造成了成骨活性物质的破坏,无法将两者完全统一。

近年来,国内报道的重组合异种骨为异种骨移植研究开辟了新的途径。从异种骨皮质中提取具有高效诱导成骨活性的BMP;将异种骨松质经脱蛋白处理,制成无抗原性的多孔性载体支架供BMP结合,两者复合移植不仅可避免异种骨移植强烈的免疫排斥反应,而且浓缩了植骨的成骨活性物质,使成骨能力显著提高。系列移植免疫学研究表明,重组合异种骨中骨松质载体移植后,对机体体液免疫和细胞免疫系统均不会产生刺激作用,无明显抗原性。在动物实验取得成功,目前仍无大规模临床报道,其安全性尚有待研究。重组合异种骨是一种有效的新型植骨材料,具有广阔的应用前景。

四、人工骨移植

用人工材料构建的骨的替代品或者骨折固定的材料,主要有高分子合成材料和无机材料,前者如聚甲基丙烯酸甲酯、高密度聚乙烯、聚砜、聚左旋乳酸、乙醇酸共聚物、液晶自增强聚乳酸、自增强聚乙醇酸等;后者如羟基磷灰石、氧化铝生物陶瓷等,可以替代人体颅骨、肩、臂、指、关节等,其加工容易,价廉物美,在体内老化与腐蚀性小,但存在耐磨性差,同时人工骨与生物体愈合承受过重外力时又会发生骨吸收现象,从而造成人体骨的脱离。

理想的人工骨复合材料应该具有良好的生物相容性和生物可降解性,同时能适应机体的生理要求,尤其是被替代部位的生物力学要求并能与骨牢固地结合,并能够促进新骨细胞的生成。早期的生物材料对生物学性能的要求是材料在生理环境中保持稳定,即保持惰性。在生理环境中惰性越好,其化学、生物学性质越稳定,其生物相容性就越好。

1969年,Hench在对生物玻璃的研究中首次发现了生物玻璃与骨组织的腱性结合,而后提出了生物活性的概念。1981年,Wilson证实生物活性玻璃也能与自然组织发生腱合,近年来研究显示,通过物理、化学或者电化学表面改性的方法改变钛表面氧化钛膜的结构、化学成分等,可以赋予钛金属及其合金生物活性,从而在体内实现材料与硬组织间的生物活性结合。钛及钛合金表面的生物活化、生物活性玻璃、生物活性陶瓷和应用的复合材料已成为目前骨组织修复与重建材料研究的热点。磷酸三钙(tricalcium phosphate)人工骨材料是目前国内外研究和应用较多的骨替代材料之一,由于其理化性质与骨组织相似,生物相容性良好,具有一定的传导成骨能力,并能在体内进行生物降解,因此得到广泛的研究与应用。但是由于磷酸三钙一般呈颗粒状,在缺损骨组织部位很难成型,因此其应用有一定的局限性。组织工程骨拥有美好应用前景,但是目前缺乏具有骨诱导作用的种子细胞,这方面也是目前研究的热点之一。

理想的骨替代材料应该具有良好的生物相容性、生物可降解性等,能够有效充当新骨形成的支架,并早期拥有足够的生物力学强度,随后,在体内逐渐发生降解,逐渐被骨组织替代,还应具有一定的成骨诱导性,诱导骨细胞再生修复,提高骨组织的修复再生能力。目前临床常用的可吸收材料,主要包括部分医用无机材料、天然高分子材料和人工合成高分子材料。可吸收无机材料主要是一系列磷酸钙基生物陶瓷,其成分与骨基质的无机成分相似,具有一定的生物相容性,无免疫排异反应,无局部及全身性毒性反应,但这类材料存在缺乏骨诱导性,脆性较大,抗拉、抗扭及抗剪性能差等问题。天然高分子材料主要有多糖类和蛋白质两大类,常见的有甲壳素和胶原蛋白,甲壳素具有生物相容性好、无毒、无刺激、可降解等优点,但存在其生物力学强度差、不能满足人体骨折固定要求的问题;胶原蛋白无抗原性,生物相容性好,可以促进细胞的生长分化、生殖和代谢,但存在机械性能较差、降解速度较快的问题。合成高分子材料按主链结构特征分为聚酯类、聚酸酐类、聚酰胺类、聚磷脂类等,常见的包括聚乙交酯、聚丙交酯、聚乳酸及它们的共聚物和增强产物等,这些材料的生物相容性好,无毒性,但力学性能较差。为了弥补上述材料的缺点及不足,开展了一系列复合型材料的研发,壳聚糖具有较好的生物相容性,可以和各种不同的材料联合,壳聚糖-羟基磷灰石还具有较高抗压强度,较好的结构稳定性,无毒性和具有较高生物相容性,但仍存在羟基磷灰石与壳聚糖界面结合不理想、粒子分散不均匀、脆性较大、力学性能较差等问题;有学者研究发现将海藻酸钠加入壳聚糖-羟基磷灰石后无机界面结合更稳定,并且有利于细胞贴壁生长,但依然存在生物强度较差的问题,应加强进一步研究。

3D生物打印技术近年来发展迅速,目前已实现了无菌操作流程、快速成型和活细胞打印技术,细胞成活率可达80%~90%,并在关节假体、人造血管、软骨修复、颅面部骨缺损等领域取得成功,构建物的组织微结构和微环境及体外培养基已初步实现,但组织器官再血管化尚需要进一步研究。有学者已经通过3D打印技术制造出双管道聚乳酸/β-磷酸三钙生物陶瓷复合材料支架,实现了分期降解并改进了材料的生物力学强度,但是选用何种种子细胞,以何种形式将种子细胞与支架结合等问题仍值得进一步探讨。

第三节　游离骨瓣移植

由于传统移植骨无血供,其愈合率低,愈合过程漫长,特别是对大段骨缺损的修复,成功率不足50%,带肌蒂骨瓣局部移位,局限性大,不能修复远处的大块骨缺损。1971年McKee首先进行了吻合血管的肋骨移植修复下颌骨缺损;1973年,Mc Cullough进行了吻合血管的肋骨移植的动物实验,证明了移植骨成活良好,并保持骨细胞存活,此研究成果为显微外科骨移植的应用提供了客观依据,此后,许多学者提出了不同部位和术式的报道,促进了显微外科骨移植技术的发展。显微外科骨移植由于具有接近正常的血供,为传统的骨移植难以治愈的骨缺损或骨皮质缺损创造了治愈的可能。治愈时间较传统骨移植有一定的缩短,对有适应证的病例,有较好的临床应用价值。1978 年,Finley 报道吻合血管的骨膜移植治疗骨不连,不破坏骨的支持并且可以塑型,有一定应用价值。

传统的不吻合血管的骨移植与吻合血管骨移植愈合过程大不相同。前者由于移植骨的血供中断,植入骨本身并无生长能力,也不能使骨愈合,仅其骨膜深面少数成骨细胞存活,而大部分骨细胞坏死而被更替,移植骨的作用只能成为一种桥梁,让两端的骨膜在膜内化骨的过程中沿其表面爬行,即所谓代替或爬行置换(creeping substitution)。传统的缺乏血供的骨移植愈合时间长,有时尚可能出现骨吸收或不愈合,甚至失败。吻合血管的骨移植,由于移植骨保持血供,使爬行置换的愈合过程简化为骨折愈合过程。长骨吻合血管移植后愈合过程大致可分为三个时期:炎症期、修复期和改建期。

对于显微外科骨移植的适应证,全国显微外科命名与适应证专题讨论会进行了探讨,多数认为吻合血管骨移植的适应证为:①大块骨缺损(长骨骨缺损大于该骨的 1/5~1/4);②传统骨移植失败者;③先天性胫骨假关节;④预计应用传统骨移植不易成功的骨缺损、骨不连。吻合血管的骨移植较传统骨移植愈合快,其骨细胞不发生坏死、吸收,也无需"爬行替代",但必须正确掌握适应证,不能随意扩大手术适应证,不能误以为吻合血管骨移植即使吻合血管失败,其骨块仍可作为传统骨移植使用。Berggren 认为,吻合血管骨移植当血管栓塞后,缺血坏死的骨周围软组织起栅栏作用,反而阻止新生血管的生长和外骨痂的形成,妨碍正常骨的"爬行替代"过程。同时应强调提出,显微外科骨移植是传统骨移植的发展和提高,而不能取代传统骨移植;吻合血管骨移植只能促进骨愈合,而不能取代可靠的固定。

带血管蒂骨瓣移植有两种类型:①带恒定血管蒂骨瓣局部转移;②吻合血管蒂骨瓣远处移植。

一、腓 骨 瓣

1975 年,Taylor 等[2]首先报道运用血管化腓骨瓣移植成功治疗 1 例下肢开放骨折,腓骨瓣技术便广泛被用于临床。

1. 临床解剖学要点

腓骨是下肢一个细长的非承重长骨,呈管状,四周均有较厚的骨皮质,这也使得腓骨成为可用于移植的最坚硬的骨之一。在保留远近端 6~7cm 腓骨以保证膝、踝关节完整性的前提下,可获得 22~25cm 腓骨。①腓骨的供骨部位,腓骨上端不参加膝关节的组成,上 3/4 主要作为肌肉附着,因此包括腓骨头在内的上 3/4 段尤以腓骨中段血供特别丰富,适宜作为供骨部位;②腓骨远端参与踝关节的组成,必须保存,以保持踝关节的稳定性;③应避免损伤有关神经,腓总神经绕过腓骨颈,在腓骨颈下方锯断腓骨时,腓总神经行游离,妥善保护。当切断腓骨长、短肌时应注意避免损伤腓深神经及其分支;④切取含腓骨头的腓骨移植,离断胫腓关节时,要防止损伤胫前血管。因为胫前血管正从胫腓关节稍下方的骨间膜孔穿出至小腿前面,术中可先显露出胫前血管,再离断胫腓关节。

2. 皮瓣设计

腓骨可作为游离骨瓣或游离骨皮瓣移植,一般沿着腓骨的体表投影作为轴线,腓骨皮瓣设计成梭状,皮岛通常以小腿中、下 1/3 的结合点为中心。

3. 手术方法

取小腿外侧切口,自腓骨长肌与比目鱼肌间隙进入。显露腓骨动脉、腓静脉并判定腓动脉为Ⅰ型才能采用。按照需要长度环形剥离部分腓骨骨膜,用线锯截断腓骨远、近端,用持骨钳夹持所截腓骨向前后旋转以便切断附着其上的肌肉,切除时应保留骨膜及附着在其上的部分肌肉,使形成有0.5~1cm厚、超过其长度的一层肌肉袖。先将腓骨远端结扎并切断腓骨动脉、腓静脉,观察骨瓣血液循环良好后,再将腓骨近端腓动脉、腓静脉血管蒂切断,然后将截取腓骨移植至受区。显微镜下用10-0线吻合腓骨血管蒂与受区的动脉、静脉血管行端端的无张力吻合,恢复血液循环。供区如截骨较多,影响下1/3腓骨,应将腓骨下端固定于胫骨上,以免将来影响健侧踝关节活动(图3-4)。

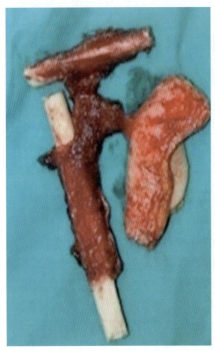
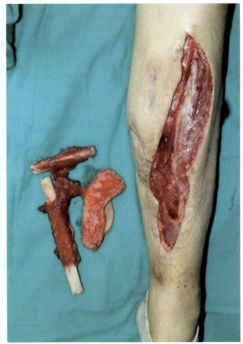

图 3-4 游离腓骨瓣移植

4. 手术注意事项

①手术游离腓动脉时应注意鉴别是否为胫后动脉,谨防动脉变异,误伤胫后动脉;②切取范围一般位于腓骨中段,远、近端至少预留5cm,向上防止误伤腓总神经,向下因切取腓骨过长,影响外踝稳定性;③锯断腓骨时一般选用线锯,尽量少使用电锯,防止供血血管的热损伤;④如熟练解剖关系,在显露出腓动脉时,可逆行游离,截断腓骨后,用巾钳,夹住游离的腓骨两端,旋转腓骨可更好地暴露腓动脉。

5. 术后处理

①术后当日要严格观察生命体征;②注意观察伤口出血情况,保持伤口引流通畅。一般情况下,伤口保持引流24h,特殊情况下,要延长引流管的放置时间,以将伤口内的渗出物彻

底引流出来；③按显微外科手术后的要求常规给予抗凝、抗炎、抗痉挛药物治疗，保持室温和室内空气的湿度，严密观察移植皮瓣的颜色，以防血管危象的发生；④术后应用广谱抗生素，以防伤口感染和肺部并发症的发生。

6. 优缺点

优点：①腓骨没有支持体重的作用，切取上段对小腿的负重功能不会产生太大的影响；②腓骨是多源性的血供器官，以腓动脉为蒂，不致影响残留腓骨段的血供；③腓骨上段有多组血管蒂，临床选择自由度大；④腓骨中段血供丰富，又有肌肉附着，是骨瓣、骨膜瓣、骨肌瓣和骨肌皮瓣的良好取材部位。

缺点：①腓动脉起始存在变异，它可直接为胫后动脉主干，术中需加重视；②腓骨上段附着有肌肉，切取骨瓣对供区损伤较大；③凿取不当，或取腓骨过长，影响踝关节功能。

二、髂 骨 瓣

髂骨一直被作为非血管化骨块、骨皮质片、骨松质片的最佳来源，直到1979年，Taylor等确认了旋髂深动静脉是髂骨移植最可靠、最合适的血管蒂，吻合血管的髂骨肌皮瓣游离移植逐渐被广泛用于临床。与传统的单纯骨移植和带蒂复合骨瓣修复骨缺损相比，具有明显的优越性。它可同时修复软、硬组织复合性缺损，即使洞穿性大型缺损也可一期完成；不受植床条件的限制，骨肌皮瓣可依赖自身供血而成活；吻合血管的骨肌皮瓣依靠骨髓供血，明显优于骨膜供血，因而其成活率也明显高于带蒂复合骨瓣的移植。

1. 临床解剖学要点

髂骨有多条血管供血，其丰富的血供使切取的骨瓣在尺寸和形状上具有较大的灵活性，其最合适的血管蒂是旋髂深动脉。旋髂深动脉在腹股沟韧带上方起源于髂外动脉或起源于股动脉，起点最高在腹股沟韧带上方13mm，最低在韧带下方24mm，半数以上是起源于腹股沟韧带上方。旋髂深动脉起点处直径为2mm左右，在腹股沟韧带上方，走向髂前上棘方向，在腹股沟区，位于腹横筋膜与髂筋膜构成的纤维管内，向外上方行走，这段长5.0~7.0cm，但该管的解剖结构不甚明显。旋髂深动脉抵达髂前上棘下方1.0~2.0cm处，有许多分支，其中有一大分支称为腹壁外侧动脉，穿过腹内斜肌供应肌肉及腹外侧部的皮肤，与髂骨供血无关。旋髂深动脉主干在髂嵴缘下方1.0~2.0cm穿过腹横筋膜沿着髂嵴内唇下方向后分布，从髂前上棘开始向后，该段血管长6.0~9.0cm，直接分支到髂骨或通过髂肌的肌支抵达髂骨，在该区域内，旋髂深动脉在距髂前上棘3.2~8.0cm处与髂腰动脉的髂支，第4腰动脉前支吻合。由髂前上棘到髂后上棘可供骨的长度平均为23.3cm，不论是从髂骨内侧供血的旋髂深血管，还是从髂骨外侧供血的臀上深血管，都只能供养髂骨的前2/3。

2. 皮瓣设计

根据受区血管的位置，设计不同形状的髂骨瓣（图3-5）。手术切口沿髂嵴走行，切取的髂骨，一般以髂前上棘向后2cm为起点。

3. 手术方法

臀部垫枕抬高取骨区，自髂嵴中点沿髂嵴做斜行切口，在腹股沟中点再向下延长约

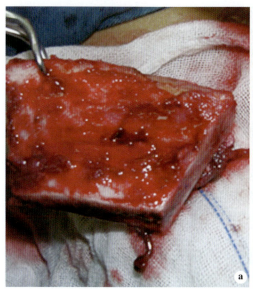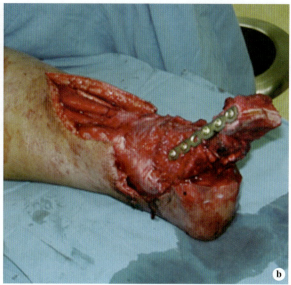

图 3-5　游离髂骨瓣移植
a. 髂骨瓣切取；b. 髂骨瓣固定于受区

4cm，在靠近腹股沟韧带的股三角处，显露股动脉、静脉。在切口内切断腹股沟韧带，显露髂外动脉、静脉，在腹股沟韧带平面的上下寻找发自股动脉或髂外动脉上的旋髂深动脉，在该处斜向外上方行走的动脉及其伴行静脉应予保护。找到旋髂深血管后，沿髂嵴方向分离，结扎切断进入腹肌的升支，保护进入髂骨的终支，保留沿髂嵴内唇上走行的旋髂深血管的主干并附带厚度约 0.5cm 的肌肉等软组织以保护血管。根据受区的条件设计骨块，为了确保旋髂深血管进入髂骨的小分支完好无损，在游离时可将骨块的骨膜及髂骨内唇内侧肌肉一并游离。仔细检查骨块的髓腔、骨膜及周围软组织的血液循环情况，确定骨瓣血供良好，等受区准备就绪后方可断蒂，将带血管蒂的骨瓣移植到受区，先安装内固定固定骨块，再吻合血管。

4. 手术注意事项

①术前用多普勒血流探测旋髂深动脉走行并用亚甲蓝标记。②血管蒂至髂骨内侧时保留 0.5cm 肌袖，根据受区情况确保血管蒂长度和髂骨块大小，供区置引流条后逐层缝合。③在髂骨肌皮瓣的切取、塑形及移植的全过程中，一是要注意皮瓣与其下的供血组织相连，谨防脱瓣；二是要保护髂骨瓣内侧的软组织、骨膜，使之与骨瓣紧密相连，以保证血供。④在游离供区与受区的血管蒂时，尽量争取有足够的长度，这会给血管吻合带来诸多的方便；在选择受区的血管时，要注意质量，如发现放疗等原因使所用血管壁变性，则要在同侧或对侧另选质量好的血管，以供吻合。⑤在吻合血管时，一定要注意吻合的质量，以保证通畅率和提高组织瓣的成活率。

5. 术后处理

①术后当日要严格观察生命体征。②注意观察伤口出血情况，保持伤口引流通畅。一般情况下，伤口保持引流 24h，特殊情况下，要延长引流管的放置时间，以将伤口内的渗出物彻底引流出来。③按显微外科手术后的要求常规给予抗凝、抗炎、抗痉挛药物治疗，保持室

温和室内空气的湿度,严密观察移植皮瓣的颜色,以防血管危象的发生。④术后应用广谱抗生素,以防伤口感染和肺部并发症的发生。

6. 优缺点

优点:①髂骨供血血管较多,可设计成不同方式的骨瓣,既可游离移植,也可旋转带蒂移植;②髂骨瓣比较厚,具有一定的负重强度,可作为负重区域的移植,如跟骨重建;③旋髂深动脉比较恒定,容易解剖,血管比较粗,游离后肉眼下即可吻合,发生血管危象的可能性较小。

缺点:①由于取骨位置及术中操作不当常引起血管神经损伤,如髂骨后部取骨时易损伤臀上动脉,术中拉钩位置不正确常造成神经损伤;②切取范围大时,有出现供骨区疝的风险,一般通过补片修补后可治愈;③因髂骨供血较多,术中易损伤周围的血管;④股前外侧皮神经自髂嵴外侧向外走行,切取髂骨瓣时容易误伤。

带血供骨移植供骨部位已经开发的有:髂骨、腓骨、肋骨、肩胛骨、桡骨、尺骨、胫骨、锁骨及骨膜等。

第四节 骨段滑移技术

一、概 述

20世纪60年代,前苏联 Ilizarov(伊利扎洛夫)医生运用环形外固定架,独创了骨延长(bone lengthening)、骨段滑移(bone transport)等技术,并提出了"牵张性骨生成"的生物学理论——张应力牵拉法则,生物学原理也被荣誉为20世纪外科领域最伟大的发现之一。该法则总结为:给生长中的组织一个缓慢的、不断的、持续的、稳定的牵张产生一定的张应力,能够刺激骨组织的再生修复和骨组织的活跃生长,通过逐渐缓慢的、持续的、稳定的牵拉作用,不断增大骨段滑移截骨端间隙,增大的截骨端间隙将由再生的新骨再生修复,从而达到延长骨段、修复骨缺损的目的,新再生的骨组织其功能、粗细及结构与原骨一致。动物实验研究及临床治疗也都证实:任何组织在张应力作用下,均能够表现为极高的再生能力。Ilizarov利用这个理论创造了独特的治疗大段骨缺损的方法——骨段滑移技术,具体的方法就是:将长骨端健存部位的骨,在骨膜下低能量截断,利用外固定支架固定骨块和骨,人为地以每天1mm的距离缓慢滑移、具有活性的骨块,最后将骨缺损修复,即采用断端截骨、骨段滑移骨转位的方法治疗修复骨缺损,可移动的、具有活性的骨块在血运良好的软组织袖内缓慢地移动,逐渐将正常具有活性的骨块滑移转位至骨缺损区,逐渐增大的截骨端间隙将由再生的新骨修复重建,在修复骨缺损的同时恢复肢体的长度与结构。

骨段滑移技术不同于肢体骨延长技术,骨段滑移技术只是通过缓慢地、不断地、稳定地、按一定方向移动健康的具有活性的可移动骨块,利用膜内化骨成骨和软骨内化骨成骨,从而使骨缺损得以重建修复,但相比正常肢体,骨缺损肢体长度并没有改变;而肢体骨延长技术在肢体骨延长的同时,肢体的软组织、肌肉、神经、血管同时等幅度被延长,故肢体骨延长技术对其肌肉、神经及血管影响较大。也就是说骨段滑移只是对具有活性的可移动骨块的滑移,对其周围组织、血管、神经影响并不大,由于肢体长度是不变的,故肢体的肌肉、神经、血管长度并未被牵拉延长。因此,骨段滑移对肢体的周围神经、血管、肌肉及关节影响不大。

曲龙等提出"骨段滑移技术是解决骨科难题的一个具体而有用的治疗方法,也是一种治疗理念,更是一种治疗应用趋势"[3]。目前骨段滑移技术除应用于骨外科外,还应用于其他外科领域,如血管外科应用骨段滑移技术治疗下肢缺血性疾病;神经外科应用骨段滑移技术治疗脊髓、脑神经疾患,均已引起医学界的高度关注。

下面利用简图(图3-6)介绍骨段滑移的基本方法。

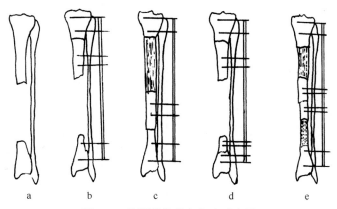

图 3-6　骨段滑移基本方法示意图

a. 胫骨骨干部骨缺损;b. 骨干部一处截骨骨段滑移法;c. 滑移骨块与骨端加压愈合;d. 骨干部两处截骨段滑移法;e. 滑移骨块与骨块加压愈合

二、骨段滑移骨痂牵拉区的成骨原理

Ilizarov 经过大量临床研究及实验观察,发现任何组织在张应力作用下均表现为极高的再生能力,并提出极具临床实际应用意义的生物学原理"张应力法则",该法则认为:给予生长中的任何组织一个缓慢的、稳定的、持续的、不断的牵张使之产生一定的张应力,能够促使某些组织的再生修复及某些组织的活跃生长,再生组织的生长方式和胎儿组织一样都为细胞有丝分裂,同理如果在骨骼、皮肤肌肉、血管神经等组织上产生一个不断的、缓慢的、持续的、稳定的牵张力时,同样可以促使这些组织利用细胞的有丝分裂增殖,在既定的牵张力方向上出现这些组织的再生,进而修复残缺或矫正畸形。骨段滑移就是通过不断的、缓慢的、稳定的牵拉产生一定张应力,使截骨端间隙逐渐增大,进而增大的截骨端间隙逐步由再生的新生骨再生修复,最终达到延长骨段、修复骨缺损的目的;通过研究观察新生的骨组织其结构、粗细及功能与原骨相同。

Ilizarov 独创的骨段滑移技术主要内容包括:①重视保护截骨处骨膜及其周围软组织,采用骨干干骺端或骨干部接近干骺端骨膜下低能量截骨,尽可能最大限度地保护截骨处骨、骨膜及周围软组织血液循环;②稳定的外固定支架固定方式;③低能量截骨后要有一定延迟期,笔者主张截骨2周后开始骨段滑移,要缓慢地、持续地、稳定地、按一定方向牵张,骨缺损通过软骨内化骨成骨和膜内化骨成骨,能够使缺损骨组织再生、修复与重建;骨段滑移完成后要有一定时间的固定期及锻炼期使新生骨改建、成熟。研究表明在骨段滑移的早期软骨内化骨成骨起主要作用,而骨痂成熟期以膜内化骨成骨为主;骨段滑移的滑移骨段必须是有充足血供的具有活性的骨块,以促进骨段滑移的骨断端利用压应力压缩愈合的进行。还有学者经过研究组织学过程发现,骨段滑移过程中新生骨组织再生及改造可分为四个时期:①纤维组织形成排列期,胶原纤维组织再生增殖并且伴随张应力方向定向排列;②膜内化骨期,形成的纤维组织中显示有骨基质的沉积,进而骨小梁形成,并在骨重建中持续一段时间;③骨重建期,新生骨开始生成重建,有活跃的破骨细胞活动,新骨生成与骨吸收相互作用、相互影响;④新骨成熟期,本期最大的特点是板层骨的出现,此期时间较长,可持续约 1 年以后,新生骨逐渐改建成熟。

一般情况下,骨膜一直处于静止状态,而在一定条件下(如机械性刺激及损伤等情况下),骨生成细胞和成纤维细胞可迅速增殖、分化;鉴于此,骨膜成骨潜力巨大,骨膜的完整性是影响骨折愈合的一个重要的基础条件,骨膜的完整与否将直接影响骨折愈合情况。血运良好、完整的软组织骨膜套,能够为截骨部位的两断端、骨膜内成骨及新骨的形成修复,提供一个良好的限制性贴服生长支架,在血运丰富、完整的软组织骨膜套的保护下,围绕延长区新骨的生长良好;由于骨膜及周围软组织得到了良好保护,骨痂牵拉延长区骨痂的骨矿物质含量明显提高了,并且对比骨髓成骨,骨外膜的成骨作用较明显,此外骨膜还可独自生成大量骨痂,形成的骨痂还含有较高的骨矿化含量。

三、手术原则及方法

1. 手术原则

骨段滑移技术基本的手术原理,就是利用外固定架对损伤或骨缺损的肢体提供支架支撑,进而进行矫形、恢复肢体的长度,然后在骨膜下低能量截断骨缺损或骨不连上端或者下端的一段具有活性的骨块,利用外固定装置将此具有活性的骨块,按照既定的方向、适宜的速度与合适的频率缓慢地、稳定地、不断地滑移,滑移到预期的骨缺损部位,具有活性的可移动骨块逐渐与对应骨缺损的残端逐渐接触靠拢,在外固定支架的持续维持下,最终使骨缺损重建修复、骨不连愈合。这一技术对于治疗各种原因导致的骨缺损(包括骨肿瘤手术后的骨缺损和断肢等),显示出不可替代的优势,已经挽救了许多濒临截肢的肢体。近年来在这一原则指导下发明了一系列技术,其中包括与其他技术相结合应用,使许多骨科界非常棘手的问题迎刃而解,现如今,骨段滑移技术已经扩展到治疗血液循环障碍性疾病(如血栓闭塞性脉管炎的治疗)、软组织缺损的治疗甚至慢性骨髓炎的治疗等方面[4]。

该技术操作的基本原则是:稳定的支架外固定,在骨缺损选择具有软组织良好及血运丰富的上端或者下端骨膜下低能量截骨后,安装稳定牢固的外固定器,术后按照既定的方向、适宜的速度及适当的频率逐渐地、缓慢地、持续地牵拉,借助膜内骨化成骨及软骨内化骨成骨,进而完成新骨再生、修复、重建骨缺损的目的。必须强调的是滑移的骨块必须具有足够血运,有活性,有良好的周围软组织覆盖,外固定架可以用斜拉针或横形张力针(或者半针),可做一定方向的骨段移位,进而修复所需骨缺损的目的。

2. 适应证

其适应证:为急性骨折、无菌性或感染性骨折不愈合等导致的骨缺损。有研究表明[5]:

本技术适用于胫骨骨缺损大于 3cm,股骨骨缺损大于 5cm。目前,一般认为骨缺损大于 5cm 称为大段骨缺损,均适用于骨段滑移技术,还有研究用于肿瘤性骨缺损的治疗。

3. 手术方式

临床实际中根据骨缺损的长度,可以采用两种方式的骨段滑移,即:①一期清创肢体短缩+截骨延长术;②一期清创截骨骨段滑移术的方式,前者的优点是对于伴随有大面积软组织缺损的病例手术一期可以减小创面,提供便利的软组织修复条件;然而过长的肢体短缩必然会导致局部的血管、神经及软组织因弯曲、盘绕而受压,堆积臃肿,极易出现血管和神经危象,因此对于多少长度的骨缺损适宜于一期肢体短缩+截骨延长术,其争议一直存在着。黄雷等[6]总结应用 Orthofix 肢体重建外固定支架一期清创+短缩肢体+截骨延长术(骨段滑移压缩延长术)治疗骨缺损合并软组织缺损的经验,认为对于有软组织损伤的肢体一期短缩 3cm 是安全的,具体短缩程度应当根据远端肢体的血运而定,如果远端出现血管危象应停止短缩,可以于术后第 2 天继续进行短缩,每天可以短缩 4mm,分 4 次进行,每次 1mm,对于软组织缺损较大的急性开放性骨折的小腿短缩可达 9cm。第二种方法,利用外固定支架直接恢复肢体长度,这种方法不会因血管挛缩导致血管危象,对于皮肤缺损者可以采用游离皮瓣修复;对于血管长度不足者,可以移植静脉倒置修复血管;对于血管吻合口不足,可以采用"Y"型静脉倒置的方法修复;对于神经、肌腱缺损可以二期移植神经、肌腱修复。但此种方法对显微外科操作要求较高。

四、截骨的注意事项

1. 截骨部位

骨段滑移的截骨部位可选择在:干骺端、骨干及接近干骺端等处,对于骨骺还未闭合的年轻患者也可以选择骨骺牵拉,干骺端成骨最快,骨干次之。干骺端血液循环丰富、骨骼粗大、成骨较快、新生骨质量好,可以大大缩短支架外固定时间;但同时应该铭记,该处也有其明显的弱点,干骺端为骨松质,固定支架骨螺钉针的能力远不如骨皮质坚强,在选择螺钉时可选骨松质螺钉。笔者认为临床上供截骨的骨干要有一定长度、血运丰富、骨膜健康完整、无感染、周围软组织良好,以干骺端为首选,具体问题具体分析,以利于骨段滑移骨痂牵拉区成骨的顺利进行。

2. 骨膜的处理方式

对于骨段滑移骨痂牵拉区成骨一般认为是:通过膜内化骨成骨和软骨内化骨成骨的方式进行,两者同时进行,非常类似于骨折断端的骨痂形成。以往通常采用的截骨方式有:横断截骨、"Z"字形截骨和斜形截骨,这些截骨方式均破坏了骨外膜和骨内膜,不利于膜内化骨成骨的进行。通过长骨干骨痂延长骨愈合成骨方式的研究,研究表明在保留骨外膜的情况下,骨外膜侧始终保持有连续存在的骨痂阴影。良好、完整、无损伤的软组织骨膜套可为截骨部位两端提供充分血供,使新骨在血运丰富的软组织骨膜套的保护下,围绕延长区生长。通过保护骨膜及周围软组织,能明显提高骨牵拉延长区骨痂的骨矿物质含量。笔者认为,保护骨膜及其周围软组织是保证骨段滑移技术治疗效果的关键。

五、骨段滑移的速度及时间

1. 骨段滑移的起始时间

完成截骨后,何时该开始骨段滑移也是一个值得探讨的问题。骨段滑移截骨后良好的血供是骨痂牵拉区成骨的基础,骨段滑移的时间过早或过迟都会影响骨痂牵拉区新骨的生成与重建。杨柳等[7]认为适当地延迟骨段滑移时间,有利于骨痂牵拉区骨的形成与改建,同时也提出延迟骨段滑移的时间过长,也并不能进一步加速骨痂牵拉区骨的愈合和改建,并且增加可能存在严重并发症的潜在风险。目前一般认为四肢长骨的骨段滑移时间以截骨术后1~2周较为恰当,而掌骨及跖骨等短小骨则需等待到3周,具体骨段滑移时间临床要根据患者的身体素质、年龄、局部软组织情况等因素综合考虑,因人而异,个体化治疗。

2. 骨段滑移的速度

骨段滑移的要求要有:适宜的速度与合适的频率缓慢逐渐进行,骨段滑移延长速度及频率决定了骨痂牵拉区骨延长新生骨数量的多少和质量的优良与否。最早的时候有研究提出骨延长的速度可以达到每天2~3mm,但是出现了血管、神经等一系列的并发症。1969年Ilizarov等通过大量研究证实了,骨段以每天约1mm(分4次完成,每次1/4mm)的滑移速度,可以使骨延长区的新生骨成骨数量和质量,都得到很大的提高,成为了公认的原则而被广泛应用于临床。然而恒定的骨段滑移速度并不能顺应个体差异的变化,认为实施个体化、差异化骨段滑移延长速度是很有必要的,即以每天0.5~1mm(平均每天0.7mm,可分4~6次完成)的滑移速度进行,较为适宜。

笔者在术后第2、4、6、8周拍摄X线片(术后第2周拍片主要是观察骨段滑移进程中,滑移骨块与肢体的力线,便于及时调整支架),根据计算骨痂直径率值(callus diameter ratios,CDR)及时调整骨段滑移速度,对于年龄小、身体状况良好、CDR值≥85%的患者可适当加快至每天1.2mm(分4~6次,每次0.2~0.3mm进行);而对于年龄大、身体状况差、CDR值<85%的患者应降至每天0.5mm,但可增加滑移频率,强调个体化治疗。

六、促进骨痂牵拉区成骨的研究

骨段滑移技术作为一种临床治疗效果较好的治疗骨缺损的方式,已经被广泛应用于临床工作中,但同时发现骨段滑移后骨痂牵拉区存在成骨较为缓慢、治疗周期时间过长的问题,成为制约其在临床广泛应用的一大因素,为此,对骨段滑移术后骨痂牵拉区成骨缓慢的较为棘手的问题,国内外学者都进行了多项实验研究。林凤松等[8]研究观察发现,脉冲电磁场刺激对骨的钙化,可以起到积极的促进作用,然而同时认识到电磁场在刺激增加骨痂的形成过程中,并不影响骨痂的改建,并且发现对大段骨缺损,自骨痂成骨至骨成熟板层骨出现只提前1个月左右。通过动物实验研究发现在骨痂牵拉区经皮注射重组骨形态发生蛋白(bone morphogenetic protein,BMP),对骨段滑移延长区骨改建有促进作用,但目前并没有应用BMP治疗骨缺损的大量临床报道。有学者通过组织学观察证实了化瘀活血中药,能够通过促进骨段滑移骨痂延长区血管再生、改善局部的血液循环,能够对骨生成细胞和破骨细胞数量的增多和功能的活跃起到促进作用,并明显促进骨段滑移延长区新骨的形成和改建。应加大中药在这方面的研究,以造福更多患者。

富血小板血浆(platelet-rich plasma,PRP)是通过离心的方法,从患者自体血中提取出来的血小板浓缩物,PRP 活化后含有多种能够促进骨与软组织修复的因子,如血小板源性生长因子(platelet derived growth factor,PDGF)、转化生长因子-β(transforming growth factor-β,TGF-β)、胰岛素样生长因子(insulin-like growth factors,IGF)等,这些生长因子来源于人体,成分及结构与人体骨愈合所需的生长因子相似。生长因子在骨与软组织的修复过程中起着重要的调控作用,经研究证实,这些生长因子可以加速基质间充质细胞(MSCs)的分化,促进成骨细胞和成纤维细胞的增殖分化,加速纤维蛋白与细胞外基质的合成。目前大量的实验研究[9,10]发现,联合应用多种生长因子,能够明显提高骨组织及软组织的修复能力,较单一的生长因子效果显著提高。PRP 中各种生长因子间能够发挥较好的促进和协同作用。此外 PRP 能够提高大段骨缺损的治疗效果,但是目前 PRP 在四肢大段骨缺损的疗效还缺少大规模多中心临床实验研究数据支持。PRP 的最佳注入时间、最佳注射部位、最佳使用剂量等问题,仍有待进一步研究。

间充质细胞具有多项分化潜能,在一定的诱导条件下能分化为:成骨细胞、成软骨细胞、脂肪细胞、内皮细胞等,骨组织工程要求其向单一方向发展。体外实验研究结果表明,在地塞米松、维生素 C、β-甘油磷酸钠等诱导因子作用下可促进成骨细胞分化成熟,可以作为骨组织工程的良好种子细胞来源,在骨缺损治疗中拥有广阔的应用前景。有学者通过实验研究将 MSCs 植入骨段滑移骨痂牵拉区,发现 MSCs 在骨段滑移完成后植入,可促进骨痂成熟。Xie 等[11]研究表明利用骨髓间充质细胞构建的组织工程骨,修复重建骨缺损是一种安全而又理想的方法。Shao 等[12]在骨段牵拉移位结束后(即膜内骨化成骨期)一次性植入 MSCs,发现植入 MSCs 有利于骨痂牵拉区骨痂的成熟。脐带间充质细胞近年来成为研究热点,脐带间充质细胞基因稳定、不易突变、免疫原性低、具有免疫调节功能、来源丰富、采集方便,并且增殖能力较强,是组织工程及再生医学的较好种子细胞来源,但目前尚无脐带间充质细胞直接用于大段骨缺损治疗的报道。

七、术后干预及并发症处理

(一) 术后干预

一般骨段滑移截骨术后延迟等待期为 2~3 周后,再进行缓慢的骨段滑移,需要根据患者的体质、年龄,损伤情况、软组织情况等来决定骨段滑移的速度,原则上是每天以 1mm 距离的滑移速度(1mm 距离分 4~16 次完成,每次 1/4~1/16mm 进行)缓慢地、不断地、稳定地滑移具有活性的骨块。

①对于开放创口,按操作规范要求清洁换药;②对于有些感染患者创口较深的,引流要通畅;③在处理感染组织时要清除彻底;④处理骨端坏死时,以骨端切除至骨端渗血为止,这样做有利于骨端的愈合。

骨段滑移完成后,骨段滑移骨痂牵拉区新形成的骨组织和逐渐靠拢的滑移骨块,要达到骨愈合矿化时,需要很长一段时间,一般需要 5 个月左右,甚至更久,期间需告知患者适当踝、膝、髋关节锻炼,肌肉收缩锻炼等,不断鼓励患者,增强患者信心,进行人文关怀。当从拍片观察到骨段滑移骨痂牵拉延长区有新的骨组织形成,并形成新的骨皮质,骨缺损原骨断端愈合后,方可逐渐拆除外固定支架的部分固定螺钉,如可先拆除2根或者是4根固定的螺钉,再进一步松动部分螺钉,要求外固定支架仅仅起到保护下逐渐锻炼,直至最后确定是否达到功能愈合,达到后,最终再完全去除骨段滑移的外固定支架。

(二) 并发症处理

骨段滑移术后常常出现皮肤切割痛、断端硬化及钉道感染等并发症。

1. 疼痛

术后和骨段滑移过程中出现的疼痛,常常可通过对症的止痛治疗得到缓解,但口服止痛药常常有消化道刺激症状,对于长期口服患者,需注意保护胃黏膜。

2. 断端硬化

对于大段骨缺损,长时间的牵拉后,断端长时间没有骨接触,断端硬化,髓腔闭合的情况临床较为常见。一般骨缺损原骨断端如果单纯的轻微的骨端硬化存在,可以不做任何的处理,骨段滑移后期需要将骨缺损端直接加压,适当压缩对接,促进骨愈合。但如果存在较明显的原骨断端骨端硬化现象,或者还同时并存钢丝、钢钉等异物现象,不但要将硬化骨切除掉,而且还要将并存的异物取出,打通髓腔,积极行植骨治疗。若是骨坏死或者是伴随骨感染,就需要仔细、彻底清创,将坏死或是感染组织彻底清除,对于死骨的切除范围可依据术前的X线片,并且结合术中情况决定,术中一般切除到骨端渗血为好,对于局部严重感染者,还需要放置低体位对口引流,经常定期或者不定期清洁换药,严密观察。

3. 钉道感染与固定针松动

Blum[13]采用骨段延长治疗了50例感染性股骨骨缺损,患者均出现不同程度的针道感染。针对钉道感染,应及早给予钉道清创,清洁换药,及时给予应用抗生素治疗。条件允许者,尽量给予行分泌物培养,根据药敏结果,对症给予敏感抗生素治疗。

此外延长过快或外固定支架稳定性不足等,可导致骨痂形成不良、骨延迟愈合、骨不连。针对骨痂区成骨愈合缓慢,可给予PRP局部注射等促进骨愈合。骨段滑移技术治疗骨缺损,治疗时间较长,外固定时间也较长,会给患者恢复带来一定的不便。患者在治疗期间可出现心理问题,Yildiz[14]报道应用Ilizarov技术治疗骨缺损的过程中患者出现焦虑、抑郁、偏执等精神问题。外固定器械携带不方便,常常影响患者活动。

骨段滑移技术在有效保证骨不连骨断端愈合的同时,完全矫正因骨缺损所致的伤肢的短缩畸形;操作简便、手术安全、经济;具有相对治疗时间短;患者较易接受等优点[15],在临床应用中,要在全面理解该原理和熟练掌握应用规范的基础之上,选择正确的适应证,才能达到临床疗效,避免术后并发症的发生。

八、典型病例

1. 典型病例1

患者刘某,男,30岁,因"车祸撞伤左小腿2h"入院。左小腿下端有约12cm×8cm皮肤软组织缺损,合并 6cm 的胫骨骨缺损。游离股前外侧皮瓣移植修复创面及截骨行骨段滑移治疗骨缺损,皮瓣顺利成活。术后 X 线片示:骨缺损约 6cm,2 周后开始行骨段滑移,每日 1mm,经骨段滑移 70 多天完成,5 个月后拍片示骨愈合(图 3-7)。

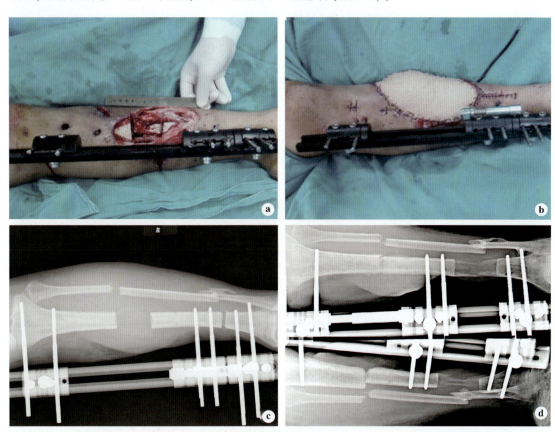

图 3-7 典型病例 1

a. 左小腿下段 12cm×8cm 皮肤缺损合并 6cm 的骨缺损;b. 游离 16cm×9cm 的股前外侧皮瓣覆盖创面;c. 骨段滑移治疗大段骨缺损;d. 骨段滑移经 2 个月完成,5 个月后 X 线片示大量骨痂

2. 典型病例 2

患者王某,男,28 岁,因车祸撞伤右小腿疼痛、流血活动受限 2h 入院。专科查体见:右小腿前内侧有约 16cm×8cm 的皮肤缺损,有骨外露,足背感觉消失,足底感觉可,足背动脉摸不到,胫后动脉搏动可,趾端血运可。

X 线片示:右胫骨中下段粉碎骨折,并有 7cm 骨缺损。

首先进行清创固定+神经修复+截骨术,设计并游离 17cm×9cm 股前外侧皮瓣覆盖创面,将旋股外侧动脉与腘动脉行端侧吻合,其伴行静脉与大隐静脉及分支吻合。9 个月完成骨搬运(图 3-8)。

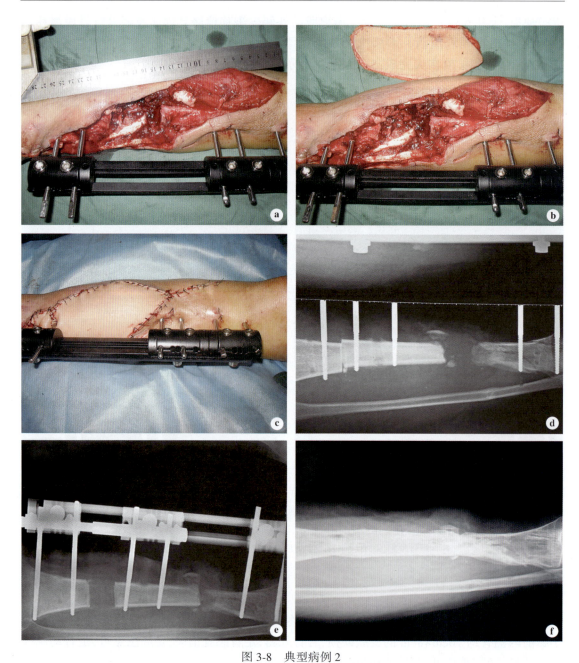

图 3-8 典型病例 2

a. 清创固定+胫前神经修复+截骨术后；b. 设计并游离 17cm×9cm 股前外侧皮瓣；c. 移植股前外侧皮瓣术后；
d~f. 骨搬运术前、术后 4 个月、术后 9 个月 X 线片

参 考 文 献

[1] 李波,陈静,阙祥勇,等. 大块异体骨联合自体骨髓移植修复股骨上段肿瘤切除后缺损. 中国组织工程研究,2012,16(5):831-834

[2] Taylor GI, Miller DH, Ham FJ. The free vascularized bone graft: a clinical extension of microvascular techniques. Plast Reconstr Surg,1975,55:533

[3] 曲龙.骨搬移治疗骨缺损与骨不连.北京:人民卫生出版社,2009:2-22

[4] 秦泗河.读《骨搬移治疗骨缺损与骨不连》有感.中国矫形外科杂志,2009,17(24):1919,1920

[5] Saleh M,Rees A. Bifocal surgery for deformity and bone loss after lower-limb fractures, Comparison of bone transport an compression distraction methods. Bone Joint Surg (Br),1995,77:429-434

[6] 黄雷,赵刚,王慎东,等.短缩-延长肢体治疗胫骨骨缺损合并软组织缺损.中华创伤骨科杂志,2007,9(12):1115-1119

[7] 杨柳,李起鸿.骨阶段性延长转移治疗长骨大段骨缺损的实验研究.中华创伤杂志,2000,16(5):276-278

[8] 林凤松,尹维田,周连兴,等.脉冲电磁场对骨延长过程中骨痂成熟的影响.中国实验诊断杂志,2007,11(5):671-673

[9] Kimura A,Ogata H,Yazawa M,et al. The effects of platelet-rich plasma on cutaneous incisional wound healing in rats. J Dermatol Sci,2005,40(3):205-208

[10] Anitua E,Sanchez M,Nurden AT,et al. Reciprocal action of platelet-secreted TGF-beta1 one the production of VEGH and HGF by human tendon cells. Plast Reconstr Surg,2007,119(3):950-959

[11] Xie H,Yang F,Deng L,et al. The performance of a bone-derived scaffold material in the repair of critical bone defects in a mesus monkey model. Biomaterials,2007,28(22):3314-3324

[12] Shao Zhen,Liu Baolin,Peng Qinjian,et al. Transplantation of osteoblast-like cells to the distracted callus in the rabbit mandible. Plastic and reconstructive surgery(United States),2007,119(2):500-507

[13] Blum ALL,Bongiovanni JC,Morgan SJ,et al. Complications associated with distraction osteogenesis for infected nonunion of the femoral shaft in the presence of a bone defect:a retrospective series. J Bone Joint Surg Br,2010,92(4):565-570

[14] Yildiz C,Uzun O,Sinici E,et al. Psychiatric symptoms in patients treated with an Ilizarov external fixator. Acta Orthop Traumatol Turc,2005,39(1):59-63

[15] 李启鸿,许建中.骨外固定学.北京:人民卫生出版社,2009:173

第四章　多元组织缺损的修复

随着显微外科技术的发展,20世纪中叶,游离皮瓣移植技术得到进一步提高,在临床应用中成功挽救了许多因组织缺损而伤残的肢体,减少了截肢的发生,现在依然是修复肢体缺损不可或缺的手段。在近半个世纪的显微解剖研究后,人们发现众多可以用于带蒂转移或游离移植的组织供区,也研究设计出相应的游离方法和移植技术。可供移植的组织除了皮瓣,还延伸出了筋膜瓣、肌瓣、骨瓣、骨膜瓣和包含不同组织的复合组织瓣(见图4-1),可以根据受区的不同缺损程度、形态、大小进行相应的组合、改变,灵活变换选择,分别修复肢体因创伤、感染、肿瘤切除等引起的多元组织缺损。

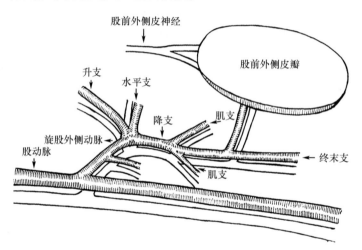

图 4-1　股前外侧复合组织瓣解剖示意图

高能量损伤造成的肢体软组织缺损通常较重,一旦合并有肌腱、骨骼、血管神经等深部组织外露或缺损,其修复常常较为困难。笔者把合并有皮肤、肌肉、肌腱、骨骼、指(趾)缺损或复杂的复合组织缺失,称为多元组织缺损。组织缺损的程度决定了修复的难度。根据组织缺损的性质、大小、形态,选择相应的组织瓣移植修复。对于大面积的多元组织缺损,修复时不仅需要相当数量的组织瓣,同时也要有相应可行、有效的手术技术。用于修复四肢多元组织缺损的核心显微技术是游离组合组织移植技术,即通过血管吻合技术将两个或更多具有独立血管蒂的组织瓣,以组合母体为核心[1],通过血管组合桥接成具有共同血管蒂的组合体,移植到受区,实现组织缺损的修复与重建。

多元组织移植修复的关键在于血管组合及组合母体的选择。组合母体,即参与移植组织具有较恒定且粗大的分支或终末支供其他参与移植组织进行串联、并联吻合组合的组织。常用的组合母体有:股前外侧皮瓣、背阔肌皮瓣、腹股沟皮瓣、桡动脉皮瓣等。

一、组合组织移植血运的重建

血管组合是游离组合组织移植不同于单一组织移植的关键技术和手术步骤。不同组织瓣之间的血管组和有并联和串联两种方式(图4-2)[2]。

串联方式是指将单一的组织块的血管蒂吻合到组合母体血管蒂的远端,这就要求组合母体的血管蒂两端都有开口(图4-3)。例如,前臂皮瓣的桡动脉和头静脉、小腿内侧皮瓣的胫后动静脉、腓骨瓣的腓动静脉。以这些皮瓣为组合母体,将移植的组织瓣的血管蒂与组合母体的远端吻合,手术后血流经过组合母体流向另一个组织块,走的是一个串联通道。并联方式就是将一个组织块的血管蒂吻合至另一个组织块血管蒂的分支上。例如,组合足踇甲瓣和游离腹股沟上皮瓣移植时,将腹股沟上皮瓣的血管蒂分别吻合至足背动脉的深支及足背静脉弓的分支上,形成以足背动脉和大隐静脉为共同血管蒂的组合体;组合股前外侧皮瓣和游离腓骨移植时,将腓动静脉连接至股前外侧降支的终末支,形成以股前外侧降支动静脉为共同血管蒂的组合体。

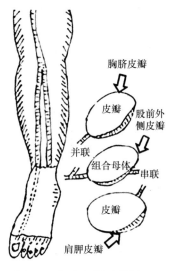

图4-2 组合组织示意图

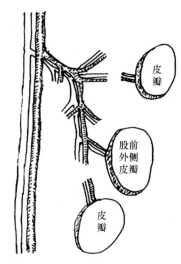

图4-3 股前外侧组合母体示意图

移植组织的血供主要有两种来源:在肢体受区有可供吻合的血管时,移植组织的共同血管蒂部直接与供区选定的血管行端-端吻合或与受区较粗的血管行端-侧吻合;当肢体受区找不到可供吻合的血管时,移植组织的共同血管蒂可与健侧肢体上选定的血管行端-端吻合,如采用的是桥式交叉吻合血管的技术(图4-4),也可以采用"Y"型静脉倒置移植的方式修复[3]。

二、多元组织缺损修复与重建

多元组织缺损常常有肢体不同性质、不同大小的组织缺损,如骨与软组织的复合缺损,

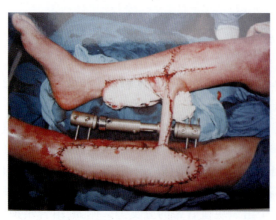

图 4-4　桥式交叉血管吻合技术

临床治疗困难。但在不同显微外科医生面前,其治疗途径却不是唯一的。医生常常应用自己较为得心应手的方法,根据创面情况,选择不同的组织组合移植修复、重建肢体功能。

在肢体皮肤软组织缺损较大的情况下,临床上难以找到合适的组织供区覆盖创面,以避免肌腱、神经、血管外露。除了选用面积较大的组织瓣,如股前外侧皮瓣、背阔肌皮瓣等用于移植外,也有学者采用带血管的网膜移植,其血管蒂长,可达35~40cm,穿支恒定,具有较好的延展性和抗感染能力,也可同时用于重建肢体远端血运,在修复大而不规则创面具有一定优势。也有人利用具有共同组织血供来源的特点扩大皮瓣的切取范围,如在游离背阔肌皮瓣同时解剖出胸背血管及肩胛下血管,在游离背阔肌皮瓣移植时,同时游离侧胸皮瓣。以上所述方式,皮瓣位置和切取范围相对固定,不能根据受区创面形状自由放置,使其临床应用具有局限性,为此,组合组织移植应运而生,以一携带有较多分支血管蒂的皮瓣为"组合母体",通过血管串联或并联的方式组合移植两个或多个离体组织。其优点是只要有足够长和多的血管,就可以根据创面自由选择多个组织,放置灵活多变,大多数的四肢皮肤软组织缺损都可以得到修复。

高能量损伤常常在造成皮肤软组织大面积缺损的同时,也导致不同程度的骨缺损,如骨缺损长度较短(≤5cm)常常可通过植骨或肢体短缩后得到有效解决。对于长段骨缺损(>5cm)吻合血管的自体骨移植是一种有效的治疗手段。因为移植的骨骼具有正常的血液供应,愈合过程与一般的骨折无异,不需要漫长的爬行替代,病程缩短。对于小儿或者女性患者,吻合血管的游离腓骨移植常可以满足修复肱骨和胫骨长段骨缺损的需要,而对于股骨,常常需游离双侧或者两段腓骨来修复。其缺点是腓骨强度不够,需长时间的石膏或支具固定,影响恢复,加之供区常常造成不同程度的损害,如游离腓骨长度过长,可导致踝关节不稳,不同程度地影响供区的功能。骨段牵拉移位成骨技术的出现有效地解决了这一问题。

三、多元组织缺损的急诊修复

随着显微外科技术的发展和进步,四肢多元组织缺损的二期游离组织移植修复已取得长足的进步,能最大限度地保留和重建。但是,患者从受伤到二期修复,其间经历了漫长的时间,组织坏死和感染更加剧组织缺损的程度和范围,给二期修复增加了许多困难,甚至影响修复效果,二期重建修复的肢体虽然具有完整性,但肢体功能的恢复程度不高,只能完成简单的功能。这促使人们开始探索急诊修复,临床上也取得有效地进展。即便合并血管损伤,也可以在修复血管损伤的同时,用组织瓣带蒂转移、游离移植,或者组合移植修复肢体的组织缺损,保留、恢复或重建肢体的功能。当然,这是建立在彻底清创和对创面有效抑菌处理的前提下,如果清创的彻底性得不到保障,就有必要分期重复清创,进行延期修复。随着 VSD 的临床应用,使急症创面感染率得到有效的控制,解决了创面感染率高的问题,促使急诊急症多元组织移植能有效地得到保障,因为它可以在最短时间内获得最佳的功能重建效果,特别是骨骼和皮肤复合缺损的修复,既保留肢体,又缩短病程,迅速获得功能重建[4]。

四、典型病例

司某,因左手被机器挤伤入院(图 4-5)。左手拇指自掌侧中部以远、示指自近指间关节以远、中指近节指骨以远、环小指自掌骨远端以远缺如(图 4-5a、b),左手掌、背侧皮肤自腕横纹以远缺损,组织挫伤严重。拟同时行 3 组不同组织移植修复重建手部功能(图 4-5c、j)。手术分 3 组同时进行,受区组清创,游离出受区可供吻合的桡动脉及伴行静脉,头静脉及贵要静脉、前臂内侧皮神经、桡神经浅支备用。供区 1 组游离股前外侧皮瓣,面积约 24cm×12cm,用于修复手掌、背侧皮肤缺损,该患者股前外侧皮瓣血管穿支为肌间隙型,游离两个主要穿支,旋股外侧动脉的终末支,作为串联皮瓣的供血动脉,皮瓣携带股前外侧皮神经;供区 2 组游离右足第 2 足趾再造拇指,左 2、3 足趾再造中环指,该患者跖背动脉缺如,第 2 足趾及对侧 2、3 足趾供血动脉为趾底动脉。将 3 组组织串联,移植到受区(图 4-5c),旋股外侧动静脉降支分别与桡动脉及伴行静脉吻合,游离 5cm 长"Y"型静脉倒置,近端与旋股外侧动脉降支肌支吻合,远端分别与两足背动脉吻合,两足背动脉伴行静脉分别与头静脉及贵要静脉吻合(图 4-5d)。股外侧皮神经、趾固有神经分别与前臂的内侧皮神经及桡神经浅支缝合。移植组织全部成活,伤口一期愈合(图 4-5e~f)。手部恢复拿捏功能,皮瓣感觉恢复,两点辨别觉皮瓣达 10mm,再造指达 4mm(图 4-5g~i)。

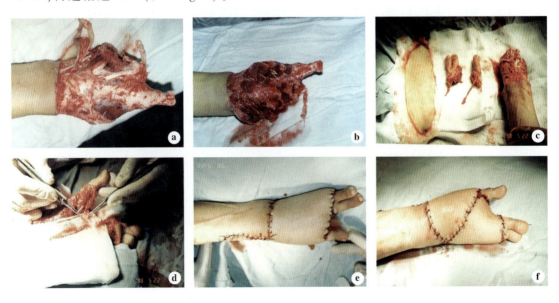

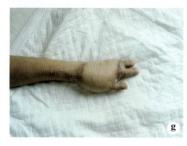
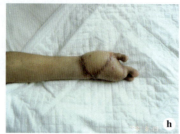
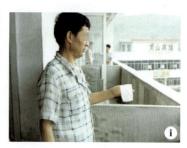

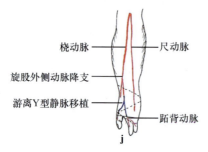

图 4-5 典型病例

a、b. 左手拇指自掌侧中部以远、示指自近指间关节以远、中指近节指骨以远、环小指自掌骨远端以远缺如,左手掌、背侧皮肤自腕横文以远缺损,组织挫伤严重;c. 游离股前外侧皮瓣、第二足趾以及对侧二、三足趾;d. 血管吻合;e-i. 术后恢复情况;j. 手术设计图

参 考 文 献

[1] 丛海波,谭远超,隋海明,等. 吻合血管的组合组织移植在四肢的应用. 中华骨科杂志,1995,15(6):324-326
[2] 范存义,柴益民. 实用四肢显微外科. 上海交通大学出版社,2009:110-116
[3] 丛海波,隋海明,王述波. Y型静脉搭桥在游离组织移植中的应用. 中华显微外科杂志,1997,4(20):300,301
[4] 丛海波,王晓科,丁英杰,等. 组织瓣移植结合骨搬运修复重建小腿大范围多元组织缺损. 中华创伤骨科杂志,2014,16(6):1-4

第五章　负压封闭引流技术

负压封闭引流技术(VSD)是德国 ULM 大学 Fleischmann 博士首创,是一种治疗软组织损伤创面的新型引流技术,它利用高负压将引流区内的渗出物和坏死组织及时清除,同时有利于局部微循环的改善和组织水肿的消退,并刺激肉芽组织的生长,加快组织的修复。最初用于治疗躯干、四肢的软组织损伤创面,应用效果显著,并逐渐被临床应用于治疗各种损伤后创面的修复。

第一节　发展历史

负压封闭引流技术(VSD)在外科领域应用已有较长历史。早在20世纪70年代,前苏联就有文献报道应用负压封闭引流技术治疗创面和伤口[1]。1993年,Fleischmann 等首次将负压封闭引流技术应用于治疗四肢软组织创面感染,并得到肯定的疗效,该方法也很快被推荐到各种软组织缺损和感染的临床治疗中。1993年 McCulloch 则报告了1例患有严重动脉硬化症、行筋膜切除术的30岁的女性患者,术后创面难以愈合,经常规换药、植皮、水疗等多种措施效果不佳,创面仍不愈合,联合应用负压引流技术法,8周后创面完全上皮化愈合,其认为负压封闭引流治疗后毛细血管灌注增加是创面愈合的主要因素[2]。早期有学者报道1例3处四度褥疮在标准外科治疗10个月无效的情况下改用封闭负压治疗的结果。3处褥疮分别位于左坐骨、右坐骨和尾骨,其初始面积为 7.5cm×2.5cm×2.5cm、8cm×3.5cm×2.5cm 和 3.5cm×2cm×2cm,予 125mmHg 负压封闭引流技术治疗2个月后臀部褥疮愈合,坐骨部位褥疮经皮瓣修复后愈合[3]。1994年我国的裘华德教授率先将德国负压封闭引流技术引进中国[4],并在全球首次应用于普外科,如急性坏死性胰腺炎和其他各种腹腔内感染[5],开创了负压封闭引流技术在普外科应用的先河。此后负压封闭引流技术在我国得到了较广泛的应用,并在临床应用中取得了良好的效果。1996年 Vinehet 等通过临床研究发现负压封闭引流技术特别适用于局部或全身情况较差的慢性创面,如褥疮、下肢溃疡、皮肤缺损创面、烧伤创面、外科伤口感染或延迟愈合等[6]。

负压封闭引流技术不但可以应用于各种急、慢性创面的治疗,而且也可以替代传统的加压或打包包扎应用于皮片移植后。1997年,Fleischmann 对 1992~1995年3年中应用封闭治疗的313例感染创面病例进行了总结,结果显示,负压封闭引流技术较传统方法治疗时间缩短,更换敷料次数减少。国内王彦峰等运用负压封闭引流技术对严重急性软组织损伤合并感染创面进行了治疗,结果显示,负压组创面清洁迅速,平均为 12~24 天,常规换药组为 22~46 天,两组有具显著差异($P<0.01$)[7]。1997年 Muller 等总结报告了应用负压封闭引流技术对褥疮、急性皮肤缺损创面及慢性感染创面(包括骨折后骨外露或内固定物外露创面)的治疗经验。结果显示,负压封闭引流治疗后创面明显缩小,感染消失,创面愈合加快。1998年 Blackbum 采用负压封闭引流保护大面积复杂创面移植皮片,发现封闭负压治疗效

果显著,通过负压封闭的局部制动与引流作用,既消除了皮片剪切应力,又可以排除皮下积液,减少了细菌污染,大大提高了植皮的成功率,移植皮片95%以上成活[8]。2006年,Leffler M在植皮前后采用负压封闭引流处理创面,结果发现,负压封闭处理的创面不但创面清洁时间缩短,肉芽新鲜,而且炎症反应减轻[9]。而Kanakaris NK通过临床回顾性研究,结果表明负压封闭引流技术是一种快速、有效且容易操作的处理皮肤脱套伤的好方法[10]。

第二节　VSD的组成及作用机制

(一) 组成

负压封闭引流装置包括高分子泡沫材料、负压装置和半透膜。高分子泡沫材料(图5-1),主要成分为聚乙烯乙醇水化海藻盐泡沫,柔软而富有弹性,与创面有良好的相容性,为创面/腔封闭的主体,厚度约0.8mm,有0.3~0.5mm的微孔(图5-2);泡沫材料内置2根多侧孔硬质硅胶引流管,管径0.5cm。负压装置:采用中心负压吸引装置,最大负压可达到600mmHg。它覆盖创面后,利用半透膜(图5-3)封闭创面,使开放性创面变为闭合性创面,通过硅胶管连接,使创面形成持续负压吸引,从而有效地清除创面渗液、脓液、坏死组织。近年来开发的新产品上,还配备有冲洗管及控制开关,可以更有效地防止堵管,造成VSD失效。

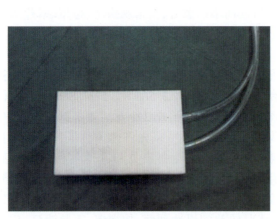

图5-1　VSD

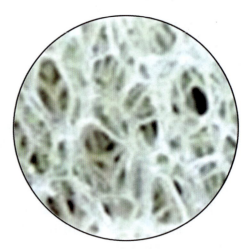

图5-2　VSD的微结构

(二) 作用机制

VSD促进创面愈合的作用机制可能有以下几个方面:①增加创面血液供应,改善创面微循环,促进肉芽组织生长。Cben等[11]以兔耳背全层皮肤缺损创面为模型进行研究发现负压封闭引流能扩张创面毛细血管口径、增加血流量,促进肉芽生长。②减轻创周水肿、降低血管通透性。Morykwas等认为持续负压吸引使创面达到"零积聚",局部炎症反应减轻,从而在一定程度上减轻了组织水肿。吕小星[12]研究认为,负压的机械应力使创周组织压力下降,微血管后负荷减小,血流速度增大,可以带走促使血管通透性增大的炎症因子如5-羟色胺、缓激肽、前列腺素等。③调节慢性创面中明胶酶的活性,改善创基内微循环,抑制胶原和

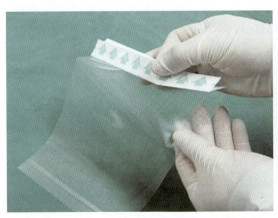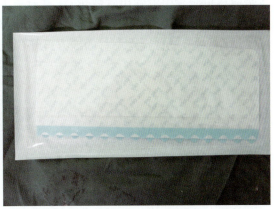

图 5-3　VSD 半透膜

明胶的降解,促进慢性创面的愈合。Ladwig 等[13,14]研究发现,创面愈合过程中其负性调节因子基质金属蛋白酶-2(MMP-2)、基质金属蛋白酶-9(MMP-9)及活性明胶酶总活性降低,而通过 VSD 治疗后,正性调节因子基质金属蛋白酶组织抑制因子-1(TIMP-1)、基质金属蛋白酶组织抑制因子-2(TIMP-2)的表达明显增多,故 VSD 可以通过抑制 MMP-2、MMP-9 及活性明胶酶表达,促进 TIMP-1、TIMP-2 的表达而促进创面愈合。④增加创面中血小板源性生长因子(PDGF)、血管内皮生长因子(VEGF)等细胞因子表达,促进创面愈合。VSD 可在医用泡沫-伤口界面形成一种剪切力,这种机械应力通过加速细胞内信使调节蛋白的产生和更新以促进肉芽组织的生成。有研究表明 VSD 应用于创面,可改变原癌基因的表达量,促使创面愈合。大量的研究表明,其促进创面愈合的作用机制,主要是增加创面生长因子的表达,从而促进创面愈合。

第三节　手术操作

VSD 在骨科应用时,必须建立在有血液供应的软组织床、骨组织床上。其操作简单,方便实用。

(一) 清创

严格清创,避免活动性出血,尽可能一期修复受损血管、神经、肌腱等。如有骨折等,可先行内固定治疗或外固定治疗。待完成内固定后,根据创面大小,选择合适的 VSD 材料。

(二) 清洁创周皮肤

用盐水将周围血污擦拭干净,将创周坏死角质层揭除,再用 75% 的乙醇擦除残留的络合碘、皮脂、角质、皮屑等,便于粘贴半透膜。

(三) 设计 VSD 材料

根据创面大小,可通过三通接头及连接管道,串联或并联 VSD 材料,选择材料及设计方案是应尽量减少引流管出管数量,注意避免无 VSD 材料覆盖的引流管直接通过正常皮肤,造成皮肤压痕或损伤。创面较深时不可留有死腔,可将 VSD 材料修剪后充填创面,应完全覆盖创面,对于位置容易偏移的地方可缝合固定。

(四) 连接负压源

将所有的引流管,通过三通接头,连接在一起,然后接上负压源,开通负压引流。

(五) 密封

1. 叠瓦法

是指一张膜与前一张膜的边缘重叠 1~2cm,依次类推,外形类似瓦片。

注意贴膜时,一定不要按压 VSD 敷料,以免敷料内吸附的液体被挤压到周围皮肤上,不利于粘贴。粘贴妥当后,再除去薄膜背面的支撑膜,为保证密封效果,半透膜的覆盖范围要包括至少 2cm 的创缘健康皮肤。

2. 系膜法

封闭引流管出创面边缘处,即用薄膜将引流管包绕,多余的薄膜对贴。

3. 对贴法

又称"包饺子法"。是指将两张较大的膜对贴,将创面包绕在其中间,此种方法适合用在手指、足趾,此类间隙较多的创面。对于手指、足趾及周围创面,需包绕整个手或足时,最好用纱布充填在指(趾)蹼,避免指间溃烂。

注意事项:对于外固定支架的贴膜,一般原则上要求 VSD 敷料高出连接杆约 3cm,如无法达到 3cm,可将整个外固定支架封闭。

(六) 调节负压源

一般建议在 125~450mmHg 的负压条件中,术后 48h 内持续吸引,48h 后采用吸 5min 停 2min 的间断吸引。

注意事项:①当负压密封的面积较大时、密封面难免有微小的漏气,负压值应偏高些,甚至大于 450mmHg 以满足创面的每个点都能达到 125mmHg 以上的均衡负压。②如患者年迈、消瘦、凝血功能差、行血管吻合术后等,负压值刚开始偏低(如 125mmHg),后期逐渐增加。③如果患者有持续渗出物,应适当延长持续吸引的时间,如有必要应在 VSD 治疗期间全部选用持续负压吸引。

(七) 术后护理

(1) 观察负压源的负压力是否在规定范围内:125~450mmHg。

(2) 观察 VSD 护创材料是否塌陷。

(3) 引流管管形是否存在,如管型良好,则无特殊处理,如管型不在,在负压良好情况下,应考虑是否存在堵管可能。

(4) 有无大量新鲜血液被吸出。

如以上四点都正常,则无需再做特殊处理。

(八) 特殊情况处理

1. VSD 材料干结变硬

此类情况通常由于密封不严造成 VSD 材料脱醇变硬,或者是创面渗液被完全吸引干净所致。

处理办法:VSD 材料脱醇后则无法恢复其多孔结构,只能重新更换 VSD 材料。

2. 引流管堵塞

造成引流管堵塞最常见的原因是血凝块及渗出物的凝块,多见于术后 2~48h,三通接头附近最多见。

处理办法:更换三通接头,在手术结束前可用无菌生理盐水做预防性冲洗 1~2 次,防止在患者转送途中出现堵管。

3. 薄膜下积液

常见于术后 1~3 天,由密封不严或堵管造成。

处理办法:重新密封或者引流管冲洗,可在冲洗时,适度增加负压,待积液吸干净后,调回压力范围。

4. 中心负压不足

常出现在面积较大的创面覆盖。当创面较大,单个 VSD 无法满足创面覆盖,需要覆盖多个 VSD 材料,这种情况下可出现中心负压不足的现象,影响负压吸引效果。

处理办法:采用轮替夹闭技术,或使用多个单独负压源。

5. 创面大出血

常出现在手术室,一般封闭创面后 1~2min 可见大量鲜血经负压吸引管吸出,大多数因术中清创是小动脉结扎线脱落或创面止血不彻底造成,特别是有较大创腔时容易出现。

处理办法:再次手术,彻底止血后,重新封闭。

第四节 临床应用

国内外研究发现,负压封闭引流技术对多种皮肤和软组织缺损的治疗有很好的促进作用[15]。据国内外学者应用及实验研究,认为其主要适应证为体表化脓性感染、溃疡、褥疮;急、慢性骨髓炎需手术引流者;关节感染需切开引流者;开放性骨折可能或已经合并感染者;骨筋膜室综合征;严重软组织挫裂伤及软组织缺损;术后切口感染;大的陈旧性血肿或积液;植皮术后的植皮区及皮瓣、肌瓣移植术后同样适用。

(一) VSD 在急性创伤伴软组织损伤的应用

严重创伤合并大面积软组织损伤是现代创伤外科经常遇到的复杂损伤,这种损伤多致软组织挫伤及严重污染,常可导致皮肤坏死、创面感染。在抢救生命处理多发伤、预防严重创伤并发症的同时,创面需及时清创及闭合,减少感染机会,以利于创面的早期恢复和功能重建。传统方法为:清创后凡士林纱布覆盖皮肤缺损创面,普通纱布加压包扎,术后常规换药。这种方法操作复杂,换药时患者痛苦不堪,而且创面渗出引流不畅,组织液、渗出液容易积聚形成细菌的培养床。与传统方法相比VSD操作简单,清创彻底,彻底止血后再以略大于缺损区的VSD敷料缝合覆盖在创面上。VSD敷料外面覆盖生物半透薄膜,保持创面密闭,再将引流管连接至负压吸引器使VSD敷料受压变瘪,敷料内的引流管清晰可见即可。VSD一方面可以主动引流,使渗出物及时被清除做到零积聚,保证创面清洁,去除细菌培养基,减少毒性物质的重吸收。另一方面,持续的负压可使创面微循环流速增加,提高了组织灌流,促进了肉芽组织的生长[16]。Argental[17]等通过对300例各类创面的疗效观察,证实这种方法疗效确切,无需换药,减轻了患者的痛苦及负担。Moues[18]等继续通过前瞻性随机研究对比局部负压封闭引流技术与传统方法对严重创伤的治疗效果,结果发现采用负压封闭引流技术创面愈合时间明显缩短,并发症发生率明显降低。

典型病例

患者,男性,37岁,因外伤致肱骨干骨折,前臂皮肤缺损,面积约25cm×8cm,创面不规则,部分肌肉组织外露。手术方法:给予肱骨骨折外固定支架固定。清创去除污损较重及坏死的组织,使用VSD覆盖创面;术后创面肉芽组织生长良好,但不足以植皮;再次VSD覆盖创面;术后14天,创面肉芽组织新鲜,可行植皮术。游离中厚皮片移植修复,术后皮瓣成活(图5-4)。

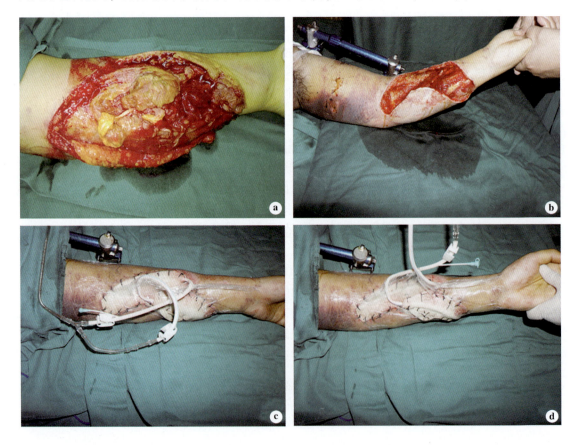

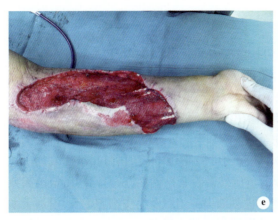
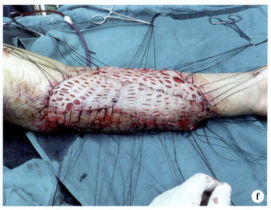

图 5-4　VSD 在外伤性皮肤缺损创面中的应用

a. 外伤致前臂皮肤缺损,面积约 25cm×8cm,不规则;b. 清创后 VSD 覆盖创面;c、d. 经两次 VSD 负压引流术后;
e. 拆除 VSD 术后创面肉芽组织新鲜,可行植皮术;f. 游离中厚皮片移植修复

(二) VSD 在慢性创面中的应用

皮肤撕脱伤未得到及时适当处理,后期皮肤坏死缺损;截瘫或长期卧床患者所致压迫性溃疡;慢性疾患如下肢静脉曲张、动脉硬化、神经营养障碍、糖尿病性溃疡等造成的皮肤溃破缺损。此类创面经久不愈且多伴感染,用游离植皮等传统方法有时难以修复,而采用皮瓣和肌皮瓣移植或转位修复各种皮肤软组织缺损,手术供区术后创伤较大,影响美观。而负压封闭引流技术 VSD 敷料的出现,可以有效地减少皮瓣和肌皮瓣的移植面积。VSD 作用于局部与周围组织表面的压力差促进创面血流灌注;负压环境下组织压力下降,血管透壁压升高,引起微血管扩张,并促进毛细血管床的开放;血管壁的伸展刺激和血流速度的增大可以影响血管内皮细胞的形态、结构和功能,促进其分泌一些血管活性因子[如一氧化氮(NO),环磷酸鸟苷(cGMP)等]进一步扩张血管。此外有实验证明 VSD 增加周围神经末梢 P 物质的分泌及降钙素相关基因的表达,影响内源性表皮生长因子的表达[19]。毛细血管床的开放提高了组织灌流,改善了氧供,有利于各种修复细胞增殖和发挥其功能,促进创面愈合,或为二期手术修复创面创造条件。VSD 在国内外得到广泛应用,该技术治疗糖尿病溃疡、褥疮等疾病临床治疗的文章收录到 Lancet 等著名杂志,大量医院将负压封闭引流技术作为褥疮、感染创面及糖尿病溃疡等多种创面的标准治疗方法。

(三) VSD 在断肢再植中的应用

非切割伤导致肢体离断创面多碾磋较重或合并周围软组织缺损。断肢再植后创面周围组织碾磋较重,微循环尚未建立,致组织水肿严重、创面渗出较多。渗出液引流不畅,毒素物质积聚致局部组织缺血、坏死加重,坏死组织及积聚的渗出液进一步加大感染的风险,导致再植失败或严重的并发症。VSD 可使创面微循环流速增加,微血管口径扩大,小血管后负荷降低,能降低创面毛细血管通透性,减轻组织水肿。同时通过敷料的孔隙和硅胶管的管腔对创面进行主动的全方位引流,减少了组织液及渗出液的积聚降低了感染的概率。余国荣、乃比尔[20]等报道应用 VSD 治疗肢体离断伤合并软组织缺损能显著增加肢体离断伤的再植成活率,有效降低并发症的发生。

(四)VSD 在植皮中的应用

在皮肤缺损植皮中,传统的打包植皮或加压包扎植皮多采用凡士林纱布包裹碎纱布缝合固定于植皮创面上。这种方法操作繁琐,特别遇到大创面及复杂创面如截肢的残端套筒状创面、地图型创面、功能部位创面和皮瓣转移后创面等。由于皮片缝合固定困难且压力不均匀等原因,创面周围有存在死腔的可能性,由于引流不畅组织液、渗出液容易积聚形成细菌的培养床导致感染且移植的皮片容易漂浮无法紧贴创面。术后对创面的观察和换药处理也比较麻烦。在拆除加压包扎时程序比较繁琐且患者比较痛苦,并且有皮片撕脱的可能性。与传统的打包植皮或加压包扎植皮相比,VSD 在植皮中对创面局部产生持续的负压使敷料紧贴创面,压力均匀衡定消灭死腔,有效引出组织液及渗出液,减少感染概率并能促进创面肉芽组织及上皮细胞生长,增加手术成功率,减少患者痛苦,缩短了住院时间。对于皮肤撕脱伤反植皮患者,反植皮联合负压封闭引流技术能 I 期关闭创面,降低感染的发生,促进皮片与创面的良好贴附,有利于皮片存活,治疗严重创伤合并大面积皮肤撕脱伤疗效满意,是一种简单、安全有效的治疗方法[21]。

典型病例

患者吕某,男,37 岁,因有小腿外伤后在外院行手术治疗,后出现左胫骨骨髓炎,入院后给予多次清创,清除死骨及坏死组织,遗留创面多次更换 VSD,创面生长良好后,给予行植皮+胫骨骨段牵拉移位成骨术,植皮术后皮肤成活良好(图 5-5)。

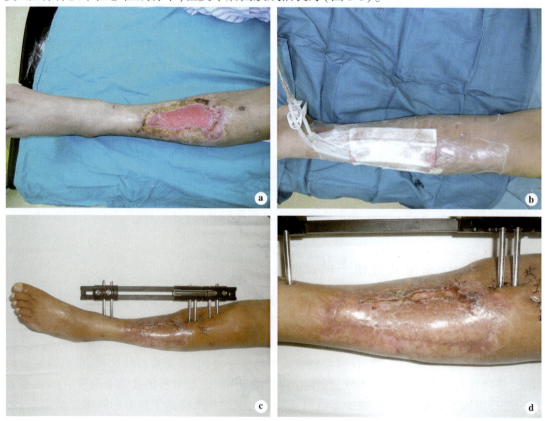

图 5-5 VSD 在植皮中的应用
a. 创面约 5cm×15cm;b. 清创后 VSD 覆盖代替传统的加压包扎;c、d. 局部皮肤成活良好

(五) 注意事项

对有明显适应证的患者提倡早期使用,能明显促进肉芽组织生长,缩短住院时间。在临床上人们应该注意:①尽量缩小伤口范围,以及创面不留空腔。②负压封闭引流时需彻底清创止血,以免负压引流管被血凝块、坏死组织、脓痂等堵塞或引起继发出血。③注意配合抗感染治疗,因为 VSD 使创面处于负压、相对隔离状态,抗厌氧菌治疗不应忽视。④每天吸出的渗出物中含有大量蛋白,应防止发生负氮平衡。⑤半透膜必须贴附较好以保证拆除负压封闭引流前密封良好,一旦漏气就不能形成足够的负压,从而导致固定失败,甚至可能发生皮肤感染坏死。⑥不定时对负压引流管进行冲洗,以防止分泌物堵塞,而达不到良好的引流效果。

第五节 优 点

(一) 降低创面感染率

临床通过对开放性骨折患者的创面行细菌培养和计数研究发现,负压封闭引流治疗后创面未出现新的致病菌,原有致病菌数也显著下降,因此他认为负压封闭引流技术可显著降低创面的感染风险[22]。由于 VSD 中的负压环境,可以使体液向敷料中渗出,形成由创面向敷料的缓慢液体流动,减少细菌向创面内侵袭[23]。机械性的引流作用,可以促使创面坏死组织及分泌物的排出,使被引流区域达到"零积聚"效果,有效地引流既减轻了毒素及聚集的代谢产物与分泌物对组织细胞的损伤作用,又使创面保持清洁,引流更彻底[24],形成了不利于细菌生长的创面环境[25]。同时,通过负压封闭引流敷料及生物半透膜的使用,能够使创面处于封闭状态,生物膜在透湿、透气的同时又隔水、防菌,能有效避免患者之间的交叉感染[26]。负压封闭引流技术提供创面的湿润环境有利于保持细胞活力,刺激细胞增殖,促进生长因子的释放,同时负压封闭使创面形成低氧或相对缺氧的微酸环境,能抑制创面细菌的生长。

(二) 促进创面愈合

VSD 的应用能增加创面中 VEGF、PDGF 等种细胞因子的表达。创面愈合的关键环节之一为血管再生,血管再生的好坏直接影响伤口愈合的速度。VEGF 能特异性的与血管内皮细胞受体结合,促进血管内皮细胞的分裂和增殖,进而诱导新生血管的生成[27,28];新生的血管能够为创伤部位的细胞提供氧、营养物质及生物活性物质,从而加速创面的血供以达到早期愈合的目的。同时 VEGF 也是一种分泌性的生长因子,广泛地在多种组织细胞中表达,不仅具有促进血管生成活性,而且其表达产物也是可溶性的,表达后可以从细胞中分泌出来,扩散性强,易到达靶细胞,能够很好地发挥生物学活性,促进成纤维细胞和内皮细胞的增殖,从而形成良性循环,促进创面愈合[29]。VSD 的负压机械应力促进了创面组织的体液向引流管方向不断地流动,为创面的血运提供了持续的、辅助的、有效的动力,使创周组织压力下降,微血管后负荷减小,最终使血流速度增大,最终促使创面愈合。

(三) 促进所植皮片成活

创面植皮后,只有迅速的血管化才能为单独供血的皮片提供及时的营养供应和血液运输,从而促进所植皮片的成活。传统的创面游离植皮后打包的方法很容易使所植皮片与组织接触不良,使术后所植皮片下形成积液、血肿、感染,不利于皮片再血管化,最终导致皮片坏死。由于 VSD 提供了全方位的均匀负压,使游离皮片与创面均匀地接触,增加了皮片与创面间的黏附性,使得所植皮片更容易成活,并且可以随时调节其压力。负压封闭引流装置变被动引流为持续地主动吸引,不留任何腔隙,能够有效地预防死腔及残余脓肿的形成。不仅如此,应用负压封闭引流的创面完全可视,通过泡沫材料(人工皮肤)的颜色变化、湿润程度和渗出情况可以间接地判断游离皮片的生长和成活情况。VSD 还能促进创面生成 VEGF,加速创面的血管化,因此更有利于所植皮片的成活。

(四)抑制创面瘢痕组织形成

创面暴露 2~4 周后,肌成纤维细胞占成纤维细胞的 40%~50%,瘢痕形成明显[30]。创面愈合时间越早,瘢痕的发生率越低,否则瘢痕的发生率就会大大提高。经过细胞增殖和基质沉积后,伤处组织可以达到初步修复,但是新生组织如纤维组织,在质量和数量方面并不一定能够达到结构和功能的要求,故需要进一步改造和重建。主要包括胶原纤维交联增加、强度增加;多余的胶原纤维、胶原蛋白酶的降解;过度丰富的毛细血管网消退和伤口内的黏蛋白及水分减少等。VSD 能加速创面的愈合速度,进而相比之下缩短了创面的愈合时间,在一定程度上降低了创面瘢痕组织的形成。

负压封闭引流治疗患者的病程可缩短 1/3~1/2,效率/费用比增高,而且换药次数及材料消耗、抗生素用量及总体费用大为降低。传统创面损伤后换药的方法,由于渗液不断流出,因此需要常规每天换药,增加了感染及患者的痛苦。负压封闭引流装置的应用不仅减轻了频繁换药给患者带来的痛苦,同时也减少了医护人员的工作量[31]。

第六节 小 结

负压封闭引流技术对多种皮肤和软组织缺损的治疗有很好的促进作用,也得到了广泛的临床认可。然而组织的重建修复机制相当的复杂,祖国医学对于重建修复的治疗虽然在用药方面有很多的临床报道,但是在其机制研究、病理分析、药理研究方面还需要更深一步的研究。如何更好地结合 VSD 在重建修复的应用,解决患者的苦恼,提高生活质量,还需要进一步的探索和研究。

参 考 文 献

[1] 周常青. 美国负压创面治疗技术. 北京:科学技术文献出版社,2005:1,2
[2] McCulloch J. Physical modalities in wound management:ultrasoundasopneumatic devices and hydrotherapy. Ostomy Wound Manage,1995,41(5):36,37
[3] Baynham SA,Kohlman P,Katner HP. Treating stage IV pressure ulcers with negative pressure therapy:a case repot. Ostomy Wound Manage,1999,45(4):28-32,34,35
[4] 裘华德. 负压封闭引流技术. 北京:人民卫生出版社,2003:32-82
[5] 余黎,余国荣,陶圣祥,等. 负压封闭引流在毁损性断肢再植中的应用. 中华创伤骨科杂志,2008,10(1):44-48
[6] Voinchet V,Magalon G. Vacuum assisted closureWound healing by negative Pressure. Ann Chir Plast Esthet,1996,41(5):583-589

[7] 王彦峰,陶世明,陈务民,等.应用医用泡沫材料负压封闭引流治疗复杂感染创面.中华实验外科杂志,1997,14(5):312,313

[8] Blackburm II JH,Boemi L,Hall WW,et al. NegativePressure dressingsas a bolster for skin grafts. Ann Plast Surg,1998,40(5):453-457

[9] Leffler M,Kneser U,Bach AD,et al. Vacuum-assisted closure(V.A.C) of disastrous wound conditions in Madelung disease. Zentralbl Chir,2006,1:15-18

[10] Kanakaris NK,Thanasas C,Keramaris N,et al. The efficacy of negative pressure wound therapy in the management of lower extremity trauma:review of clinical evidence. Injury,2007,5:9-18

[11] Chen SZ,Lin XY,On wound micro circulation:an experimental study. Asian J Surg,2005,28(3):211-217

[12] 吕小星,陈绍宗,李学拥,等.封闭负压引流技术对创周组织水肿及血管通透性的影响.中国临床康复,2003,7(3):1244,1245

[13] Ladwig GP,Robson MC,Liu R,et al. Ratios of activated MMP-9/TIMP-1 in wound fluids are inverse correlated with healing of pres-sure ulcers. Wound Repair Regen,2002,10(10):26,37

[14] 石冰,陈绍宗,张萍,等.封闭负压引流技术对人肉芽创面中 MMP-1、MMP-2、MMP-13mRNA 表达的影响.中华整形外科杂志,2003,19(4):279-281

[15] 许龙顺,陈绍宗,李学拥.封闭负压引流技术对加速慢性创面愈合的机制.现代康复,2000,6(4):520

[16] 姚元章,黄显凯,麻晓林,等.创伤性软组织缺损的负压封闭治疗.中国修复重建外科杂志,2002,16(6):355-390

[17] Argenta LC,Morykwas MT. Vacuumassisted closure:a new method for wound control and treatment clinicale experience. Ann Plast Surg,1997,38(6):563-577

[18] Moues CM,van den Bemd GJ,Heule F,et al. ComParing conventional gauze therapy to vacuum-assisted closure wound therapy:a prospcetive randomized trial. Plast Reeonstr A esthet Surg,2007,60(6):672-681

[19] 汤苏阳,李春伶,董继红,等.封闭负压引流对创伤愈合中周围神经末梢分泌的 P 物质及表皮生长因子表达的影响.中国临床康复,2004,32(8):7171-7173

[20] 乃比尔,余国荣,陶圣祥,等.封闭式负压引流在治疗肢体离断伤软组织缺损中的应用.医学新知杂志,2007,17(1):27,28

[21] 张宇,姚元章,孙士锦,等.反植皮法联合负压封闭引流技术治疗严重创伤合并大面积皮肤撕脱伤42例.第三军医大学学报,2008,30(14):1389,1390

[22] 裘华德.负压封闭引流技术.第2版.北京:人民卫生出版社,2008,72

[23] 李望舟,李金清,李学拥,等.VAC 对猪爆炸伤感染创面细菌数和 G^+/G^- 比例的影响.第四军医大学学报,2007,28(4):321-323

[24] Tauten Hahn J,Burger T,Li ppert H. The presentstate of vacuum sealing. Chirurg,2004,75(5):492-497

[25] 黄思贵,刘春,钟吉华.负压封闭技术在下肢大面积皮肤撕脱伤的治疗探析.重庆医科大学学报,2009,34(1):122-124

[26] Sib bald RG,Mahoney J. Consensus groupA consensus report on the use of vacuum-assisted closure in chronic,difficult-to-heal wounds. Ostomy Wound Manage,2003,49(11):52-66

[27] 彭瑞云,高亚兵,熊呈琦,等.正常和放射复合伤口血管再生中 VEGF 基因的表达及其意义.细胞与分子免疫学杂志,2001,17(5):410-412

[28] 陈欣,副岛一孝,野崎幹弘,等.成纤维细胞移植促进人工真皮内血管新生的研究.中国修复重建外科杂志,2004,18(3):205-208

[29] 孙超锋,李学拥.封闭负压吸引治疗四肢枪弹伤6例.实用医学杂志,2008,24(24):4218

[30] Nakazawa T,Yasuhara H,Shigematsu K,et al. Smooth muscle cell migration induced by shear-loaded platelets and endothelial cells. Enhanced PDGF production by shear-loaded platelets. Int Angiol,2000,19(2):142-146

[31] Weed T,Ratliff C,Drake DB,et al. Quantifying bacterial bioburden during negative pressure wound therapy:does the wound VAC enhance bacterial clearance. Ann Plast Surge,2004,52(3):276-280

第六章 富血小板血浆

第一节 概　　述

富血小板血浆(platelet-rich plasma,PRP)是通过离心的方式,从自体血中提取出来的血小板浓缩物[1,2]。由于 PRP 可以促进骨和软组织的修复,且来源于自体,无免疫排斥,制作简单,对于机体损伤小,近 10 余年来,被广泛应用于临床,如骨科、口腔科、眼科及整形美容科等。研究表明,PRP 可以加快骨折愈合,促进创面修复,减少术中出血和术后伤口渗血,减轻疼痛,减少术后并发症。

一、组　　成

PRP 中含有大量的生长因子。目前研究发现有 30 余种[3],这些生长因子是促进骨与软组织修复的主要原因。如血小板源性生长因子(platelet derived growth factor,PDGF),转化生长因子-β(transforming growth factor-β,TGF-β),胰岛素样生长因子(insulin-like growth factors,IGF),血管内皮生长因子(vascular endothelial growth factor,VEGF),以及表皮生长因子(epidermal growth factor,EGF)等。这些因子在骨与软组织的修复过程中起着重要的调控作用,可加速间充质干细胞的分化,促进骨细胞及成纤维细胞的增殖,加快纤维蛋白与细胞外基质的合成,促进骨及软组织创面的愈合。

PRP 中不但含有生长因子,还含有高浓度的白细胞,如中性粒细胞、单核细胞和淋巴细胞。这些白细胞在机体的炎症反应和感染控制方面起着重要作用。其次 PRP 的 pH 为 6.5~6.7,呈酸性。酸性的 PRP 本身对细菌的生长也有抑制作用。PRP 还含有很多种抑菌蛋白质,如血小板因子 4(platelet factor 4,PF-4),结缔组织活化肽 3(connective tissue activating peptide 3,CTAP-3),血小板碱性蛋白(platelet basic protein),胸腺素(thymosin beta-4,Tbeta-4),纤维蛋白肽 B(fibrinopeptide B,FP-B)及纤维蛋白肽 A(fibrinopeptide A,FP-A)等[4],这些蛋白可以抑制细菌、真菌的生长。所以 PRP 通过其抑菌作用在骨与软组织修复上也间接起到了一定促进作用。

二、制　　作

早期的 PRP 是在实验室用细胞分离仪制取的[5],需要抽血 400~450ml,分离提取出血小板后,其余成分再输回体内。这种设备体积大,抽血量多,对环境及技术的要求高,费用昂贵,需监测患者的生命体征,临床应用推广困难。

现临床上有专门制作 PRP 的设备,通过抽取患者 30~50ml 血液,经过专业设备的制备,30~60min 即可完成制备。制作简单、方便、快捷,设备体积小、操作简单,医师在手术室或门诊即可制作应用。

PRP 的制作需要在患者治疗前 0.5h 左右,用含有抗凝剂的收集器从患者静脉抽取一定量的全血,离心分离全血,分离后全血为 3 个层次:红细胞(底层,比重=1.09),贫血小板血浆(顶层,比重=1.03),包含白细胞的浓缩血小板(中间层,比重=1.06)[6],通常情况下,在第 1 次离心后红细胞层被丢弃,第 2 次离心后会出现一个比较集中的血小板层,最后得到的 PRP 大约是最初收集的全血体积的 10%,如 3ml 的 PRP 可以从 30ml 全血收集后离心获得[7]。将 PRP 准备好之后,需在无菌的环境中保存,并立即在门诊手术或手术中使用。PRP 通常用 20 或 22 号针头的注射器,在超声引导下或使用解剖标志在诊所注射治疗。PRP 进入体内后与胶原蛋白作用,可进一步激活血小板,导致大量生长因子释放。在术中也可应用牛凝血酶、钙、可溶性 I 型胶原蛋白来激活血小板。通常情况下,PRP 注射区域不行局部麻醉,以避免麻醉药对 PRP 治疗效果的影响。

PRP 的制作原理:根据全血中各种成分的沉降系数不同,利用离心的方法将血小板提取出来。血液在离心的过程中,红细胞沉降速度最快,第一次离心后在试管的最底部,中层为血小板,白细胞和血小板沉降速率相似,也集中在中间层。去除红细胞及部分上清液,剩下的为 PRP。制作方法有一次离心法和二次离心法。临床应用中,一般采用二次离心法(图 6-1)。

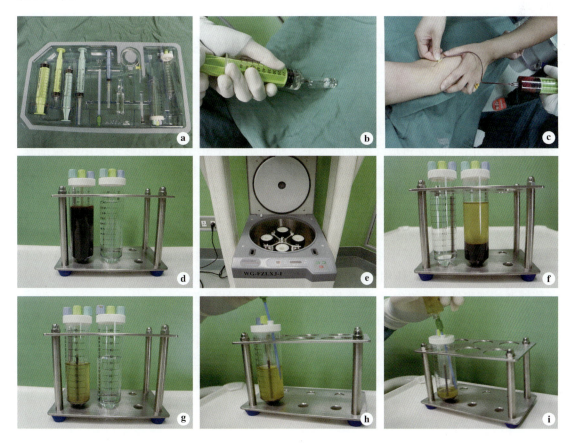

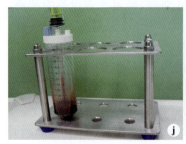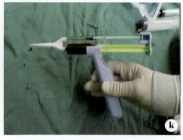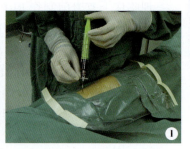

图 6-1 PRP 的制作过程

a. 打开制作套装;b. 抽取抗凝剂;c. 抽血;d. 放入离心管,抽取等比重的生理盐水;e. 置入离心机;f. 第一次离心后去除下层红细胞行第二次离心;g. 第二次离心后;h. 去除上层血浆层;i. 遗留下层约 1/4 混悬液;j. 摇匀后,抽取混合液备用;k. 抽取血凝酶,联合 PRP 用喷枪喷于创面;l. 单独的 PRP 局部注射,促进骨折或骨痂牵拉区成骨

三、适应证及禁忌证

PRP 的适应证非常广泛,几乎所有的软组织创面、骨折骨缺损及骨髓炎都可以应用。到目前为止还未出现 PRP 应用后不良反应的报道。因为 PRP 为血制品,所以相关的血液疾病如血小板功能障碍、严重贫血、血源性感染及凝血酶过敏等,应被视为 PRP 应用的相对禁忌证。

四、PRP 中生长因子促进骨组织修复的作用机制

PRP 含有 30 多种生长因子,这些生长因子通过一定的作用机制促进软组织和骨组织的修复。

PDGF 最早是在血小板中被研究发现的,PDGF 是一种耐酸、耐热及易被蛋白酶水解的阳离子多肽,并且可以促进成纤维细胞及平滑肌细胞的分裂增殖;还能够促使中性粒细胞、成纤维细胞、巨噬细胞和平滑肌细胞趋化迁移性提高;还可以促进成纤维细胞和平滑肌细胞(胶原、纤维连接蛋白、透明质酸)等的合成和分泌,能够增强胶原蛋白的合成能力,有利于骨的形成;还能够促进成纤维细胞的分化增殖,有利于组织重塑[8]。

TGF-β 是由 2 条多肽链组成的,其可以通过自分泌或者旁分泌的形式,作用于成纤维细胞、骨细胞基质及骨髓基质干细胞等,能够促进成骨细胞的增殖和胶原纤维的合成;还可以作为趋化因子使骨祖细胞作用至损伤的骨组织处;还能够抑制破骨细胞的吸收和形成;此外还能够调控细胞外基质的合成,能够趋化单核细胞和中性粒细胞。

IGF 是单链的多肽,可以与骨组织中的受体结合,使受体发生磷酸化,进而使酪氨酸蛋白酶激活,促进胰岛素底物受体磷酸化,调节细胞的增殖、生长及代谢;能够刺激成骨细胞,促使软骨基质和骨基质的形成;此外还可以介导调节破骨细胞和成骨细胞的分化及其功能活性,从而发挥骨改建中的偶联作用,并且 IGF 也是创面修复的重要因子,有利于成纤维细胞的合成和分泌。

EGF 是一种细胞分裂促进因子,可以促使体内多种组织细胞的增殖和分裂,并且有利于基质的合成,还能够促进基质的沉积,有利于纤维组织的形成,进而促进其向骨组织转化。EGF 还能够激活磷脂酶 A,有利于上皮细胞释放花生四烯酸,进而利用脂氧化酶和环氧化酶的活性,刺激前列腺素的合成。前列腺素在骨折早期可以促进骨吸收而在骨折后期促进骨形成[9],因此,EGF 可以参与骨折愈合,且能加速骨折的愈合;此外,能够促进成纤维细胞、表皮细胞和内皮细胞的分裂增殖,还能够诱导内皮细胞向创面迁移,进而修复创面。

PDAF 具有通过刺激血管内皮细胞诱导血管形成的能力。生成一些细胞因子和生长因子,包括 IGF-1、TGF-α、TGF-β、PDGF、PDEGF 等。

PF-4 也是由血小板 α 颗粒中释放的,尤其是可以诱使白细胞趋向创面;通过其类肝素样作用,可以诱导成纤维细胞的趋化,促进血液凝固。

VEGF 是一种二聚体糖蛋白,能够利用旁分泌或自分泌与血管内皮细胞表面受体结合,刺激内皮细胞的增殖,可以诱导新生血管的形成及新生血管的建立,为骨折端愈合提供良好的微环境。研究发现成骨细胞在 VEGF 的作用下,可以增强成骨细胞分化碱性磷酸酶(ALP)的活性,有利于骨折局部钙盐的沉积,进而促进骨折愈合;此外 VEGF 还能够改善骨折局部周围的软组织血运,促进软组织的修复完成,间接促进骨愈合,与 PDGF 有相互的促进作用[10]。

PRP 含有的生长因子浓度非常接近于正常人体,可以较好地发挥协同和促进作用,并且已有大量研究证实,多种生长因子联合应用,对软组织和骨组织的修复效果明显优于单一生长因子,PRP 对软组织和骨组织的修复效果显著。

第二节 研 究 现 状

一、PRP 促进骨愈合的研究现状

随着骨愈合研究的深入,更多的生长因子被证实有促进骨折愈合的作用;包括转化生长因子家族(transforming growth factor-betas)、类胰岛素因子(insulin-like growth factor-1,IGF-1)、碱性成纤维细胞生长因子(basic fibroblast growth factor,FGF-2)、骨形态发生蛋白(bone morphogenetic proteins,BMPs)、血管内皮生长因子(vascular endothelial growth factor,VEGF)等。这些因子相互作用,促进骨愈合的发生。

目前国内外大量文献报道 PRP 中含有的这些生长因子可显著促进骨缺损的修复,并在体外对骨髓基质干细胞的增殖与分化有明显的促进作用。血小板中含有大量蛋白质、细胞因子和其他的生物活性因子,发起和调节伤口愈合。当血小板被激活时,能释放多种生长因子,包括生长因子(GF)、转化生长因子(TGF)、胰岛素样生长因子(IGF-Ⅰ,IGF-Ⅱ)、血管内皮生长因子(VEGF)、成纤维细胞生长因子(FGF)、肝细胞生长因子(HGF)等,共同参与组织的修复。现国内外已有许多报道使用 PRP 来修复骨与软组织损伤,并在动物实验及临床实验研究中均取得了显著的疗效[11,12]。Whitman 等[13]最早研究使用 PRP 来修复骨缺损。目前大多数学者认为,PRP 中的多种生长因子共同参与刺激成骨,并加速骨缺损的修复。然而,由于在细胞及分子水平上对 PRP 的研究还不够深入,一些文献也报道出了阴性结果。

Marx 等[14]认为血小板数约为全血中含量 5 倍以上血浆才能称之为 PRP。血小板浓度过低可能达不到预期的效果,浓度过高则对骨再生产生抑制效应。PRP 中的生长因子,不但能促进成骨细胞的增殖分化及新生血管的形成,同时也能抑制破骨细胞的活性。这些生长因子间的协同与拮抗效应,并对创伤组织的愈合,尤其是骨缺损的修复与再生有着重要的作用[15]。

Fennis 等[16]认为,PRP 促进骨缺损的修复机制可能是早期大量促进细胞增殖,增殖的细胞分化活性提高,进一步增殖分化促进骨折愈合。Marx 等推测,早期的 PRP 促进巨噬细胞的趋化,随时间的推移,骨缺损部位积聚大量巨噬细胞,分泌多种因子,从而长期促进骨折愈合。在移植骨骨松质内的细胞膜上存在 PDGF、TGF-β 等因子的受体,加入 PRP 后,大量的生长因子促进成骨细胞、前成骨细胞的活化。由于生长因子在局部半衰期短、易降解、容易稀释等,不能在骨折处保持有效的浓度,为保证形成有效的浓度,就必须与载体复合使用,常用的载体有自体骨、人工骨、异体骨、异种骨等。另外,PRP 有较强局部止血作用和促进创面修复愈合。研究还表明 PRP 中的 VEGF、PDGF 等生长因子可以促进移植区的毛细血管生长和移植骨的再血管化[17,18],大量新生血管的形成为组织工程种子细胞提供丰富的营养,可促进骨缺损的修复。

二、PRP 促进创面修复研究现状

创面的修复是一个复杂的过程,主要依靠修复细胞、炎性细胞、胞外基质和生长因子的协同作用来重建受损的软组织。主要分为四个阶段:血凝块期、血管再生期、增生期和塑形期。整个过程中,血小板来源的生长因子起到了重要作用。早期就有大量的文献报道,创面局部应用生长因子可加速伤口愈合的速度[19]。

PRP 对于创面修复作用,在于其缩短了伤口的炎症期反应,增加伤口早期氨基葡萄糖和纤维结合蛋白的沉积,可以加速表皮化生长,减轻创伤后局部肿胀和疼痛,减少术后伤口的渗出。对于急性创面还是慢性难愈合伤口,PRP 均显示了优良的修复效果。

临床上 PRP 治疗慢性皮肤溃疡、糖尿病足、韧带软骨损伤等较难愈合的疾病,取得了不错的临床疗效。Crovetti 运用 PRP 治疗慢性皮肤溃疡 24 例,其中 9 例为糖尿病溃疡,治疗后发现局部肉芽组织生长明显加快,所有患者均有不同程度的上皮形成,且治疗后局部疼痛明显减轻。PRP 在这类组织的修复上显示了独特的优势。但是 PRP 并非对所有糖尿病皮肤溃疡均有效,在缺血性糖尿病早期并不推荐使用。迄今为止,罕有关于 PRP 治疗糖尿病皮肤溃疡的远期疗效及不良反应的报道。但是在难治性糖尿病皮肤溃疡的治疗中,PRP 可作为一种新的辅助治疗手段应用于临床,以促进溃疡的愈合。

PRP 在软组织修复及运动医学领域的应用也较广泛,注射 PRP 常用于治疗慢性肌肉与肌腱损伤,包括网球肘、足底筋膜炎及跟腱、髌腱损伤等。最近有随机对照试验研究表明,PRP 在治疗与慢性肌腱炎有相同病理基础的相关慢性损伤性疾病方面有较好的效果[20]。PRP 的治疗机制,认为是通过增加血小板和释放生长因子促进自然愈合反应,防止细胞破坏的恶性循环,使组织愈合的进展加快。同时 PRP 在治疗急性损伤如急性肌肉撕裂、内侧副韧带撕裂、踝关节扭伤等方面,也有大量的应用。在膝关节交叉韧带修复中,为促进重建肌腱的愈合速度,可采用关节镜下局部注射,或将重建韧带浸泡在 PRP 中等方法,以促进肌腱的愈合[21]。

PRP 除了在上述方面应用较多外,在口腔颌面部、整形美容、神经外科及普通外科的应用也较多,大量研究表明,其具有促进创面愈合、减少术中麻醉用药、减少出血、减轻疼痛等作用。

第三节 骨科临床应用

PRP 在临床上的应用已有 10 余年历史了。由于 PRP 有显著的组织修复能力,且来源于自体,制作简单,对机体损伤小,其临床应用越来越广泛。

骨科临床应用的 PRP 主要有凝胶喷洒创面及局部注射两种方式。前者将 PRP 与凝血酶同时双枪喷洒创面,两者混合后可迅速形成凝胶,具有较强的黏附性,便于黏合骨颗粒,用于植骨、止血、促进创面愈合等(图 6-2)。局部注射是通过穿刺针,将 PRP 注射到骨段牵拉成骨区、骨折不愈合等部位。

骨折愈合的过程分为 4 个阶段:①血肿机化期。骨折发生后即可进入血肿机化期,骨膜、骨质和骨髓等组织损伤或断裂,同时损伤了骨骼周围的小血管,引起血管破裂、出血,形成血肿。血肿机

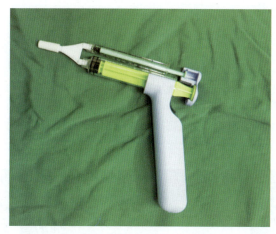

图 6-2 PRP 双枪注射器

化,形成肉芽组织,肉芽组织再一步转化为纤维组织,将两个骨折端连接在一起形成纤维愈合。组织的损坏和血管的破裂是血小板激活的条件,血小板有止血和防止血运持续外露的作用。血小板具有修复功能,目前认为血小板的激活启动了骨折的修复,并间接参与了整个骨折的修复。炎性细胞、基质细胞和成纤维细胞渗入骨折端,由于血小板激活后分泌出多种生长因子,如 TGF、IGF、FGF、BMP、VEGF 等,与基质细胞和成纤维纤细胞细胞膜上的受体结合,促进骨折端细胞的增殖和分化,促进血管再生和肉芽组织形成。炎症细胞和修复细胞在骨折愈合中的作用是相辅相成的,可以通过旁分泌和自分泌等方式形成骨折修复的良性循环。②骨痂形成期。在骨的表面有一层骨膜,它对骨的再生和生长有非常重要的作用。在骨折后 1 周,骨膜内的成骨细胞开始大量分裂增生,形成新生骨,并从骨折两端沿着血肿机化后变成纤维组织,最后两端连接一起,将纤维组织变成骨组织。③骨性愈合期。骨痂内的新生骨小梁逐渐增加,骨折间隙的桥梁骨痂完全骨化,这就是愈合期。此时骨折端之间已形成骨连接,外力作用时骨折部不再变形,故够负重活动。④塑形期。骨折的愈合过程中和愈合中的一定时期内,都通过成骨和破骨过程进行塑形。最后在形态和结构上恢复或接近和恢复到正常骨一样。至此,骨折愈合过程就完全结束了。

在骨折的愈合过程中,修复细胞、生长因子和支架是三个重要的要素。高能量损伤导致很多骨折的修复并不能同时具备这3个要素,如骨缺损、骨膜软组织缺损或骨膜软组织的剥离过多,导致血供不足,此时,外来的生长因子就极为重要。PRP 有显著的骨诱导作用,且可与生物骨材料联用,形成活性骨,大大提高骨愈合的速度,为骨缺损的治疗提供新方法。在骨折的应用中,制作 PRP 凝胶覆盖骨折端是一种不错的选择。对于骨不连的患者,可通过 C 臂 X 线机器引导下穿刺,骨折端局部注射 PRP 的方式。

目前临床上也将 PRP 用于骨缺损的治疗。PRP 应用于骨科临床能减少术后并发症的发生,使患者恢复得更快[22]。Kitoh 等[23]将 PRP 应用于先天性胫骨假关节患者的股骨和胫骨骨牵张术中,其复合了骨髓间充质干细胞诱导的成骨细胞,形成复合液,注射于牵拉成骨的间隙中,显著增加了牵拉成骨的速度,但其促进骨痂牵拉区成骨的作用机制尚不明确。

典型病例

患者孙某,因"跛行 40 余年,右足踝疼痛 1 年"入院,既往有小儿麻痹症病史 40 余年。右足马蹄内翻畸形,右下肢较左下肢短缩 9cm。行右踝三关节融合后,为恢复患者肢体长度,给予行股骨+胫骨骨延长(图 6-3c、d)。术后 2 个月骨痂牵拉区成骨不明显(图 6-3e、f),给予行 PRP 局部注射,注射后 1 个月复查,可见骨痂明显生长(图 6-3g、h)。术后 4 个月,第二次注射 PRP,术后 5 个月,骨痂牵拉区成骨良好(图 6-3i、j)。

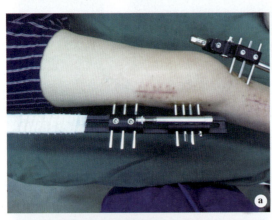
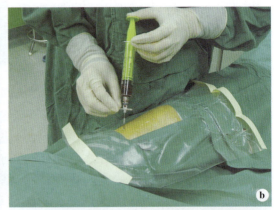
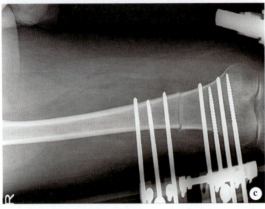
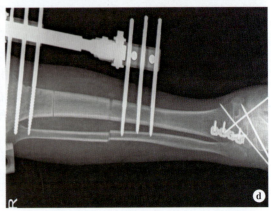

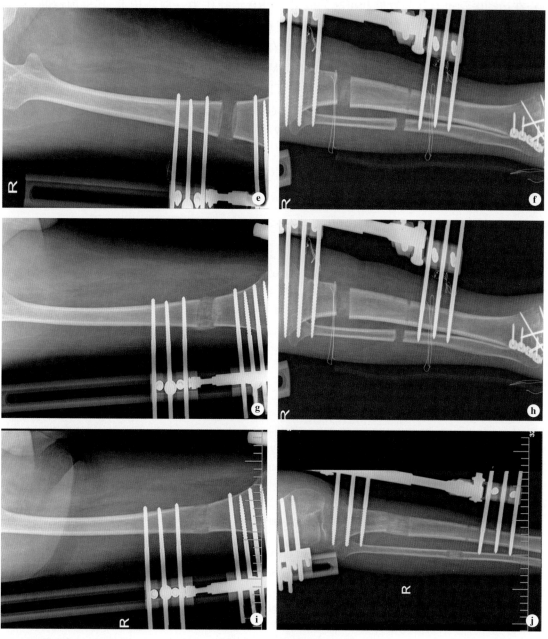

图 6-3 典型病例

a. 定位穿刺点;b. 注射 PRP;c. 股骨段截骨;d. 胫、腓骨截骨;e、f. 牵拉成骨 2 个月 X 线片,股骨、胫骨骨牵拉区骨痂不明显;g、h. 注射 PRP 1 个月(距离开始牵拉 3 个月)后复查 X 线片;i、j. 骨牵拉开始 5 个月后 X 线片

第四节 小 结

PRP 修复骨与软组织的疗效已经逐渐得到了公认,随着 PRP 提取技术的自动化和智能化,PRP 的制备将越来越简单,PRP 的应用也将越来越广泛。PRP 制剂已用于众多医疗领

域,在运动医学也有新的发展和可喜的成果。PRP 治疗作为一项新技术,其术前诊断、术中操作、术后注意事项及康复计划各个阶段均很重要。

PRP 促进成骨作用发现时间仅十余年,尚有许多未解决的问题,其中所含多种生长因子的成分及其生物学性能,他们之间的相互作用及促进成骨的具体机制都还不甚明确,尚有学者对 PRP 的促进成骨作用持怀疑态度。但是从循证医学角度看,目前大部分 PRP 治疗缺乏大规模的多中心、前瞻性、随机对照研究,对于 PRP 的起效浓度、范围没有统一的标准,制备装置和方法的不一致,不同治疗组的观察结果存在较大差异。未来 PRP 治疗的研究应集中在解决以上问题,使 PRP 技术和治疗走向成熟的常规治疗。

由于 PRP 来源于自体血,制作简单,以及卓越的安全性,已为人们治疗众多疾病打开了新的大门,随着人们对 PRP 作用机制的深入研究,PRP 将能更好地为人类健康事业做贡献。

参 考 文 献

[1] 张长青,袁霆. 富血小板血浆制作技术与临床应用. 上海:上海科学技术出版社,2011:2-18

[2] Foster TE,Puskas BL,Mandelbaum BR. Platelet-rich plasma from basic science to clinical applications. The American Journal of Sports Medicine,2009,37(11):2259-2272

[3] Anitua E,Andia I,Ardanza B,et al. Autologous platelets as a source of proteins for healing and tissue regeneration. Thromb Haemost,2004,91(1):4-15

[4] Tang YQ,Yeaman MR,Selsted ME. Antimicrobial peptides from hunman platelets. Infetct Immun,2002,70(12):6524-6533

[5] Anitua E,Andia I,Ardanza B,et al. Autologous platelets as a source of proteins for healing and tissue regeneration. Thromb Haemost,2004,91(1):4-15

[6] Mishra A,Pavelko T. Treatment of chronic elbow tendinosis with buffered platetet-rich plasma. Am J Sports Med,2006,34(11):1774-1778

[7] Alsousou J,Thompson M,Hulley P,et al. The biology of platetet-rich plasma and its application in trauma and orthpoaedic surgery:a review of the literature. J Bone Joint Surg Br,2009,91(8):986-996

[8] Konya D,Gercek A,Akakin A,et al. The effects of inflammatory response associated with traumatic spinal cord injury in cutaneous wound healing and on expression of transforming growth factor-betal(TGF-betal) and platelet derived growth factor(PDGF)-A at the wound site in rats. Growth Factors,2008,26(2):74-79

[9] Tsunawaki S,Sporn M,Ding A,et al. Deactivation of macrophages by transforming growth factor-beta. Nature,1988,334(6179):260-262

[10] 陈明. 血管内皮因子与骨折愈合. 实用骨科杂志,2003,9(1):31-33

[11] Sariguney Y,Yavuzer R,Elmas C,et al. Effect of platelet-rich plasma onperipheral nerve regeneration. J Reconstr Microsurg,2008,24(3):159-167

[12] Whitman DH,Berry RL,Green DM. Platelet gel:an autologous alternative to fibrin glue with applications in oral and maxillofacial surgery. J Oral Maxillofac Surg,1997,55(11):1294-1299

[13] Marx RE. Platelet-rich plasma(PRP):What is PRP and what is notPRP. Implant Dentistry,2001,10(4):225-228

[14] Schilephake H. Bone growth factors in maxillofacial skeletal reconstruction. Int J Oral Maxillofac Surg,2002,31(5):469-484

[15] 田卫东,王大章,乔鞠. 生长因子网络调节对骨形成作用的研究. 华西口腔医学杂志,1999,17(1):78-81

[16] Choi BH,Im CJ,Huh JY,et al. Effet of plateletrieh plasmaon bone regener ationinauto genous bone graft. Oral Maxillofae Surg,2004,33(1):56-59

[17] Cummings CW. ExPerimental observations of caninemandibularre generation following segmental removal freezing and reimplantation. Ann Otol Rhinol Larxngo Supp,1978,87:1-11

[18] Sehmitz JP,Hollinger JO. The critical size defect as an experimental modelfor craniomandibul of acial nonunions. ClinOrthop,1986,67(205):299-305

[19] Dart AJ, Dowling BA, Smith CL. Topical treatment in equine wound management. Vet Clin North Am Equine Pract, 2005, 21: 77-89

[20] Peerbooms JC, Sluimer J, Bruijin DJ, et al. Positive effect of an autologous platelet concentrate in lateral epicondylitis in a doubleblind randomized controlled trial: platelet-rich plasma versus corticosteroid injection with a 1-year follow-up. Am J Sports Med, 2010, 38(2): 255-262

[21] 董佩龙, 唐晓波, 王健, 等. 富血小板血浆在膝关节前十字韧带重建术中的应用. 中华骨科杂志, 2014, 34(6): 672-675

[22] Flroyan KM, Berghoff WJ. Intraoperative use of autologous platelet-rich and platelet-poor plasma for orthopedic surgery patients. AORN J, 2004, 80(4): 668-674

[23] Kioth H, Kitakoji T, Tsuchiya H, et al. Transplantation of marrow-deribed mesenchymal stem cells and platelet-rich plasma during distraction osteogenesis a preliminary result of three cases. Bone, 2004, 35(4): 892-898

第七章 间充质干细胞

间充质干细胞是中胚层来源的具有多向分化能力的干细胞,主要存在于全身结缔组织和器官间质中。MSCs 可以来源于骨髓、脂肪、脐带、脐带血、胎盘、蜕膜、羊膜、羊水、皮肤、肌肉、牙髓、血管、滑液、心脏、胚胎等众多组织。成体 MSCs 主要存在于骨髓、脂肪、骨膜下及器官和组织中的血管周围,以骨髓组织中含量最为丰富,胎儿脐带中亦可分离得到。

第一节 发展历史

MSCs 的研究历史可追溯到 19 世纪,Cohnheim 推测来源于骨髓的纤维细胞参与了损伤的修复;20 世纪,Maximow 描述了胚胎形成时期间质细胞和新生造血细胞存在密切联系,并推测骨髓中的基质细胞在造血系统的发育和维持过程中起着重要的作用。20 世纪 60 年代,研究者发现在骨髓移植过程中基质前体细胞可以直接参与骨骼的形成。1967 年,Friedendstein 首次在体外利用全骨骼贴壁培养法获得了基质细胞,贴壁生长,非巨噬细胞,具有集落形成能力、成纤维样等特点。20 世纪 80 年代末,Maureen Owen 和 Arnold Caplon 优化了 Friedendstein 的方法,发现骨髓基质细胞可以向间质细胞系分化,并且表达 SH2 和 SH3 抗原。Caplan 首次将这类基质干细胞命名为间充质干细胞。

第二节 骨髓间充质干细胞

1966 年 Friedenstein 首先发现并证实了在骨髓中除了包含造血干细胞外还存在着一类可以向骨组织、软骨组织、脂肪细胞、神经细胞等分化的细胞,称为骨髓间充质干细胞(bone mesenchymal stem cells,BMSC)。

一、生理特征

骨髓间充质干细胞(BMSC)是一类来源于中胚层的未分化间充质干细胞,在无刺激培养液中呈纺锤状,具有多种细胞分化的潜能,其来源丰富且免疫原性低,即使用于异体移植出现排异反应较轻。在适当条件下,它不仅可以分化为同源于中胚层的间质组织细胞,还可以突破胚层界限,分化为非中胚层组织[1]。骨髓间充质干细胞因具有容易获得、容易体外培养增殖、抗原性小、组织修复能力强等特征,所以其临床应用更为广泛。

向成骨细胞方向:骨髓间充质干细胞在体外较容易获得大量扩增并可向成骨细胞分化,是目前骨组织工程最常用的种子细胞。但迄今为止骨髓间充质干细胞向成骨细胞的诱导尚未形成统一和标准的方法。临床研究表明,地塞米松,甘油磷酸钠和维生素 C 是向成骨细胞分化和体外成骨的必要条件。低浓度地塞米松对骨髓间充质干细胞成骨分化有促进作用。

而 D-甘油磷酸钠能为骨髓间充质干细胞提供磷酸盐,维生素 C 可刺激 I 型胶原的合成。糖皮质激素对成骨分化既有促进,又有抑制作用,它依赖于使用的剂量、作用的时间、细胞所处的阶段和细胞的种类,它对成骨细胞的作用到目前为止尚不十分清楚。研究表明细胞外高迁移率蛋白 1 触发了间充质干细胞向成骨细胞方向分化。

向软骨细胞方向:常规方法为在含有转化生长因子 D 的无血清培养液中,采用离心沉淀式培养法可以诱导骨髓间充质干细胞向软骨细胞分化。首先通过离心形成小的团状沉淀静置培养,培养物的典型特征为:细胞变为肥大软骨细胞形状;表达软骨细胞的特异分子标记 II 型胶原;胞外基质中蛋白多糖丰富。培养 3 个月,通过组织学观察可见软骨细胞样陷窝。制备聚己内酯和聚丙交酯乙交酯混合薄片。在该支架材料中培养的人间充质干细胞被发现有细胞的成软骨潜能。骨髓基质成团培养的细胞,或受机械压力聚集成团后可能有利于骨髓基质细胞向软骨细胞分化,其内部形成相对缺氧的环境,有利于细胞与细胞之间的相互作用。高细胞密度加强了细胞间交流,维持软骨细胞的表型;同时,可促进去分化的软骨细胞再分化。高密度培养能促进其分化为软骨细胞。而且能使其在一定时间内迅速形成软骨[2]。

骨髓间充质干细胞是一种多潜能成体干细胞,主要存在于骨髓,还存在于胚胎时期间充质来源的骨外组织,如皮肤成纤维细胞、脂肪干细胞、骨骼肌的卫星细胞和血管内皮细胞等。近年来,利用具有成骨潜能的骨髓间充质干细胞复合各种生物支架修复骨缺损已经取得了非常大的成就,而且越来越多的证据表明,骨髓间充质干细胞有多分化潜能,移植人体内后可分化为骨细胞、软骨细胞、心肌细胞、脂肪细胞、神经细胞、肝细胞、肺细胞等多种细胞。

二、分离与培养

现在较为常用的分离方法主要有:贴壁筛选法、密度梯度离心法、免疫选择法。但更理想的分离纯化方法还有待于进一步的摸索。

贴壁法:贴壁法是骨髓间充质干细胞最初的分离培养方法,是由 Friedenstein 在 19 世纪 70 年代中期建立的。Friedenstein 等[3]创建了一种体外分离和培养的简便可行的方法。至今该方法仍是一种得到广泛应用的经典途径。

梯度离心法:梯度离心法的核心主要是基于密度梯度离心技术。梯度离心法是根据骨髓中细胞成分的比重不同,采用离心分离提取单核细胞进行培养。Pittenger 等[4]研究发现通过密度梯度离心分离培养的间充质干细胞在第一代时纯度可以达到 95%。

免疫选择法:常用方法为免疫磁珠法,能高纯度间充质干细胞或均质细胞群的获取是间充质干细胞研究的理想基础条件。人们探索利用细胞表面特异性抗原标记分子的单克隆抗体筛选纯化间充质干细胞或去除非目的细胞。Phinney[5]用一种免疫耗损技术来精确地将造血细胞系和内皮细胞系从基质细胞中分离出来,提供了一种能高效的分离纯化间充质干细胞方法。然而,这些纯化间充质干细胞的方法比较复杂,一般仅限于在各自的实验室应用。因此,如何能简便高效地获得均质性的间充质干细胞细胞群仍需要继续探索。

三、研究现状

随着对骨愈合机制和 MSCs 功能的深入研究,发现 MSCs 具有多向分化潜能,在一定的诱导条件下表现出不同的表面抗原特性,能分化为成骨细胞、成软骨细胞、脂肪细胞、内皮细胞、神经细胞和心肌细胞等,骨组织工程要求其向单一方向发展。体外大量研究结果表明在地塞米松、维生素 C、β-甘油磷酸钠等诱导因子作用下可促进成骨细胞分化成熟[6],作为骨良好的种子细胞来源,在骨缺损中应用前景广阔[7]。骨形态发生蛋白 2(BMP-2)诱导成骨分化的调节机制,目前已有大量证据证实,BMP-2 可诱导多种成骨细胞、成软骨细胞及成纤维细胞 C3H10T1/2 和成肌细胞 C2C12 等表达 Runx2 和 Osx[8],而 Runx2 可与骨钙素基因的启动子区成骨细胞特异性的顺式作用元件 OSE2 结合,促进成骨细胞标志物的表达。这表明 Runx2 在成骨细胞的分化和成熟过程中不但起关键作用,而且是必需基因。

MSCs 对软骨、骨缺损具有良好的修复作用,将 MSCs 分别植入 26、28、37 和 79 月龄的小儿颅骨骨缺损区域,观察到骨缺损区有快速的成骨过程,说明可以刺激自体骨形成,从而加速骨缺损的愈合过程。Seok-Jung Kim 等[9]将体外培养的自体成骨细胞联合纤维蛋白植入新西兰大白兔 15mm 的骨缺损区,对照组常规植入髂骨,在第 3、6 周的时候处死,观察结果显示实验组的成骨较对照组要快,然而第 9 周的时候两组骨缺损区的成骨数量和质量没有显著差别。Xie 等[10]研究表明用骨髓间充质干细胞构建的组织工程骨修复骨缺损是安全理想的方法。Shao 等[11]在骨段牵拉移位完成后(即膜内骨化期)一次性植入 MSCs 的实验研究,发现 MSCs 植入可促进骨痂成熟,但其在骨痂牵拉区如何调控期生长、增殖并促使其分泌正常基质有待深入认识,MSCs 对骨痂牵拉区自身成骨细胞的调控机制尚未明确。正是基于 MSCs 和成骨细胞在小段骨缺损应用的显著疗效,有学者将 MSCs 引入骨缺损治疗中以期加快骨痂牵拉区的成骨来提高骨缺损的治疗效果。Qi 等[12]在膜内骨化期即骨段牵拉移位完成后一次性植入 MSCs,发现 MSCs 植入可促进骨痂成熟,但未观察骨痂牵拉区自身成骨细胞的活性,体外诱导定向分化的自体 MSCs 植入骨痂牵拉区后对自身成骨细胞的调控机制不明确。

四、优势与不足

骨髓源间充质干细胞能够作为组织工程中不同细胞的来源,在体内正常循环中能够分布于多种组织和器官,可以用于细胞和基因治疗;且来源广泛、取材、分离培养、扩增及导入外源基因也相对方便。通过穿刺取自体骨髓得到,对患者损伤较少,成骨细胞能力明确,且免疫排斥反应小。可以应用在骨质疏松、关节翻修、骨折不愈合、骨缺损等基本治疗当中,临床应用的前景广泛,是目前骨组织工程理想的种子细胞[13]。

成人骨髓源间充质干细胞数量及增殖分化潜能随年龄的增大而下降,且供者间充质干细胞的采集须行骨髓穿刺,由于疾病的原因及骨髓穿刺有一定风险性,且骨髓有限、骨髓穿刺常并发感染等因素限制了自体骨髓间充质干细胞的应用。

第三节 脐带间充质干细胞

人脐带间充质干细胞(human umbilical cord mesenchymal stem cells, HUCMSCs)是一类具有自我更新、增殖和多向分化潜能的干细胞,具有来源丰富,易于采集、保存和运输,异体排斥弱,避免伦理争议等诸多优点。大量研究表明,HUCMSCs 具有多向分化潜能,在体内外可以分化为骨细胞、软骨细胞、肝细胞、心肌细胞、骨骼肌细胞及神经元细胞等。脐带间充质干细胞在成骨及其他组织器官修复方面均表现出优良的种子细胞特征,具有更强的扩增能力及低免疫原性,其成集落生长潜能及成骨时间早于骨髓等其他来源的间充质干细胞,并具有明确的基因工程及细胞遗传学研究的应用价值。脐带间充质干细胞除向脂肪、骨、软骨细胞分外,还能生成骨骼肌组织并在修复光感受器研究中证实具有其他来源间充质干细胞无法比拟的优势[14]。

一、生理特征

文献报道脐带间充质干细胞增殖活性及成骨分化能力高于骨髓来源的间充质干细胞。而且其经过低温冻存后仍能保持较强的增殖和分化能力,适合长期保存,且有来源广泛、培养简单、不易污染、提取无创伤性及避免伦理学争议等优势,成为组织工程与再生医学中最重要的种子细胞来源。脐带间充质干细胞(HUCMSCs)作为间充质干细胞(MSCs)家族的重要成员,已经被国际细胞疗法协会所接受,达到了多能干细胞的标准。脐带间充质干细胞(MSCs)具有较高的分化潜能,可向多个方向进行分化。它在骨、软骨、肌肉、肌腱、韧带、神经、肝、内皮和心肌等组织工程方面具有广阔的临床应用前景。有报道从人脐带中分离出的MSCs,细胞含量、增殖能力优于骨髓MSCs,免疫原性比骨髓MSCs低,并且具有取材方便,无伦理学争议,因此越来越受到研究工作者们的关注。

二、分离与培养

取从手术台上取下的健康剖宫产脐带,保存于无菌PBS溶液之中,1h内在超净台中去除脐带外膜及一根脐动脉和两根脐静脉,将剩余的组织用PBS缓冲液反复冲洗,取出Wharton胶,剪成大小约$1mm^3$的组织块并接种于含DMEM/F_{12}培养液(含体积分数为15%的FBS)的塑料培养瓶中,平行轻晃培养瓶,拧紧瓶盖后再回旋1周以便气体进入,置于细胞培养箱(37℃、5%CO_2);3天后保留组织块换液,7天后待组织块细胞附近细胞80%融合后,去除组织块;将适量的0.25%胰蛋白酶同时加入各个培养瓶中,加入的胰蛋白酶以湿润并覆盖瓶底细胞为宜;消化过程中以其中1瓶作为参考,显微镜下待细胞形态出现回缩、变圆时,小心倒去胰酶并加入体积分数为15%FBS的DMEM培养液5ml终止消化,并反复轻柔吹打瓶底细胞层,使其脱落;将所得的细胞悬液按1:2的比例接种于新的培养基中进行传代培养,原代细胞标记为P_0代,传代后的细胞标记P_1代;在体外细胞传代培养过程中,每3天更换1次培养液,直至贴壁细胞铺满瓶底,达到80%彼此融合后再重复上述操作,传代培养记为P_2代,以此类推;倒置显微镜下观察细胞的形态变化及生长状况。

1. 脐带间充质干细胞的提取部位

脐带长约60cm,直径约1~2.5cm,表面被羊膜覆盖,内含两条动脉和1条静脉,血管的周围环绕着半透明的基质,称为华通胶。资料显示,从脐带静脉内皮及内皮下层、脐血管周围等均可分离出间充质干细胞;但是究竟从脐带的什么部位提取细胞最合适,仍没有结论。当前的研究倾向于从脐带华通胶中分离间充质干细胞,认为该处的间充质干细胞纯度较高,

Romanov等[15]通过实验发现从脐带华通胶中分离出间充质干细胞的比率是100%,而从脐带的其他部位分离出的间充质干细胞比率是30%。Baksh等[16]并没有在华通胶来源的间充质细胞中发现间充质干细胞的通用表达标记CD146,而在脐静脉血管周围存在。Ikuo等[17]通过比较来自脐静脉、脐动脉、华通胶的间充质干细胞的特点,发现3种来源的间充质细胞在形态和免疫表型上没有明显区别,华通胶中分离的间充质细胞成骨分化能力较差,因为虽然此处来源的细胞有骨桥蛋白表达,但是在成骨培养基中培养28天未见碱性磷酸酶(ALP)的表达,而来自脐血管的间充质细胞ALP表达能力较强,尤其是脐带动脉来源的间充质细胞。有学者认为,脐带血管才是获取间充质干细胞的最佳部位。但是仅凭ALP的表达水平高低评估成骨能力稍有牵强,因为脐动脉壁细胞本身就表达ALP。Ushiki T等[18]曾在实验鼠的模型中证明了这点。所以有可能分离的间充质细胞混有大量动脉壁内皮细胞。脐带间充质干细胞的最佳提取部位仍需进一步研究。

2. 脐带间充质干细胞的分离方法

脐带间充质干细胞的分离方法主要有酶消化法、组织块法、纵切法[19]等。将长约10cm的脐带纵向劈开,去除血管,不将脐带切割成小块,直接将华通胶放置在培养基中培养。并与小块的组织块法、酶消化法相比较,发现该方法操作简单快速、污染率低。国内袁源等[20]利用组织块培养法与胶原酶法分离间充质干细胞,并进行比较结果发现此两种分离方法差别不大。侯克东等比较了胶原酶法与组织块法分离间充质干细胞的方法,认为采用小组织块培养法的培养时间较长,而采用胶原酶消化法可快速获得大量贴壁生长的MSCs,操作简便易行,可更好地保持细胞活力,明显缩短原代培养时间。但徐燕等[21]通过实验比较各种分离脐带间充质干细胞的方法后,认为组织块培养法更适合分离脐带间充质干细胞,与侯克东报道结果相反。尽管胶原酶法分离间充质干细胞的方法被广泛使用,但文献描述的处理方式各不相同,结果也往往相差很大。

有研究者应用胶原酶、胰蛋白酶、透明质酸酶联合酶解分离基质细胞,但是结果不甚理想。胶原酶法的主要缺点是由于酶的过度使用使组织过度消化导致细胞活力降低,细胞表面的受体降解,改变细胞的功能;其优点主要是可以快速获得大量的贴壁生长的MSCs,缩短原代培养时间。组织块培养方法缺点主要是原代培养时间较长,但其操作简单,经济方便。总之各种方法应进一步研究完善。

3. 脐带间充质干细胞的培养基选择

选用何种培养基培养脐带间充质干细胞也存在争议。洪敬欣等[22]选择低糖DMEM、mesen PRO RSTM medium和STEMROMSCSFM 3种培养体系进行脐带间充质干细胞生长增殖的对比实验。结果表明mesen PRO RSTM medium是最适合脐带间充质干细胞在体外扩增的培养基。Usha Nekanti等[23]将脐带间充质干细胞培养在DMEM-LG、DMEM-HG、DMEM.KO、DMEM.F12四种不同的培养基中,发现DMEM.KO与DMEM.F12较另两种培养基更适合间充质干细胞的黏附、扩增、分化。在培养基中加入促进细胞扩增的细胞因子bFGF,可以明显地提高间充质干细胞的扩增能力,且对间充质干细胞的表面标记没有影响。叶夏云等[24]发现人胰岛素和胰岛素类似物均可以促进干细胞的增殖,其中甘精胰岛素促细胞增殖的能力较明显。应用人体血清也可以成功地培养出间充质干细胞,国内葛殿华等[25]

应用人脐带血血清为主的培养基培养脐带间充质干细胞取得了良好的效果,Hatlapatka 等[26]也证明了人体血清可以有效地培养扩增间充质干细胞。当前脐带间充质干细胞的培养体系主要应用含动物血清(如胎牛血清)的培养基,在此种环境下生长的细胞,其内部结构会发生何种变化尚未可知,为避免含动物血清培养中病毒等病原体污染和异种血清所致的过敏反应,无血清培养基体外培养扩增脐带间充质干细胞成为研究热点[27]。

4. 脐带间充质干细胞的成骨分化

脐带间充质干细胞的成骨分化潜力,首先是 2004 年 Wang[28] 发现的,也逐渐被国内外许多研究者证实。但是具体的分化基质尚不明确。Dolores Baksh 等[29]比较了脐带血管周围细胞(HUCPVC)与骨髓间充质干细胞的扩增分化能力,结果表明 HUCPVC 在成骨分化方面强于骨髓间充质干细胞。并且证实了脐带血管周围细胞表达 CD146 这一公认的间充质细胞表面标志,同骨髓间充质细胞类似,也是通过 Wnt 信号途径诱导成骨分化。Jui-yu Hsieh 等[30]比较脐带华通胶与骨髓来源的间充质干细胞的分化能力,认为脐带间充质干细胞比骨髓间充质干细胞更易向胰腺和内皮细胞分化。他们在基因表达水平上比较了这两种细胞,结果表明脐带间充质干细胞易表达血管生长因子相关的基因,包括表皮生长因子,而骨髓来源的间充质细胞易表达成骨基因如 *RUNX2*、*DLX5*。骨髓间充质干细胞基因表达形式比脐带干细胞更类似于成骨细胞基因,暗示骨髓间充质干细胞有较好的成骨潜力。脐带间充质干细胞在血管再生方面有较好的优势。Ingrida Majore 等[31]也证实脐带间充质干细胞虽可以像成骨细胞分化,但是分化效力低下,即使经过最强的成骨诱导物质 1,25-二羟基维生素 D_3 的诱导。所以如何诱导脐带间充质干细胞向成骨细胞方向的分化,是值得深入研究的问题。

5. 脐带间充质干细胞的免疫特点

脐带间充质干细胞之所以可以用于异基因移植,是因为其具有免疫抑制作用。Weiss 等[32]研究了脐带间充质细胞的体外免疫特点,并揭示了脐带间充质干细胞的一些免疫抑制机制。

首先,脐带间充质干细胞抑制一些免疫细胞的扩增,如人外周血单个核细胞、纯化的 T 淋巴细胞等;其次,脐带间充质干细胞可以合成免疫抑制分子 HLA-G6;再次,脐带间充质细胞不表达免疫反应协同刺激分子 CD_{40}、CD_{80}、CD_{86};最后,脐带间充质细胞表达间充质细胞免疫调节分子 IL-6。

Keon Hee Yoo 等证实了脐带间充质细胞同骨髓间充质细胞一样,具有免疫调节作用和抗炎作用。具体机制是 T 淋巴细胞活化时分泌 IFN-γ 和 TNF-α 同时诱导间充质细胞分泌吲哚胺-2,3-双加氧酶(IDO)抑制 T 淋巴细胞扩增。这些体外的脐带间充质细胞免疫特点研究结果支持早期的这一发现:异体脐带间充质细胞可以在动物模型中耐受。Cho 等[33]研究异基因脐带间充质干细胞移植证实只有反复注射 MHC 不匹配的非活化脐带间充质细胞才产生免疫反应,导致局部产生炎症。Weiss 等也通过脐带间充质细胞异基因转移治疗动物模型诱导的帕金森病和视网膜病,没有发现产生免疫排斥反应[34]。野向阳等应用脐带间充质干细胞治疗人股骨头坏死并观察人体的免疫反应,结果未引起宿主免疫应答,二次移植时也未出现免疫记忆及免疫排斥[35]。脐带间充质干细胞少次应用是安全的,具体的免疫抑制机制仍需进一步探索。

三、研究现状

HUCMSCs 除在骨科方面的应用研究取得了良好的效果以外还在很多其他领域的研究

也取得了良好的效果。

自身免疫性疾病的治疗：Tiu 等[36]研究表明，HUCMSCs 体外可以抑制类风湿关节炎 FLSs 和 T 淋巴细胞（Th1 向 Th2 转化），并能诱导 Treg 生成，维持 Treg 的免疫抑制功能。并将 HUCMSCs 输注入 CIA 模型鼠体内证实可以减缓其关节炎的发展，该研究认为 HUCMSCs 可能成为治疗类风湿关节炎的一种治疗方法。Sun 等[37]对 16 例活动性系统性红斑狼疮（SLE）患者进行了同种异体 HUCMSCs 移植，结果表明 HUCMSCs 移植可以减少蛋白尿的生成，改善患者血肌酐和尿素氮指标，并提示 HUCMSCs 移植 3 个月后外周 CD_4+FoxP3+Treg 细胞百分比明显提升。该研究证实同种异体 HUCMSCs 移植对 SLE 患者治疗有效。

神经系统疾病的治疗：于靓霞等[38]将 HUCMSCs 移植重症肌无力大鼠中，发现经静脉输注的 HUCMSCs 能快速迁移到炎症部位和局部淋巴结，而且在淋巴结的髓质区也可以检测到人源化的细胞。并发现 HUCMSCs 与淋巴细胞直接接触能有效移植 AchR 特异性抗体的分泌，并且能显著减少 CD_4+T 淋巴细胞分泌的 IFN-γ 的浓度，在一定程度上缓解重症肌无力体内的 Th1/Th2 细胞失衡的免疫状态。该研究认为 HUCMSCs 可能通过相互接触和（或）释放细胞因子而调节机体的免疫反应，为重症肌无力提供了一种潜在的治疗新途径。

1 型糖尿病的治疗：有研究证实，HUCMSCs 可在体外诱导直接应用以治疗 1 型糖尿病。Wang 等[39]在体外将 HUCMSCs 诱导分化为胰岛素分泌细胞，输注给糖尿病鼠。通过葡萄糖耐受实验发现移植后的小鼠血糖降低，在小鼠的肝脏检测到人源的 C 肽和细胞核。该实验证实，HUCMSCs 分化的胰岛素分泌细胞对糖尿病鼠的高血糖症状有改善作用。于文龙等[40]选择 6 例病程小于 3 个月的初发 1 型糖尿病患者进行 HUCMSCs 和胰岛素治疗，对照组 6 例行单纯胰岛素治疗。随访 9 个月，干细胞治疗组的空腹血糖、糖化血红蛋白及 C 肽水平都有明显的改善，而对照组 C 肽水平明显下降，其他指标变化不明显。改研究提示 HUCMSCs 治疗初发糖尿病疗效良好。

肝脏疾病的治疗：近几年多项实验已证实间充质干细胞可诱导分化为干细胞，并有促进干细胞再生和抑制干细胞凋亡的作用。国内研究者对 60 例肝硬化失代偿期患者进行了 HUCMSCs 移植，移植 2、4、8、12 周后，患者血蛋白、前清蛋白水平逐渐升高（$P<0.05$），总胆红素、凝血酶原时间明显低于治疗前水平（$P<0.05$）[41]移植后患者乏力、腹胀、纳差明显好转，未发生与移植相关的严重并发症。研究认为 HUCMSCs 治疗终末期肝硬化安全有效，能改善患者的肝功能、凝血功能及临床症状。Zhang 等[42]对进行 HUCMSCs 移植的肝硬化失代偿期患者随访 1 年，同样证实 HUCMSCs 移植可以改善患者肝功能、减轻患者腹水症状。

四、优势与不足

HUCMSCs 来源丰富、采集简便，对母亲和新生儿无任何不良影响。并且 HUCMSCs 基因稳定、不易突变、使用安全可靠。易于分离培养，病毒感染概率小，具有与 BMSCs 基本相同的免疫表型和多项分化潜能，而且 HUCMSCs 的增殖能力更强、免疫原性更低，且不存在伦理学问题。由此可见，HUCMSCs 是更为理想的细胞治疗的种子细胞。而且脐带容易获取，对供者无不利影响，有望替代自体骨髓成为 MSCs 的重要来源。

HUCMSCs 的生物学特点及作用机制尚不完全明确需要进一步探索与研究。

第四节 骨科临床应用

随着现代工业及交通业的发展,高能量损伤显著增加,往往造成四肢大面积软组织缺损合并大段骨缺损,软组织缺损可通过皮瓣或肌皮瓣移植进行修复,遗留的大段骨缺损问题亟待解决。近年随着对骨愈合机制和 MSCs 功能的深入研究,发现 MSCs 具有多向分化潜能,在一定的诱导条件下表现出不同的抗原特性,能分化为成骨细胞、成软骨细胞等,在机体正常的损伤修复过程中 MSCs 可以在趋化因子的诱导下,招募至损伤部位,在局部增殖、分化,并通过旁分泌作用参与损伤修复与组织再生。体外研究结果表明 MSCs 在地塞米松、维生素 C、β-甘油磷酸钠等诱导因子作用下可促进成骨细胞分化成熟[43],可作为骨良好的种子细胞来源,应用前景广阔。

基因工程研究的深入,也促进了骨缺损治疗的发展,采用基因工程技术,将成骨基因转移到种子细胞中,通过直接注射与支架复合移植体外转导细胞移植或构建组织工程骨等不同方式,促进细胞增殖和分化治疗大段骨缺损。大量试验已证实,基因治疗能够有效促进骨折愈合和骨缺损修复。骨缺损处直接注射腺病毒转导的 BMP-2 基因也可以促进骨修复,但在动物体内局部直接注射腺病毒载体可能产生系统性的抑制成骨作用,而且炎症反应更加明显,同时缺少人工骨替代载体、直接注射作用有限,需要与其他方法结合以弥补不足。采用 BMP 负载骨及骨替代材料治疗骨缺损的研究还处于动物实验阶段,同时人工合成更理想的人工骨替代材料、血管生成等研究尚不成熟。

骨组织工程学研究内容主要包括三方面:①种子细胞的研究;②支架材料的研究;③组织工程化骨的临床应用。其中种子细胞是组织工程研究中首要的、最基本的环节。作为骨组织工程的理想种子细胞,应具有以下特点:①结构比较简单,是不具有特定功能的原始细胞;②取材容易,对机体损伤小;③体外培养增殖能力强;④可在一定条件下向特定方向转化;⑤稳定表达成骨细胞表型;⑥植入人体后能继续产生成骨活性;⑦无致瘤性。20 世纪 70 年代中期已证实骨髓间充质干细胞具有自我增殖能力和分化潜能,且具有来源广泛、取材简单、分化成骨的潜能强等特点,成为目前骨组织工程种子细胞研究的重点。

第五节 小 结

由于骨髓间充质干细胞的多种优点,因此不论是自体移植或异体移植,骨髓间充质干细胞都有广阔的应用前景,所以只有深入了解骨髓间充质干细胞对组织损伤修复机制,才能更准确地选择移植时间、最佳移植路径、最适宜的移植细胞类型,最佳适应证,更有效的动员手段,从而最大程度地挖掘出该治疗手段的巨大潜力。对于脐带间充质干细胞的研究,需要进一步探索脐带间充质干细胞的生物学特点,以便更好地诱导其向各种细胞分化;同时需要优化细胞分离纯化技术,培养出纯度更高、更稳定的间充质干细胞;同时进一步降低脐带间充质干细胞免疫原性的问题,特别是多次传代后,免疫原性增强的问题。

间充质干细胞治疗方法要从实验室真正走向临床,解决一些难治性疾病就需要建立一个全新的、不同于化学药物的临床转换平台,以尽可能控制从细胞库走向临床的每个环节中的关键变量。既要保证从源头控制种子细胞的可控性,又要保证临床所需干细胞的丰富性和多样性,临床治疗需求的及时性。同时也需要保证生产规模化及生产过程的全面质量监督管理。此外,丰富的干细胞储备、标准化的制备流程、合理的运输及规范的诊疗指南对于干细胞的临床转换至关重要。

　　总之间充质干细胞移植的治疗研究仍然任重而道远,但是笔者相信,随着有关方面研究的深入,以上问题均可以解决,间充质干细胞必将成为治疗骨科疾病的一项有效的临床治疗手段。

参 考 文 献

[1] 杨玉霞,郑健樑,张平,等. 密度梯度离心结合贴壁法培养成年大鼠骨髓间充质干细胞的生物学特性. 中国组织工程研究与临床康复,2007,11(3):583-586

[2] Schmitt B. Ringe J, Haupl T, et al. BMP2 initiates chondrogenic lineage developmentof adult human mesenchymal stem cells in high-density culture. Differentiation,2003,71(10):567-577

[3] Friedenstein AJ, Chailakhyan RK, Ge simov UV. Bone marrow osteogenic stem cells: in vitro cultivation and transplantation in diffusion chambers. Cell Tissue Kinet,1987,20:263

[4] Pmenger MF, Mackay AM, Beck SC, et al. Multilineage potential of adult human mesenchumal stem cells. Cell Tissue Kinet,1987,20(3):263-272

[5] Phinney OG. Isolation of mesenchymal stem cells from murine bone marrow by immunodepletion. Methods Mol Biol,2008,449:171-186

[6] maunery JR, Volloch V, Kaplan DL. Matrix-mediated retention of adipogenic diffentiation potential by human adult bone marrow-derived mesenchymal sten cells dunng ex vivo expansion. Biomaterials,2005,26(31):6167-6175

[7] Bonab MM, Alimoghaddam K, Talebian F, et al. Aging of mesenchymal stem cell in vitro. BMC Cell Biol,2006,7:14

[8] Ryoo HM, Lee MH, Kim YJ. Critical molecular switches involved in BMP-2-induced osteogenic differentiation of mesenchymal cells. Gene,2006,366(1):51-57

[9] Seok-Jung Kim, Jae-Deog Jang, Seung-Koo Lee. Treatment of long tubular bone defect of rabbit using autologous cultured osteoblasts mixed with fibrin. Cytotechnology,2007,54:115-120.

[10] Xie H, Yang F, Deng L, et al. The performance of a bone-derived scaffold material in the repair of critical bone defects in a mesus monkey model. Biomaterials,2007,28(22):3314-3324

[11] Shao Z, Liu BL, Peng QJ, et al. Transplantation of osteoblast-like cells to the distracted callus in the rabbit mandible. Plastic and reconstructive surgery: United States,2007,119(2):500-507

[12] Qi M C, Hu J, Zou SJ, et al. Mandibular distraction osteogenesis enhanced by bone marrow mesenchymal stem cells in rats. Journal of cranio-maxillo-facial surgery,2006,34(5):283-289

[13] Beyer Nardi N, Silva Meirelles L. Mesenchymal stem cells: isolationin vitro expansion and characterization. Handb ExpPharmacol,2006,174:249-282

[14] Baksh D, Yao R, Tuan RS. Comparison of proliferative and multilineage differentiation potential of human mesenchymal stem cells derived from umbilical cord and bone marrow. Stem Cells,2007,25(6):1384-1392

[15] Romanov YA, Svintsitskaya VA, Smirnov VN. Searching for alternative sources of postnatal human mesenchymal stem cells: candidate MSC-like cells from umbilical cord. Stem Cells,2003,21(1):105-108

[16] Baksh D, Yao R, Tuan RS. Comparison of proliferative and multilineagc differentiation potential of human mesenchymal stem cells derived from umbilical cord and bone marrow. Stem Cells,2007,25(6):1384-1392

[17] Ikuo Ishige Tokiko Nagamura-InoueMasaki J. et al Comparison of mesenchymal stem cells derived from arterial, venous, and Wharton, Sjelly explants of human umbilical cord. The Japanese Society of Hematology,2009,90(15):261-269

[18] Ushiki T, Abe K. Identification of arterial and venous segments of blood vessels Using alkaline phosphatase staining of ink gelatin injected tissues. Arch Histol Cyt,1998,61(24):215-219

[19] Rahul S, David L, Dolores BM, et al. Human umbilical cord perivascular cells: asource of mesenchymal progenitors. Stem Cells,2005,23(2):220-229

[20] 袁源,杨树源,张晓辉,等. 人脐带间质干细胞分离纯化及基本生物学特性研究. 青岛大学医学院学报,2006,5(2):2-4

[21] 徐燕,李长虹,孟恒星,等.人脐带间充质干细胞分离培养条件的优化及其生物学特性.中国组织工程研究与临床,2009,13(32):6289-6294

[22] 洪敬欣,张茜真,韩俊领,等.人脐带间充质干细胞在3种不同培养体系中的生长状况及腺病毒感染效率.中国组织工程研究与临床康复,2010,14(1):42-47

[23] Usha Nekanti, Vinay B, Rao. Avinash G. Long term expansion and pluripotent marker array analysis of Wharton's Jelly-derived mesenchymal. Stem Cells,2009,10(5):122-126

[24] 叶夏云,刘毅,徐斌,等.胰岛素类似物对人脐带干细胞增殖活性的影响.实用医学杂志,2010,26(18):172-174

[25] 葛殿华,马红梅,周学武.脐带血清培养体系扩增脐带间充质干细胞及其生物学特征的实验研究.黑龙江医药,2009,2(5):1330-1337

[26] Hatlapatka, Moretti, Lavrentieva, et al. Optimization of culture conditions for the expansion of umbilical cord derived MSC like cells using xeno-free culture conditions. 2009,12(5):1237-1241

[27] 方彦艳,马健.无血清培养基分离培养脐带间充质干细胞的研究.同济大学学报(医学版),2010,5(4):21-24

[28] Huan Chencheng, Lin Qiu, Jun Ma, et al. Replicative senescence of human bonemarrow and umbilical cord derived mesenchymal stem cells and their differentiation to Adipocytes and osteoblasts. Mol Biol,2010,10(5):662-664

[29] Dolores Baksh, Raphael Yao, Rocky S, et al. Comparison of proliferativeand multilineage differentiation potential of human mesenchymal stem cells derived from umbilical cord and bone marrow. Stem Cells,2007,25(14):1384-1392

[30] Jui-Yu Hsieh, Yu-Show Fu, Shing-Jyh Chang, et al. Functional module analysis reveals differential osteogenic and stemness potentials in human mesenchymal stem cells from bone marrow and Wharton's jelly of umbilical cord. Stem cells and development,2010,19(12):123-132

[31] Ingrida Majore, Pierre Moretti, Frank Stahl, et al. Growth and differentiation properties of mesenchymal stromal cell populations derived from whole human umbilical cord. Springer Science Business Media,2010,15(12):163-167

[32] Weiss ML, Anderson C, Medicettys, et al. Immune properties of human umbilical cord Wharton's jelly derived cells. Stem Cells,2008,26(11):2865-2874

[33] Cho PS, Messina DJ, Hirsh EL, et al. Immunogenicity of umbilical cord tissue derived cells. Blood,2008,111(1):430-438

[34] Lund RD, Wang S, Lu B, et al. Cells isolated from umbilical cord tissue rescue photoreceptors and visual functions in a rodent model of retinal disease. Stem Cells,2007,25(3):602-611

[35] Weiss ML, Mitchell KE, Hix JE, et al. Transplantation of porcine umbilical cord matrix cells into the rat brain. Exp Neur,2003,182(2):288-299

[36] Liu Y, Mu R, Wang S, et al. Therapeutic potential of human umbilical cord mesenchymal stem cells in the treatment of rheumatoid arthritis. Arthritis Res Ther,2010,12(2):210-212

[37] Sun L, Wang D, Liang J, et al, Umbilical cord mesenchy-mal stem cell transplantation in severe and refractory systemic lupus erythematosus. Arthritis Rheum,2010,62(8):2467-2475

[38] 于靓霞,陈芳,孙军,等.脐带间充质干细胞移植治疗大鼠重症肌无力的研究.中国组织工程研究与临床康复.2011,15(1):167-170

[39] Wang J, Yin Z, Wen H, et al. Application of umbilical cord mesenchymal stem cells in cerebral palsy treatment: report of 51 cases. Chinese General Practice,2011,14(7):2446,2447

[40] 于文龙,高宏,余宵龙,等.脐带间充质干细胞移植治疗初发1型糖尿病.中国组织工程研究与临床康复,2011,15(23):4363-4366

[41] 周炳喜,郭俊贤,韩双印,等.脐带间充质干细胞移植治疗终末期肝硬化的治疗及安全.中国组织工程研究与康复,2011,15(32):5987-5990

[42] Zhang Z, Lin H, Shi M, et al. Human umbilical cord mesenchymal stem cells improve liver function and ascites in decompensated liver cirrhosis patients. J Gastroenterol Hepatol,2012,27(2):112-120

[43] Maunery JR, Volloch V, Kaplan DL. Matrix-mediated retention of adipogenic diffentiation potential by human adult bone marrow derived mesenchymal sten cells dunng ex vivo expansion. Biomaterials,2005,26(31):6167-6175

第八章 手部多元组织缺损的修复

第一节 概 述

手部多元组织缺损是临床上较为常见的损伤,常伴有血管、神经、肌腱及骨质外露或缺损,甚至手指缺失,当组织缺损较多、面积较大时,临床处理较为棘手。手部多元组织缺损的治疗主要以恢复手部功能为目标。手部复杂的解剖结构和功能使其损伤后的功能满意恢复较为困难,这种损伤的治疗,主要取决于损伤程度及损伤的时间,早期的正确处理能最大限度地保留手的外形及功能。因此,掌握手部损伤及治疗原则、方法,对于临床医师尤为重要。

一、手部的功能解剖

(一) 手的功能位

手的功能位是手根据不同需要,进行各种动作(如抓握、持物、夹捏等)前的准备姿势,根据各种不同需求手可迅速发挥其功能,如手握茶杯的姿势,是手能发挥最大功能的位置。此时,腕部背伸:20°~25°,伴有轻度尺侧偏斜10°;拇指充分外展,拇指掌指关节和指间关节微屈,各指分开,关节屈曲程度不尽相同,掌指关节屈曲30°~45°,近侧指间关节屈曲60°~80°,远侧指间关节屈曲10°~15°;拇指对掌位。在处理手外伤尤其是手部骨折时,应将手固定于手的功能位。

(二) 手的休息位

手的休息位是手处于自然静止状态,是一种半握拳姿势,此时,手部的各组拮抗肌的肌张力相对平衡。腕关节背伸:10°~15°,伴有轻度尺侧偏斜;拇指轻度外展,指腹轻触及或接近示指远侧指间关节的桡侧缘;其他各指的掌指关节和指间关节皆呈现半屈曲位,示指屈曲较小,越向小指屈曲越大(图8-1)。

(三) 皮肤与浅筋膜

手部的皮肤和筋膜组织具有特殊的结构,以适应手的精细运动和灵敏的感觉功能。手功能的正常发挥要求皮肤包裹必须富有弹性而且不存在粘黏,手背皮肤要求有足够的皮肤以满足手的自由活动,此外,手掌和手指的皮肤还必须要有足够厚度。

手掌部皮肤为适应手的持、握、捏、拿和感觉等功能,故皮肤厚而坚韧,厚约1~4mm,在大鱼际处较薄,掌心及小鱼际处较厚。其皮肤弹性差不易移动,无毛发及皮脂腺,且手指及手掌有较大的皮纹,以增加皮肤与物体接触的摩擦系数,有助于捏握细小物体。手指掌面皮

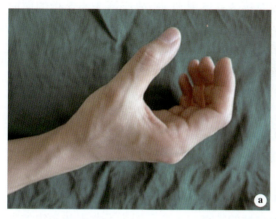
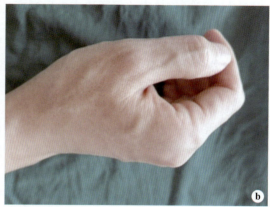

图 8-1　手部功能位及休息位
a. 手功能位；b. 手休息位

肤厚，末节指腹形成形态各异的指纹，指掌面的皮下组织由纤维分隔成网状，内含小脂肪团，纤维将皮肤紧密地连于屈肌腱的纤维鞘，在末节指，则连于指骨骨膜，故指掌面皮肤的活动度很小，皮下组织中有指的血管、神经走行。小鱼际皮下组织中有长方形薄肌片，称掌短肌，起于掌腱膜内侧缘，止于手掌尺侧缘皮肤，该肌收缩可使小鱼际皮肤产生皱纹。手掌，特别是指腹皮肤乳头层内，有较丰富的感觉神经末梢，即感受器；主要有游离感觉神经末梢和有被囊感觉神经末梢。

手掌面可见一些明显的皮肤纹理，为适应手部关节滑动而产生的。皮纹处的皮肤附于深处，较少移动，握拳时则聚为深沟，这些皮纹是重要的体表标志及手术切口的标志(图 8-2)。

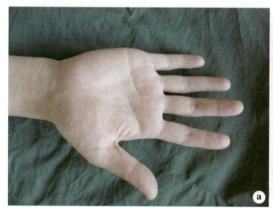
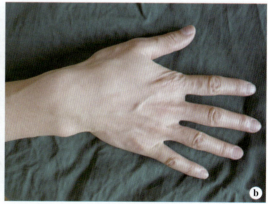

图 8-2　手部皮纹
a. 手掌面观；b. 手背面观

（1）腕横纹：位于腕部掌侧，纹理较浅，有 2~3 条，适于腕部的屈曲。
（2）鱼际纹：位于大鱼际尺侧，斜向下外，远端与掌中纹重叠，深面对应着第 2 掌骨头。
（3）掌中纹：远端桡侧与鱼际纹重叠，向手掌尺侧延伸，止于第四指蹼的垂线上，亦有此纹缺如者。

(4) 掌远纹：从第 2 指蹼达手掌尺侧缘，约对第 3、4、5 掌骨头，适应第 3、4、5 指的屈曲活动，屈指时，指腹可抵此纹稍远侧。

(5) 指近侧纹：平指蹼的边缘，约对着近节指骨的中 1/3 稍近侧，指蹼背面呈斜坡达掌指关节，外伤、瘢痕挛缩及并指手术中需要再造。

(6) 指中间纹：两旁抵赤白肉际，有 2~3 条，皮纹处皮肤直抵屈肌腱鞘，外伤可刺入腱鞘。

(7) 指远侧纹：平对远侧指间关节，只有 1 条。

(8) 拇指近侧纹：平对第一掌骨头，拇外展时略呈垂直，此纹理延至第一指蹼，第 1 指蹼松弛柔软，拇指运动时形成一些斜皱襞。

(9) 拇指远侧纹：平对拇指指间关节，有 1~3 条。

手背皮肤具有皮肤薄、柔软，富有弹性和伸缩性的特点。主要是因为手背皮肤表皮的透明层和角质层薄，真皮内含有大量的弹性纤维。这样手背皮肤在手握拳及伸指时才不至于过紧或者过松。手背皮肤在握拳时皮肤面积约增加 25%。故手背皮肤缺损修复时，应充分估计握拳时皮肤缺损范围，必须加大面积并选择质地接近的供区，并将手固定在屈曲位。手指指间关节部位的皮肤有数条横纹和环形隆起，以适应手指的屈曲和伸直。

指甲位于指端背侧，为扁平而有弹性的角质化上皮，由多层连接紧密的角质化上皮细胞凝聚构成。其有保护指端，防止指腹软组织向背侧旋转，从而使指端有良好地捏持功能。此外指甲还是人体美观的重要修饰作用。

(四) 深筋膜

1. 手掌深筋膜

手掌深筋膜是前臂深筋膜向远侧的延续，掌心部筋膜增厚叫做掌腱膜，其近侧端续于掌长肌腱，远侧端分成四束，分别至第 2~5 指，与手指纤维鞘相续。鱼际和小鱼际处的筋膜较薄。掌腱膜内、外侧缘各发出 1 片结缔组织隔，分别叫做内侧肌间隔和外侧肌间隔，向深部插入分别附着于第 1 和第 5 掌骨。由内、外侧肌间隔将手掌分为 3 个筋膜鞘，即外侧鞘，由鱼际筋膜、外侧肌间隔和第 1 掌骨围成，内有鱼际肌（拇收肌除外）、拇长屈肌腱及其腱鞘，拇指的血管神经；中间鞘，由掌腱膜、内侧肌间隔、外侧肌间隔、骨间掌侧筋膜及拇收肌筋膜围成，内有 8 条指屈肌腱及其屈肌总腱鞘，4 块蚓状肌，掌浅弓及指血管和神经；内侧鞘，由小鱼际筋膜、内侧肌间隔和第 5 掌骨围成，内有小鱼际肌（掌短肌除外）、小指屈肌腱及其腱鞘、小指的血管神经。手掌深部附于掌骨及骨间侧肌的前面的一层筋膜叫做骨间掌侧筋膜。

2. 掌腱膜

掌腱膜形成 4 条彼此逐渐远离的纵行纤维束达 4 指根部后，一分为二附于背侧的掌侧韧带，同时也形成指屈肌腱进入手指的一通道。4 个彼此分离的纵行纤维束由横行纤维连接，在指根部形成 3 个指蹼间隙即联合孔，是指血管神经出入手指、手掌和手背 3 个局部的又一通道。掌腱膜深面形成两条轧道，纵行纤维下面走行指浅和指深屈肌腱；横行纤维下面走行指血管神经及蚓状肌（图 8-3）。

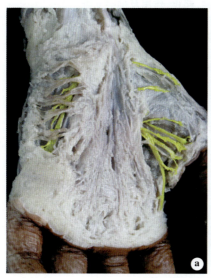
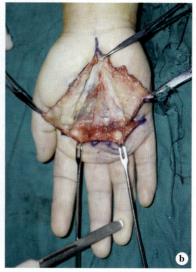

图 8-3 掌腱膜解剖图
a. 标本图；b. 手术图

（五）屈肌支持带和腕管

屈肌支持带，又称腕横韧带，是前臂深筋膜延续至腕部的增厚部分，横架于腕骨沟的上方，尺侧附于豌豆骨和钩骨，桡侧附于舟骨和大多角骨，与豌豆骨、钩骨、舟状骨及大多角骨所形成的腕骨沟，共同构成腕管。其内走行有指浅肌腱、深屈肌腱及包绕它们的屈肌总腱鞘、拇长屈肌腱、腱鞘及正中神经，由此通过腕管进入手掌。桡侧腕屈肌腱穿屈肌支持带的桡侧部（各桡侧腕骨）止于第 2 掌骨底，而尺神经和尺动脉经屈肌支持带的浅面和与掌腱膜相连的筋膜（腕掌侧韧带）之间，又名尺侧腕管，进入手掌。

（六）伸肌支持带

在桡腕关节背面，深筋膜增厚形成腕背侧韧带，又名伸肌支持带，其桡侧附于桡骨下端外侧缘，尺侧连于尺骨茎突和三角骨。腕背侧韧带向深面发出 5 个隔板，分别附于桡骨下端背面和尺骨头背面，使韧带与桡、尺骨下端背面形成 6 个管道，供伸肌腱通过。指背腱膜由手背深筋膜的浅层向下延续与伸肌腱结合而成，此外，尚有骨间肌和蚓状肌的肌腱参与增强，其两侧附着于第 2~5 指第 1 节指骨远端背面。指背腱膜的作用是伸手背，另外，对手指的共济运动起重要作用。

（七）手内在肌

手肌按部位可分为内侧、中间和外侧 3 群，各肌的名称、起止及作用如表 8-1 所示。

（八）屈指肌腱及腱鞘

指屈肌腱共有 9 根，由前臂屈肌腱延续而来，包括拇长屈肌腱、4 根指浅屈肌腱和 4 根指深屈肌腱，屈指肌腱通过腕管时，有腱鞘包裹，可以减少运动时摩擦。包绕指浅肌腱、深屈

表 8-1　手内在肌的名称、起止、作用及神经支配

肌群	名称	起点	止点	作用	神经
外侧群	拇短展肌	腕横韧带 舟骨结节	拇指第一节指骨底外侧缘及外侧籽骨	外展拇指	正中神经
	拇短屈肌	浅头：腕横韧带 深头：腕横韧带及小多角骨	拇指第一节指骨底及两侧籽骨	屈拇指掌指关节	正中神经 尺神经
	拇指对掌肌	腕横韧带 大多角骨	第1掌骨桡侧缘	拇指对掌 (屈+旋前)	正中神经
	拇收肌	斜头：头状骨、腕横韧带 横头：第3掌骨侧面	拇指第1节指骨底	拇指内收、屈曲	尺神经
中间群	蚓状肌	示、中指指深屈肌腱桡侧	第2~5指第1节指骨背面及指背腱膜	屈掌指关节伸指关节	正中神经
		环、小指指深屈肌腱相对缘			尺神经深支
	骨间掌侧肌	第2掌骨尺侧缘 第4、5掌骨桡侧缘	经示指尺侧止于指背腱膜 经环、小指侧止于指背腱膜	使示、环、小指向中指靠拢 屈掌指关节，伸指关节	尺神经深支
	骨间背侧肌	第1~5掌骨相对缘	经示、中指桡侧止于第1节指骨底及指背腱膜 小指第1节指骨底侧缘	使示、环指离开中指（外展） 屈掌指关节，伸指间关节	尺神经深支
内侧群	小指展肌	豌豆骨、豆钩韧带	小指第1节指骨底侧缘	外展及屈小指	尺神经深支
	小指短屈肌	钩骨及腕横韧带	同上	屈小指关节	
	小指对掌肌	同上	第5掌骨内侧缘	使小指对掌	

肌腱的称为屈肌总腱鞘，包绕拇长屈肌腱的叫做拇长屈肌腱鞘，这两个腱鞘均从屈肌支持带近侧约 2.5cm 处开始，向远侧伸延，屈肌总腱鞘与小指指腱鞘相连续，而不与第 2~4 指指腱鞘相通，在掌指关节近侧形成盲端；拇长屈肌腱鞘向远侧与拇指指腱鞘相通。因此，拇指与小指的腱鞘炎，早期即可向近侧蔓延至拇长屈肌腱鞘或屈肌总腱鞘，进而从一腱鞘累及邻近的另一腱鞘，形成"V"字形的感染区（图 8-4）。

手指腱鞘由包绕肌腱的滑液鞘及包绕于滑液鞘外的纤维鞘构成。手指腱滑液鞘为双层圆筒状，内层紧贴附于肌腱表面，外层贴附于纤维鞘内面，两层之间的腔内有少量滑液，以减少肌腱运动时的摩擦，在靠指骨掌面，肌腱滑液鞘内、外两层互相移行处形成双层的腱系膜，有供应肌腱的血管通过。腱滑液鞘的外围，由深筋膜增厚形成管状腱纤维鞘，纤维鞘附着于指骨骨膜和指间关节囊的两侧，形成骨性纤维管，以约束腱滑液鞘（图 8-5，图 8-6）。

根据屈肌腱的解剖和处理特点，分为五个区（图 8-7）。

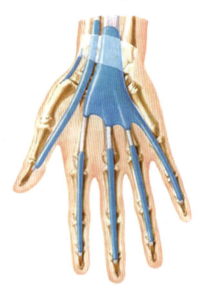

图 8-4　手掌的腱鞘

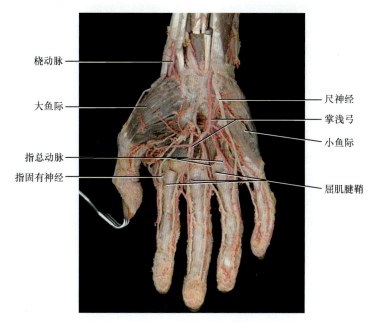

图 8-5 手掌深层结构

（1）深肌腱抵止区（Ⅰ区）：从中节指骨中段至深肌腱止点。该区只有指深屈肌腱，断裂后应争取早期修复，直接缝合断端。若在止点 1cm 以内断裂，可将腱端前移，即切断远断段，将近端重新附着于止点处，行屈肌腱止点重建术。

（2）腱鞘区（Ⅱ区）：从腱鞘开始至指浅屈肌的附着处（即中节指骨中段），在此段深、浅屈肌腱被限制在狭小的腱鞘内，伤后很易粘连，处理困难，效果较差，故又称为"无人区"。目前一般主张，如系指浅屈肌腱牵拉断裂可不吻合，以免粘连，深肌腱浅肌腱同时断裂，仅吻合深肌腱，同时切除浅肌腱，保留腱鞘及滑车。亦有主张同时修复深浅屈肌腱。

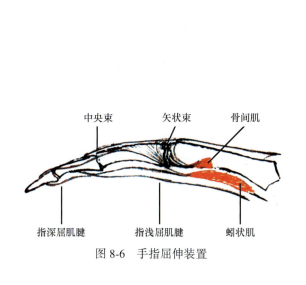

图 8-6 手指屈伸装置

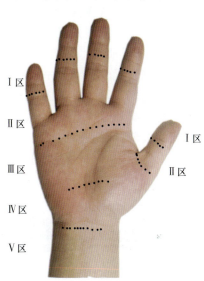

图 8-7 屈肌腱分区

(3) 手掌区（Ⅲ区）：掌横韧带远侧至肌腱进入腱鞘之前的区域。手掌内深肌腱的桡侧有蚓状肌附着，断裂后限制近端肌腱回缩。在蚓状肌区深、浅肌腱同时断裂，可以同时吻合，用蚓状肌包裹深肌腱，防止与浅肌腱粘连。蚓状肌至腱鞘段，仅吻合深腱，切除浅腱。

(4) 腕管区（Ⅳ区）：九条肌腱及正中神经挤在腕管内，空间较小，正中神经浅在，常与肌腱同时损伤。处理时应切开腕横韧带，仅缝合深肌腱及拇长屈肌腱，切除浅肌腱，以增大空隙。吻合口应不在同一平面。必须同时吻合正中神经。

(5) 前臂区（Ⅴ区）：从肌腱起始至腕管近端，即前臂下1/3处。此区屈肌腱，有腱周组织及周围软组织保护，粘连机会少。屈肌腱在此区损伤，应全部作Ⅰ期缝合，效果常较好。但在多条屈指深肌腱、浅肌腱同时断裂时，要避免吻合口在同一平面，以减少粘连。

拇长屈肌腱断裂，亦应争取Ⅰ期修复。在掌指关节平面，肌腱被夹在两块籽骨之间，易造成粘连。该平面的断裂，不直接缝合肌腱，而是切除远断端，在腕上肌腱与肌腹交界处做肌腱延长，将远断端前移，重新附着于止点处，亦可行环指屈指浅肌腱转移代拇长屈肌腱。止点1cm以内断裂，通常采用肌腱前移法，但不延长肌腱。

（九）伸指肌腱及腱鞘

手部伸肌腱系由十二根肌腱和腕伸肌腱支持带组成。手指的伸展功能既有手外在肌的作用，又有手内在肌的作用，两者的巧妙结合是正常手指伸展功能的基础。指伸肌腱共有12条：从桡侧至尺侧的12根肌腱依次为：拇长展肌腱、拇短伸肌腱、桡侧腕长伸肌腱、桡侧腕短伸肌腱、拇长伸肌腱、4根指总伸肌腱、示指伸肌腱、小指伸肌腱和尺侧腕伸肌腱。通常分为桡侧组和尺侧组，桡侧组与拇指运动有关，主要有拇长伸肌腱和拇短伸肌腱；尺侧组与示、中、环、小的伸指运动有关，包括4条伸指肌腱及示、小指伸肌腱。

腕背深筋膜增厚，形成6个骨纤维管道，前臂伸肌腱及腱鞘通过这些管道。各滑膜鞘均超过韧带上、下缘各1~2cm。腱间联合位于掌指关节近侧的指总伸肌腱之间。伸肌腱支持带保护通过腕背侧的伸肌腱，防止肌腱产生弓弦畸形。手指伸肌腱在经过腕背伸肌支持带前形成6组伸肌腱鞘，桡侧到尺侧分为Ⅰ~Ⅵ组，分别为Ⅰ组（拇短伸肌腱、拇长展肌腱）、Ⅱ组（桡侧腕长、短伸肌腱）、Ⅲ组（拇长伸肌腱）、Ⅳ组（示指固有伸肌腱、第2~5指伸肌腱）、Ⅴ组（小指固有伸肌腱）、Ⅵ组（尺侧腕伸肌腱）。

指伸肌腱装置（图8-8）：一根中央束，止于中节指骨基底。两根侧束，在中节指骨背侧合并后，止于远节指骨底。侧束的近侧部有骨间肌肌腱参与，远侧部有蚓状肌肌腱参与。指伸肌腱在骨间肌和蚓状肌协同时，可屈曲掌指关节，伸直指间关节。当中央束断裂时，不能伸近侧指间关节；两侧束断裂时，远侧指骨间关节不能伸直，呈现"锤状指"畸形。中央束和两侧束均发生断裂时，手指呈屈曲畸形。

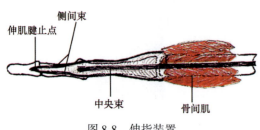

图8-8　伸指装置

指伸肌腱分区图8-9如下所述。

Ⅰ区：远节指骨背侧基底部至中央腱止点。由中央束在中节指骨基底背侧抵止处至两侧束、中央束延续的肌腱止点。末节指骨背侧基底背侧，接近止点的一段肌腱菲薄呈膜状，部分与远端指间关节背侧关节囊融合。

Ⅱ区:中央腱止点至近节指骨中点。此段肌腱分3束,即中央束和两侧束,在近侧指间关节背侧,3束纤维融合构成薄而复杂的膜状结构——腱帽。腱帽中央部分纤维与近侧指间关节背侧关节囊融合。

Ⅲ区:近节指骨中点至伸肌支持带远侧缘。在掌指关节背侧近腱帽处,肌肉多有腱联合。

Ⅳ区:伸肌支持带深面,位于腕背纤维鞘管内,有滑膜包裹,肌腱走行于不同的纤维鞘管内。

Ⅴ区:伸肌支持带近侧缘至伸肌起始部,即从腕背鞘管近端至前臂肌肉-肌腱交界处。

(十) 手部神经支配

1. 正中神经

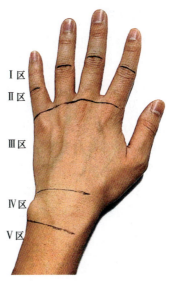

图8-9 伸肌腱分区

正中神经于腕管入手掌,位于掌浅弓与指屈肌腱之间,依次发出正中神经返支及指总神经。正中神经返支在腕远侧横纹下方约3cm处发出,短而粗,发出后向桡侧上方行走,走行于大鱼际肌间进入深部,支配除拇收肌以外的手外侧群肌。临床上手部手术时,应尽量避免损伤该神经,造成拇指运动障碍。正中神经发出的指总神经共有3支,下行至掌指关节附近,每支分为2支指掌侧固有神经(其中桡侧的指掌侧总神经分为3支),分布于拇指桡侧缘和第1~4指相对缘及桡侧3个半指的中、远节指背皮肤,并发出肌支,支配第1、2蚓状肌。此外,正中神经在入腕管前发出掌皮支,分布于掌心部和鱼际部皮肤(图8-10~图8-12)。

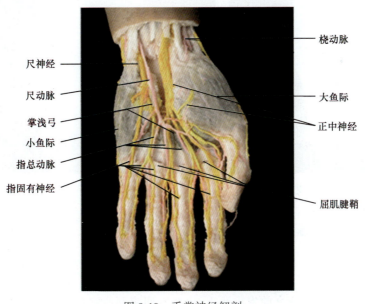

图8-10 手掌神经解剖

2. 尺神经

尺神经经屈肌支持带浅面入手掌,在豌豆骨的桡侧分为浅、深两支。尺神经浅支伴行于尺血管尺侧,发支至掌短肌,并在该肌深面分为两支,指掌侧固有神经至小指掌面内侧缘;指总神经,与同名动脉伴行,分为两支指掌侧固有神经,至小指与环指相对缘皮肤。尺神经深支,主要为肌支,自尺神经发出后,经钩骨钩尺侧弯向下外,伴行于掌深弓的近侧或远侧缘,发出分支分布于小鱼际肌,第3、4蚓状肌,骨间掌侧肌和拇收肌及骨间背侧肌。该支经豌豆骨与钩骨间的一段,易受损伤,也可成"爪形手"。此外,尺神经在腕上部尚发出掌皮支和手背支,分布于手掌尺侧 1/3 部皮肤,手背支分布于手背部。尺神经手背支为尺神经在腕上方的分支,在尺骨头上方穿出深筋膜,向下外进入手背,分支分布于手背尺侧半皮肤及尺侧一个半指背的皮肤(图 8-10~图 8-12)。

3. 桡神经

桡神经是上肢伸肌群的运动神经,亦是上肢后面皮肤的主要感觉神经。桡神经手背支为桡神经浅支的直接延续,浅支在前臂中、下 1/3 交界处穿出深筋膜转向手背,易名为手背支。该支向下越过前臂下端桡侧诸肌腱的表面进入手背,分支分布于手背桡侧半皮肤及桡侧两个半指背的皮肤(图 8-10~图 8-12)。

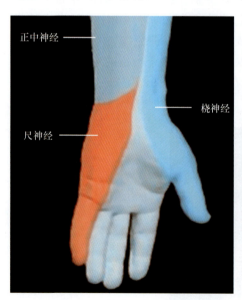

图 8-11 手掌侧神经支配区

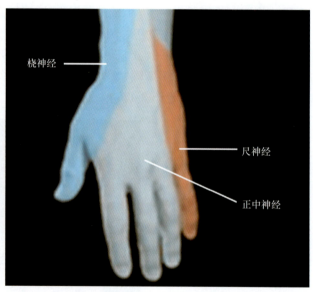

图 8-12 手背侧神经支配区

(十一) 手部动静脉

1. 桡动脉

桡动脉从腕前转向手背之前发出浅支,沿鱼际肌表面或穿鱼际肌行向掌心,与尺动脉吻合成掌浅弓。主干绕桡骨茎突下方,通过拇长展肌腱、拇短伸肌腱和拇长伸肌腱的深面转至手背,再穿经第 1 掌骨间隙至手掌,与尺动脉的掌深支吻合成掌深弓。在刚穿至手掌时,于拇收肌深面发出拇主要动脉,分3支分布于拇指掌面两侧缘和示指桡侧缘。桡动脉在桡骨茎突下方,桡动脉经拇长展肌和拇短伸肌的深面至腕骨背面(鼻烟壶),下行于舟骨和大多角骨背面,穿第1骨间背侧肌二头之间入手掌深部。在腕骨前面,桡动脉发出腕背支。

2. 尺动脉

尺动脉经屈肌支持带的浅面入手掌,在豌豆骨外下方发出掌深支,伴尺神经深支穿小鱼际至掌深部,与桡动脉末端合成掌深弓。终支转向外侧与桡动脉掌浅支吻合成掌浅弓。尺动脉的腕背支由尺动脉在腕横韧带近侧缘发出,经尺侧腕屈肌腱与尺骨下端之间至腕背侧。腕背动脉弓在腕骨背面,伸肌腱的深面,由桡动脉和尺动脉的腕背支及骨间前动脉的末端联合而成,多呈弓状,也有的呈网状,由弓向远侧发出第2~4掌骨背动脉,第1掌骨背动脉由桡动脉末端发出,每条掌骨背动脉在掌骨小头附近再分为两条指背动脉,分布于相邻两指近节指背的相对缘。掌骨背动脉有穿支与掌深弓吻合(图8-13)。

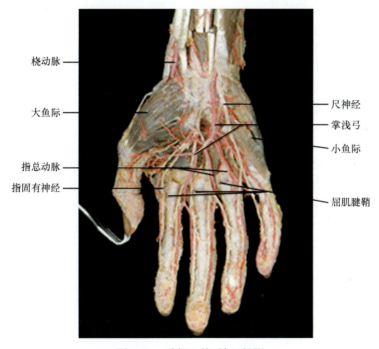

图 8-13　手部血管、神经投影

3. 掌浅弓

掌浅弓位于掌腱膜深面(图8-13),指屈肌腱和正中神经的浅面,自弓的凸缘发出4个分支,尺侧的1条是小指掌侧固有动脉,供应小指尺侧缘;其余3支叫指掌侧总动脉,下行至掌指关节附近,各分为2条指掌侧固有动脉,至第2~5指的相对缘。

4. 掌深弓

掌深弓位于指屈肌腱深面,掌骨及骨间掌侧肌的浅面,为骨间掌侧筋膜所覆盖,由桡动脉终支和尺动脉掌深支组成,与尺神经深支伴行。约在掌浅弓的近侧1~2cm处,从弓的凸侧发出3条掌心动脉,行于骨间掌侧肌的表面,在掌指关节附近,向浅面穿出,汇入于相应的指掌侧总动脉。

手掌浅、深二重动脉弓的意义在于：保障手在各种姿势和状态下的血液供给，如当手握紧物体时，掌浅弓可能因受压而致血液受阻，但深弓却可保证其血液供给、流通。

5. 静脉

手部的静脉回流除桡动脉及尺动脉的伴行静脉外，还有手背的头静脉和贵要静脉的属支，在前臂后面有头静脉和贵要静脉的属支，它们行向前臂前面内、外侧，分别汇入贵要静脉和头静脉。

6. 手背静脉网

手背静脉网由掌背静脉在手背中部互相吻合而成，多呈网状，亦有的呈弓状，位于皮神经的浅面，接受指背静脉和手深部静脉，其桡侧端与拇指的指背静脉汇合成头静脉，尺侧端与小指的指背静脉合成贵要静脉。

（十二）手部骨与关节

手是重要的劳动器官，骨骼是其支架，关节是其枢纽，常因外伤作用而损伤，如骨折、关节脱位和韧带损伤等，导致手部运动功能障碍。

手部的骨性结构包括腕骨、掌骨和指骨。

1. 腕骨

共8块，排成（近与远）两列。近侧列由桡侧向尺侧依次为：手舟骨、月骨、三角骨和豌豆骨，豌豆骨位于三角骨的掌侧面；远侧列依次为：大多角骨、小多角骨、头状骨和钩骨。8块腕骨不是排列在一个平面上，而是构成一掌面凹陷的腕骨沟。各骨相邻的关节面，形成腕骨间关节。手舟骨、月骨和三角骨近端形成的椭圆形关节面，与桡骨腕关节面及尺骨下端的关节盘构成桡腕关节。

2. 掌骨

共5块，由桡侧向尺侧，依次称为第1~5掌骨。掌骨的近侧端为底，接腕骨，远侧端为头，接指骨；头与底之间为掌骨体。第1掌骨短而粗，其底有鞍状关节面，与大多角骨的鞍状关节面相关节。

3. 指骨

共14块，属长骨。拇指有两节指骨，分为近节和远节指骨，其余各指均为3节，由近侧至远侧，依次分为近节指骨、中节指骨和远节指骨。每节指骨的近侧端为指骨底，中间部分为指骨体，远端为指骨滑车。远节指骨的远侧端掌面粗糙，称远节指骨粗隆。

腕骨常见的变异和畸形可出现二分舟骨；掌骨、指骨则可出现多指或并指。

手部骨与关节损伤，时限短于4周，为早期损伤；超出4周为晚期损伤。此外，还有开放和闭合之分，开放型多于外界相通，常伴有严重的软组织损伤，多需手术治疗；闭合型与外界无交通，软组织损伤也较轻，治疗可有多种选择。

二、手外伤的处理原则和注意事项

(一) 手术切口

手部的外科切口需要考虑手部的构造及功能特点,可选择在:①既容易暴露所需结构,又能避免损伤血管神经等深部结构;②手术切口应尽量与皮纹一致,以免切口处皮肤切口张力过大、术后产生瘢痕影响手的功能;③应尽量避免手术切口与深部结构粘连等。切口大小一般以符合临床需要为准。

在手指如需暴露屈肌腱或腱鞘时,宜采用侧方中线切口,沿指横纹端的赤白肉际处,严禁切口垂直跨越指横纹,防止瘢痕挛缩,临床操作时需注意避免损伤指神经血管;指腹正中切口,其瘢痕易影响触觉;末节指背中央的切口,易伤及甲床,造成指甲畸形;在指蹼如切口排脓,宜在指蹼背面做垂直切口,不应在指蹼掌面做横行,避免引起指蹼挛缩及损伤腱鞘;在手掌,切口应沿着掌纹,避免垂直跨越掌纹,以免引起瘢痕挛缩影响手的张开功能;鱼际处的切口,应避免损伤正中神经返支影响拇指的功能;手背处切口不宜横行和过深,以免损伤伸肌腱和皮神经;在腕部,切口宜选择弧形,避免垂直跨越腕横纹(图8-14)。

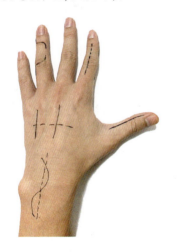
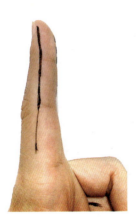
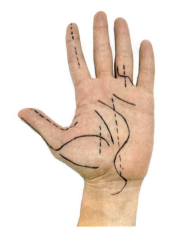

图8-14 手部切口

(二) 手部开放性损伤的治疗原则

手部开放性损伤必须遵循一定的原则处理,才能有效地保证各种损伤组织获得早期愈合和恢复。

1. 损伤的全面判断

首先对患者的全身状况有一个总体的判断,对于合并有内脏损伤及其他重大外伤,以先治疗内脏及其他重大外伤为前提,争取在最短时间内清创。手部的损伤组织必须进行全面的判断,根据初步检查和判断结果明确诊断,确立手术方案、诊疗计划。清创以恢复手部功能为目的,只要它对手的功能恢复有利,都应设法保留,即使是一节指骨、一部分皮肤。只有当手遭受严重损伤，丧失血运，没有修复可能，或者修复后手部功能也无法恢复，甚至会形成一个痛苦的赘生物时，才可考虑截肢(指)。

2. 清晰的术野

清晰的术野是手外伤手术精细操作的基本要求。由于手部结构复杂、功能精细，在无血手术野中进行手术，才能准确辨认和寻找手部的各种精细组织，便于修复或重建手部解剖的连续性，同时又可避免不必要的输血。当然，在清创时如果需根据组织血运、颜色来判断是否需修整或者进行血液循环重建手术时，可以放松止血带观察创面血运情况。

3. 彻底清创，防止感染

彻底清创是防止手部开放损伤术后感染的有效措施，也是手外科手术操作成功的基本保障。如清创彻底，术后患手局部和全身反应较小，手部肿胀也较轻，感染机会将明显减少，同时组织愈合后瘢痕少，组织粘连轻，有利于手部的功能恢复。由于手部皮肤筋膜形成的各种封闭的腔隙多、关节多，特别需注意腱鞘及关节内的彻底清创。临床上需考虑尽量在伤后6~8h(即黄金时间)进行手部清创和修复手术，但也需根据伤情综合判断，有些患者，即使受伤时间不是很长，但如不及时清创将会造成更严重感染，常常也需急诊手术。也有些患者，即使受伤时间很长(超过8h)，但由于各方面条件较好、污染轻、保存好、气温低等，根据经验也可适当放宽，给予清创缝合。

4. 尽可能恢复手部解剖的连续性

手部开放损伤的处理，在技术与设备条件允许的条件下，应尽可能修复患手正常的解剖连续性，以便使患手的功能获得早日康复。此外，早期修复手部损伤的组织，其解剖关系比较清楚，操作也较为简便。如损伤情况不宜或不能做早期修复，估计必须做二期手术的，在早期手术时应尽量为晚期手术准备条件，如将神经、肌腱的断端缝合、标记、固定于附近组织，避免组织过多地回缩，增加二期修复的困难。

5. 妥善关闭伤口

妥善关闭伤口也是预防手部开放损伤术后发生感染的有效措施，伤口只有在彻底清创的基础上才能关闭。关闭伤口能够提供良好的皮肤覆盖，为预防感染和修复深部组织结构提供保证。如无特殊理由，伤口应尽量可能一期闭合。如伤口有严重污染或伤口遗留大面积创面无法直接缝合，可应用VSD覆盖创面，待5~7d后重新清创。在伤口闭合时，为争取伤口能获得一期愈合，缝合伤口的张力不宜过大，张力过大不但会影响伤口周围皮肤的血液循环，使伤口边缘发生坏死、裂开，甚至有可能造成人为的骨筋膜室综合征，导致深部组织的缺血坏死。因此，不能直接缝合的创面，可以应用游离植皮修复或VSD覆盖。

(三) 手外伤处理的注意事项

1. 早期整复

手外伤常常伴有骨折或者脱位，应尽最大可能进行早期整复。早期整复较后期相对容易，更可防止周围软组织挛缩，为功能的良好恢复打下基础。手外伤应在伤后彻底清创，并整复骨折、脱位。如果由于肿胀十分明显或创口污染严重有可能发生感染的,建议急症一期清创,应用VSD覆盖无法闭合的创面,待二期肿胀消退后再行手术治疗。骨折和脱位,建议早期整复。

2. 合适的固定位置及方式

手损伤修复后,应固定在肢体的功能位,其中尤其需注意腕关节置于20°~30°的背伸位,拇指置于对掌位,掌指关节置于半屈曲位上。在手的功能位上,手的横弓和纵弓均处于发挥功能较理想的位置,手部骨折、脱位整复后,即使固定较长一段时间,也不至于对手的功能有大影响。对于一些特殊的骨折,有较为特定的固定位置。如掌指关节脱位或者掌骨颈骨折整复后应将掌指关节固定于适当的屈曲位。手部外伤的固定范围以牢固固定骨折或脱位关节,同时又尽可能使较多临近手指及关节早期活动为原则。腕关节损伤的固定一般远端不超过掌指关节,允许掌指关节活动。单个手指骨折仅固定患指,其他手指仍可自由活动。

手部开放损伤引起骨折,常用的固定方法有:经皮克氏针固定、骨干部单根或交叉克氏针固定、微型钢板、无头空心钉、微型螺钉固定。一般来讲,在手指和掌骨做这些内固定由于肌肉牵拉力量不大,不需加用石膏外固定等外固定措施。而腕部骨折或者脱位即使应用内固定治疗,常常也需比较可靠的外固定措施,如腕部外固定支架、石膏。近年来由于高分子材料的应用,临床上常常采用高分子夹板(绷带)等外固定材料,替代石膏绷带。高分子夹板是由多层经聚氨酯、聚酯浸透的高分子纤维构成,其具有硬度高、重量轻、操作方便、灵活、可塑性好、防水性好等优点,更有极好X线透射性。

3. 关节强直的防治

手部关节强直的防治是骨与关节损伤处理中需特别注意的问题。预防关节强直的关键在于早期处理损伤、良好的固定位置和合适的时间开展功能锻炼。与全身其他关节相比,掌指、指间关节更容易发生强直。因为掌指关节的侧副韧带在伸直时最短,故在伸直位固定掌指关节很容易引起关节囊和侧副韧带挛缩,导致关节强直。掌指关节发生挛缩后不容易纠正,故应避免伸直位固定掌指关节。关节强直的病理改变是关节囊及其周围韧带的弹力纤维在过长时间固定后失去拉伸功能。在伤后2~4个月内,弹力纤维的伸展性还能在较大程度上恢复,故强调发现关节挛缩后及时进行康复治疗,包括使用矫正支具及手指的主动与被动功能活动,必要时行手术松解。

三、功 能 锻 炼

(一) 骨折术后功能锻炼

指、掌骨的骨折愈合仅需4~5周,故一般的外固定不超过5周,腕部骨折愈合时间为5~6周,一般6周时可去除外固定。因复杂手外伤常常造成手部软组织的大面积破坏,特别是对骨折端血运破坏更明显,常常容易导致成骨缓慢。只要X线提示有可靠的骨愈合表现,即可去除外固定,开始主动关节活动锻炼。手部关节结构较全身其他任何部位均密集,外固定容易导致关节僵直的发生。因此为更好地促进术后恢复,传统的手术方法常常采用克氏针或外固定支架固定。近年来发展出了微型钢板、螺钉、空心钉等更为牢固的固定方式,以期在这些固定保护基础上,更早开始掌指、指间关节活动锻炼。

(二) 断指再植术后功能锻炼

1. 第一阶段

心理治疗,针对患者术后恐惧、担忧、悲观等心理特点,讲明断指已完全再植,功能恢复正常不会有问题,并可展示断指再植成功及恢复良好的照片,增强患者功能恢复信心。在病程的不同时期,与患者共同制订康复计划,使其清楚地了解每步要达到的目的,并能感觉到自己手指功能的恢复情况。

2. 第二阶段

理疗,术后1周停烤灯,笔者采用DZ型电子治疗仪治疗。此治疗仪有消肿、消炎、镇痛等作用。

3. 第三阶段

药物熏洗,术后4周拔出固定钢针,可采用药物熏洗,结合手法行主动、被动功能锻炼。要求:①按揉再植指伤口局部以软化瘢痕,松解粘连;②自远指间关节至掌指关节,循序渐进地进行。结束后进行30min的DZ电子治疗仪治疗。

感觉康复训练:通过痛楚、30cps震动力、移动触觉、定点触觉、256cps震动力、移动两触点感觉、定点两触点感觉等准确评估感觉的恢复进度,进行合适的感觉训练。当神经开始再生时,患者感觉过敏,这时要脱敏治疗及教授患者手部保护方法。当保护感觉恢复时,进行感觉训练,通过冷热、深压、钝针头等反复刺激,让患者大脑皮层形成新的定位区,并用音叉训练和触摸训练使患者逐渐区分动态和静态两种感觉。术后12周,两点辨别觉开始出现,用再植指触摸、感觉不同的物件,通过反复的感觉物体(睁眼看物体)过程,逐步恢复判断物体形状的感觉功能。

(三) 再造手指的功能锻炼

再造手指尤其是拇指的功能,需要经过一个时期的功能锻炼后,才能达到较满意的程度。功能锻炼的目的是恢复再造手指的肌力、关节活动度等,以利再造指恢复捏、握、抓、捻的功能。其方法如下。

1. 主动功能锻炼

这是患者自己进行锻炼的主要方法。可按下列顺序循环练习。

(1) 单关节锻炼法:用健手固定远节指间关节的近端,主动屈伸远节指间关节,每次活动均需要使其达到最大幅度;

(2) 多关节功能锻炼:用健手指固定掌指关节近端,自由屈伸掌指关节及以远各关节;

(3) 拇指全方位运动:拇指进行内收、外展及对掌等运动,运动过程中要缓慢并且达到最大限度。

2. 被动屈伸各关节

手指再造后都要经过一段较长时间的内固定和外固定,导致固定关节的关节囊及周围软组织不同程度的粘连或挛缩。去除固定物后,往往需要一段时间的被动活动,患指关节才能达到正常活动范围,从而促进关节主动活动功能的恢复。此项练习主要是由患者用自己的健手帮助再造指屈伸各关节。开始时手法要轻柔,逐渐增大关节活动度,切忌使用暴力,最好以关节部位引起一定程度的酸痛为度。如有肌腱或关节囊挛缩时,可用砂袋作重力牵引,牵引重量1~2kg,每次15min左右,每天数次。

3. 虎口开大训练

此项训练针对拇指再造的患者,患手常有不同程度的虎口挛缩。轻者可在自己的大腿上进行撑压的方法逐渐撑大虎口,挛缩显著时,可用特制的虎口牵开器进行牵引。如经训练后仍无法满足要求者,也可选择"虎口开大"等手术治疗。

第二节 断指再植

断指是指体自掌指关节以远不同平面的手指离断,包括近节、中节和末节离断,分为完全性离断和不完全性离断。断指再植自20世纪60年代获得成功以来,发展迅猛,并随着显微镜和显微器械的不断改进,显微技术的不断提高,再植的成活率已经由50%提高到90%以上。

传统断指再植顺序主要有两种形式:①顺行法。清创→固定骨与关节→修复指伸、屈肌腱→吻合指背静脉→缝合指背皮肤→吻合指动脉→吻合指神经→缝合掌侧皮肤;②逆行法。清创→缝合掌侧皮肤→吻合掌侧静脉→修复屈肌腱→吻合指动脉和指神经→固定骨关节→修复指伸肌腱→吻合指背静脉→缝合指背皮肤。顺行法即现在大部分学者所采用的方法,逆行法较适宜拇指离断再植和小儿手指离断再植。

目前临床上单一断指再植技术已十分成熟,锐器切割导致的断指,再植成活率达到99%以上,但是对于指尖离断再植、多平面断指再植、多个离断指再植等特殊类型的断指再植,仍有一些问题值得探讨。

1. 指尖再植

既往对指尖没有明确的定论,方光荣指出以指甲近侧缘(上甲皮边缘)以远作为指尖的范围较为合理[1]。田万成等[2]首次提出指尖断指再植的概念。依据指尖的显微解剖及指尖损伤程度,将Yamano Ⅰ区损伤又分为6型,并对各种类型再植的方法进行了全面阐述,为指尖再植提供了方便。Ⅰ型为甲弧至半月线处断离,刚好伤及指动脉弓,可在指腹侧找到供吻合的静脉;Ⅱ型为甲中段以远断离,指动脉终末支均受损,掌侧难以找到供吻合的静脉;Ⅲ型为指甲区各种斜行断离,指动脉弓或5个指动脉终末支中的部分分支或指动脉弓部分受损,掌侧可找到供吻合的静脉;Ⅳ型为指腹撕脱离断,指动脉弓或动脉终末支部分受损,掌侧有可供吻合的静脉;Ⅴ型为指尖脱套伤离断,指动脉弓损伤或在其近端,掌侧亦有供吻合的静脉;Ⅵ型为指尖任何一型离断伴有同一手指近端不同平面的离断,手指损伤严重,再植难度大。

通过临床对末节指体的解剖,显微镜下观察手指指尖动脉弓的类型及分布位置特点,并剪断动脉弓,测量其血管外径;观察指掌侧浅静脉的分布类型、特点,并测量血管外径。发现：①指尖动脉弓按其形态和组成可分为3种类型，为均等型（左、右两侧指动脉均走至中线相互吻合，形成不同形态的动脉弓）、优势型（优势侧动脉越过中线形成动脉弓，非优势侧动脉仅有一细小的吻合支）、交通型（两指固有动脉有一粗细不等的交通支，主支继续向远端走行），其中均等型约占65%，优势型约占27%，交通型约占8%。动脉弓在甲根水平、甲根水平以远和以近出现率分别约为73%、18%、9%。均等型于任意一侧剪断动脉弓，优势型于非优势侧剪断动脉弓。指尖指动脉弓及指腹浅静脉分别具有一定的规律，各指指动脉弓剪断后的端口口径可以供吻合；②甲根至指腹螺纹以远有5±1支浅静脉恒定地走行在指腹中间和两侧，其中指腹螺纹指腹中间支最粗，其口径可以供吻合使用[3,4]。

对于甲弧沿以远的手指离断，采用剪断动脉弓与离断手指掌侧静脉吻合，远端静脉动脉化的再植方式进行再植，扩大了末节离断再植的适应证。末节静脉动脉化的患指行拔甲术，甲床局部应用肝素，针剥放血解决静脉回流。术后给予烤灯理疗，抗感染、抗痉挛、抗凝等治疗。末节静脉动脉化的患指因无回流静脉，对其施行远端拔甲处理、甲床局部应用肝素、针剥放血的方法以解决静脉回流，每间隔半小时局部应用肝素同时针剥放血，使远端甲床处于渗血状态以保持远端再植指血循处于低水平循环，术后3天时针剥放血时间延长至每h 1次，第4天时延长至每3h 1次，第5天时延长至每5h 1次，至第6天时毛细血管再生，血液循环建立，停止放血，术后第14天拆除缝线。

2. 多指离断再植

近年来多指离断伤在临床常见。由于手部对灵活功能要求高，使多指离断再植手术具有难、精、细、耗时长等特点，据国内外文献统计，传统的再植方法平均每指约需2h，耗时长、全植全活率低；特别是临近关节部位或者合并血管、皮肤缺损的断指，多采用短缩再植或关节融合以解决动脉、静脉及皮肤缺损，功能恢复差。为了解决上述难题，笔者进行了相关探究，并提出了从结构到结构无短缩再植的方式。

通过临床研究手指指固有动脉、掌侧浅静脉、双侧腕掌侧静脉的显微镜下观察发现：①指背侧浅静脉在指背远端的位置靠近中线，到近端则分别位于指背的两侧，两侧指背静脉间有1~3个横向联系的静脉吻合支；②中指两侧静脉的管径粗细近似，其他各指两侧静脉的管径相差则较为悬殊，各指离中指较远的一侧静脉管径较粗，离中指较近一侧的静脉较细；③腕掌侧静脉解剖恒定，口径适宜吻合，虽与指动脉血管口径有一定的差异，但移植的静脉无神经支配，血管弹性下降，静脉平滑肌肌层薄，动脉压高于静脉压，通血后产生血管膨胀，可用于断指再植术中解决血管缺损的问题[5,6]。

流程式作业再植方式：双手断指可分四组操作，对远近端在显微镜下进行清创，剪除挫伤的血管直到看到光滑的血管内膜。按流程式作业操作：清创→标记血管→固定关节及指骨→缝合指背伸肌腱、侧腱束、指屈肌腱→吻合指背静脉→缝合指背侧皮肤→吻合指动脉、指神经→缝合指掌侧皮肤。术中尽可能少地去除骨质，保留再植指的长度和关节，近中节离断按1∶1.5的比例吻合动脉、静脉，血管缺损可选取同侧腕掌侧带属支浅静脉顺置或倒置移植修复。合并皮肤缺损和动脉缺损的病例，根据具体情况选取静脉皮瓣、邻指指固有动脉皮瓣予以修复，单纯皮肤缺损选取邻指皮瓣、手指侧方皮支血管链皮瓣等局部转移皮瓣予以修复。

十指离断是多指离断较特殊的一种，多为大型机械切割所致，修复难度及工作量都十分巨大。传统操作模式手术时间长，断指再植术后成活率及功能不理想，笔者多组合作采用从结构到结构流程式再植方式,缩减了手术时间,提高了再植成活率,改善了术后功能。

典型病例:患者孙某,男,23岁,剪板机剪伤。查体:右手拇指自指间关节,示、中、环指自掌指关节,小指自近节指骨近端完全离断,左手拇指自甲弧缘,示、中、环、小指自近节指骨近端完全离断。

手术方式:采取从结构到结构、保留指间关节无短缩的再植方式。游离3条2cm的3分支"Y"型静脉移植桥接指背静脉,游离2条2cm的2分支"Y"型静脉,移植桥接指总与右手示、中、环、小指的动脉,移植2条6cm长的腕掌侧浅静脉分别等分为3段,移植桥接吻合指背静脉及指动脉。左拇指甲弧缘动脉弓以远离断,剪断动脉弓延长动脉,行远端静脉动脉化再植。术中共吻合动脉16条、静脉18条、神经17条。

术后功能恢复情况:术后1年,综合评定功能结果①双手关节自主活动度,双拇指总的自主活动度分别为160°(左)、180°(右),双拇指对指功能良好,余指总自主活动度为:200°~260°,手握力为28kg,手指捏力为7kg;②各指感觉恢复正常,两点辨别觉为4~8mm;③各指皮肤色泽、温度正常,无需特殊保护;④双手指外观良好,形态正常无萎缩,手指无旋转、无短缩、无畸形等;⑤双手日常生活活动(ADL),十项检查日常生活活动均能很好完成,已恢复原工作;⑥综合评定等级分值,各指总分为90~98分,属优。随访6年,远期效果理想。(图8-15)

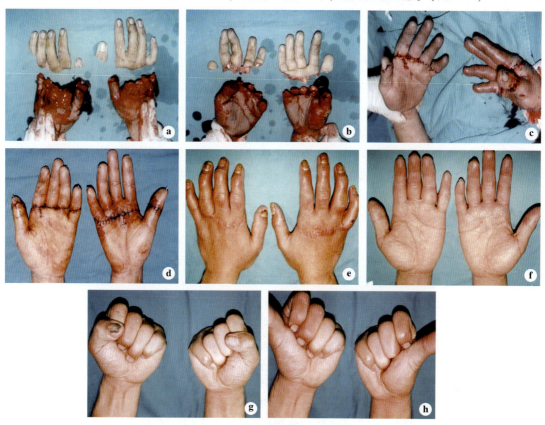

图8-15 典型病例

a、b. 为十指离断术前情况,右手拇指自指间关节,示、中、环指自掌指关节,小指自近节指骨近端完全离断,左手拇指自甲弧缘,示、中、环、小指自近节指骨近端完全离断;c、d. 再植后伤口愈合良好,指体成活;e~h. 为术后功能情况

3. 多平面离断再植

又称为一指多段离断再植,是同一手指有两段以上的离断。手指多节段离断再植的成功,确实考验术者小血管吻合技术的基本功。1989 年刘毅首先为 3 例 4 指呈 8 段离断的断指再植,成活 3 指 6 段;以后田万成为 3 例 12 指 26 段(其中 2 指呈 3 段离断)断指施行再植,成活 11 指 24 段;1992 年范启申为 1 例 9 指 11 段离断再植成功。一指多节段离断凡有再植条件者,首先对远侧部分断指在无血条件下施行再植,然后再与近侧断指再植,以达 1 次通血成功。这类断指每一条动脉、静脉及神经有 2~3 个缝合口,要保证每条血管吻合口通畅,关键在于较高水平精确无误的小血管吻合技术。该类断指再植适应证为锐器伤者,且血管神经应无撕脱,离断的肢体应整洁且无挤压、碾挫伤者。

4. 组织块离断再植

目前报道比较多,是一种比较特殊类型的断指再植。组织块离断伤情复杂,再植难度大,损伤部位、大小、结果、伤情等不同。组织块离断目前有 3 种分型方法。

(1) 按指体血运情况分型:Ⅰ型,指体一侧有血管神经相连,指端有血运;Ⅱ型,指体两侧血管神经束均断裂,指端无血运;Ⅲ型,为混合型,指端血运差,需要修复动脉或静脉。

(2) 按组织块内所含组织结构分型:①筋膜皮肤型;②肌腱皮肤型;③骨骼皮肤型;④肌腱骨骼皮肤型。

(3) 按组织块内血管分布情况分型:①主干动脉型;②细小动脉型;③静脉型。

5. 旋转撕脱性断指再植

多由于工人因戴手套违章操作被车床、钻床等绞伤而导致拇指及手指呈旋转撕脱性离断,大部分离断的指体其血管从近端撕脱抽出呈缎带状,神经从近端撕脱抽出呈鼠尾状,肌腱于前臂肌肉交界处抽出且污染严重,有时还撕脱一块皮肤与断指相连,伤情十分复杂,创伤重,再植条件差、难度大,需要选用合适的血管、神经、肌腱转位的方法进行再植,部分可以选择二期功能再造。

第三节　手指缺损的修复与重建

手是人体最灵活的器官之一,可完成握、捏、抓和捻等复杂动作,这些动作是由拇指与其余四指共同完成的。当拇指缺失或是拇指健在而其余手指全缺时,将严重影响手的功能。因此,再造拇指或其他手指尤为必要。目前,再造的方法较多,各方法均有一定的优点和缺点,所以,手术的适应证的选择十分重要。并非所有拇指或手指缺损均需要进行再造手术,需考虑残指的长度、残端状况、供区的情况、患者的年龄、全身情况、患者的要求、职业和工作实际需要等。

一、示中环小指缺损的修复与重建

手指缺损分度及再造方法。

Ⅰ度缺损:远侧指节缺损,包括远侧指间关节附近。此种缺损对指的功能影响较小,但影响美观,患者要求再造者,可切取部分足趾,行趾-指血管吻合再造术。

Ⅱ度缺损:指中节段缺损。此种缺损已影响指的功能和外观,患者有要求可行趾-指再造术;尤其是2个以上手指或第2、3指的缺损,再造术后可较好地改善功能和外观。

Ⅲ度缺损:近指间关节以远缺损。对指的功能影响较大,适合趾-指再造术。

Ⅳ度缺损:近指节段缺损。适宜行趾-指再造术。

Ⅴ度缺损:掌指关节以远缺损。适合行携带半关节或全关节的趾-指再造术。

Ⅵ度缺损:掌指部分或全部缺损。行足趾移植再造时,需携带较长一段跖骨以达适宜长度,这种情况创面暴露大,游离的第2足趾需携带较大的足背皮瓣,以便与受区由手背翻向手掌侧的皮瓣蚌壳式组合,才能较好的覆盖创面和虎口。

典型病例

患者朱某,男,24岁,冲床冲伤。查体:右手2~5指自掌指关节以远毁损缺如。手术方式:游离双足2、3足趾组合移植再造手。

受区血管吻合方法:因双足足背动脉缺如,其供血动脉为足底动脉供血,无法进行组合吻合,故游离3cm长的"Y"型静脉近端与尺动脉吻合,远端2分支分别与两跖背动脉吻合,一条大隐静脉与头静脉吻合,另一条与贵要静脉吻合。

肢体功能恢复情况:移植组织全部成活,伤口一期愈合。手部恢复伸、屈功能,再造指两点辨别觉皮瓣达4mm(图8-16)。

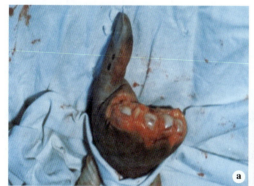
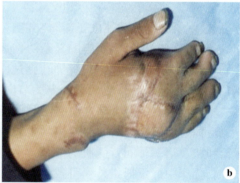
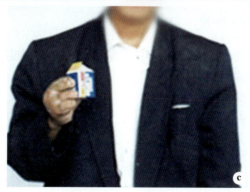

图8-16 典型病例

a. 术前情况,右手2~5指自掌指关节以远毁损缺如;b. 游离双侧2、3足趾再植术后;c. 术后功能

二、拇指缺损的修复与重建

拇指在手的功能中占有非常重要的位置,是手抓捏和握物所必不可少的,如果缺损,即使是部分缺损,在工作及生活中也会带来一定的困难。由于先天性拇指缺如、创伤或疾病可使拇指功能发生不同程度的障碍甚至完全丧失。目前,再造拇指的方法很多,随着人类生活水平及精神文明的提高,以及显微外科技术的发展,再造拇指不单纯是为恢复运动功能,更要求有良好的外形和感觉功能。

(一) 拇指的功能解剖

拇指通过外展、内收、屈伸、对指等动作使手完成夹、捏、握等重要功能。拇指能有这些作用,主要是拇指能与其他单个手指或所有手指相对。拇指的这种特殊功能是基于骨关节结构及复杂肌肉的综合作用。

拇指活动相关的骨性结构包括手舟骨、大多角骨、第一掌骨、近节指骨、远节指骨。拇指比其他手指短,其末端只达示指近节指骨的中部。若部分缺损时则不便与其他指抓捏,若比正常拇指长,如先天性三节拇指畸形,则精细对指及捏握力量均受到影响。

拇指的肌肉包括4块外在肌及5块内在肌。拇指的外在肌包括拇长展肌、拇短伸肌、拇长伸肌、拇长屈肌。拇指的内在肌包括拇收肌、拇对掌肌、拇短展肌、拇短屈肌,以及第一骨间背侧肌。

拇指很重要的一个功能就是对掌功能,是完成精细捏持和强有力抓握所必不可少的运动。拇指对掌是多关节、多肌肉的复杂协作运动,大概由3部分组成,即拇指的外展、旋前及屈曲。外展是指拇指垂直离开掌平面,到达手掌的掌侧。旋前是拇指在外展位上使掌侧面向手掌方向旋转。屈曲是使拇指各个关节向掌面屈曲。对掌活动有很多肌肉参与,首先桡侧腕长、短伸肌及其他腕关节屈肌、伸肌,将腕关节控制在功能位;拇长展肌稳定拇指关节、腕掌关节;拇短展肌与拇对掌肌使第一掌骨外展、屈曲与旋前;拇短屈肌、拇短伸肌、拇长屈肌、拇长伸肌及第一骨间背侧肌均参与其中,使掌指关节外展、旋前与微屈,指间关节屈曲及轻微旋前,临床中严重拇指外伤可致大鱼际损伤,最终导致拇指对掌功能受限。

(二) 拇指缺损的分度

(1) 拇指缺损四度分法:目前,临床中多将拇指缺损分为四度(图8-17)。

Ⅰ度自近节指骨远端缺损;

Ⅱ度自掌指关节缺损;

Ⅲ度经掌骨水平缺损;

Ⅳ度整个拇指包括大多角骨缺损。

拇指缺损水平的高低,并非决定采用某种再造手术的绝对指征。分度只提供拇指功能重建方式的参考。

(2) 拇指缺损六度分法:王成琪[7]将拇指缺损分为六度(本书采用六度分法图8-18)。

Ⅰ度缺损:拇指甲根部附近缺损,丧失拇指功能的20%~30%,手功能丢失约10%;

Ⅱ度缺损:拇指远侧指间关节部缺损,丧失拇指功能的50%,手功能丢失约20%;

Ⅲ度缺损:拇指近节中段缺损,丧失拇指功能的60%~90%,手功能丢失约24%~36%;
Ⅳ度缺损:拇指掌指关节平面缺损,丧失拇指功能的100%,手功能丢失约40%;
Ⅴ度缺损:拇指的掌骨干中段以远缺损,丧失拇指功能的100%,手功能丢失约40%;
Ⅵ度缺损:拇指腕掌关节以远缺损,丧失全部拇指功能,手功能丢失约40%。

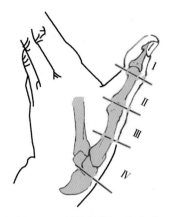

图8-17 拇指缺损四度分法

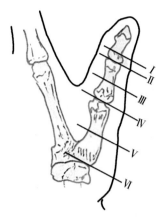

图8-18 拇指缺损六度分法

(三) 拇指功能重建的要求

第一,再造拇指位置及活动度。再造拇指的位置应尽量接近对掌位或者能做对掌动作,拇指要达到有效的对掌需要腕掌关节、掌指关节、指间关节有足够的活动度。在正常拇指骨关节结构中,腕掌关节在对掌活动中起重要作用,而掌指关节和指间关节的活动有助于决定拇指与哪一个手指相对,故拇指一旦有缺失,残留拇指关节的活动范围即使良好,也无法达到拇指正常的功能。如果残留拇指腕掌关节活动度差,再造时应尽可能选用有关节活动的第二足趾移植法,使再造的拇指具有一定的活动范围。如果需要再造拇指没有关节,重建拇指的位置应尽量安排在对掌位,否则就会影响再造拇指对掌或握物等功能。此外如果合并有虎口挛缩瘢痕,可切除瘢痕,给予植皮、带蒂皮瓣、转移皮瓣或游离皮瓣修复,以免挛缩瘢痕对拇指活动造成影响。

第二,再造拇指的感觉。再造拇指要有良好的感觉,尤其在末端掌面需要有良好的感觉才能满足功能需要,否则不但影响捏握功能,还易遭受创伤、烧伤或冻伤。如用踇甲瓣移植再造拇指,尽可能选用同侧足取踇甲瓣,可用腓侧指神经与拇指神经吻合,重建拇指尺侧感觉,而且踇甲瓣的缝合切口正好位于再造拇指的桡侧,愈合后的瘢痕不影响再造拇指尺侧的感觉功能。皮管+植骨再造的拇指外形臃肿,感觉功能差,如果能用其他方法再造拇指时,尽可能不采用此方法。再造拇指如果没有感觉时,可用手部带神经血管的岛状皮瓣转移或吻合神经血管的游离皮瓣移植,以改善再造拇指感觉。

第三,再造拇指的长度。再造拇指的长度最多和原拇指一样,一般比原来稍短些为好。如果再造拇指过长,远端皮肤血运可能受到影响,如用皮管+植骨法再造拇指,若过长末端皮肤血液循环差又无感觉功能,易发生营养性溃疡。植骨块不愈合,或容易骨折,而这种溃疡及骨折愈合也比较困难。反之如果再造拇指过短,达不到对掌的要求,再造拇指功能也会受到影响。

第四,再造拇指的外形。随着社会的发展,人们对手的美观要求也越来越高,外形上的要求主要着眼于再造拇指的长度、粗细、活动度及有无指甲。所以只要条件允许,再造拇指的外形应尽可能满足这些要求。

(四) 拇指缺损功能重建原则

拇指缺损功能重建的方法有多种,各种方法均有一定的优缺点,因此适应证的选择十分重要,不应根据术者的局限经验或偏爱片面地强调某种方法的优越性,而忽略了根据不同情况而选择不同方法的原则。一般根据以下几点选择适应证:第一,拇指缺损的水平;第二,拇指缺损的局部及周围组织的条件;第三,患者年龄及职业上的要求;第四,患者本人的愿望;第五,术者的技术水平。拇指能外展、对掌,与其余手指相对,准确而有力地完成握、捏等动作。拇指的缺损,将严重影响手的功能。因此,拇指伤残后,如何再造拇指,恢复功能,是手外科的难点问题。

1. 拇指Ⅰ、Ⅱ度缺损的功能重建

对于拇指Ⅰ、Ⅱ度缺损,特点为拇指仍保留功能长度,处理的原则为尽可能保留伤指的长度。急诊处理这类损伤时常常需要用皮瓣闭合创面,以尽可能保留伤指的长度,而不应该采用再缩短残端直接缝合的方法。皮瓣的选择应根据拇指残端缺损的情况,而选用邻指、交臂、胸腹壁、环指岛状皮瓣或示指背侧岛状皮瓣等方法修复。如果为套状撕脱伤则可考虑用皮管移植的方法修复,或用游离末节趾甲瓣移植修复。对于后期的病例只要残端皮肤良好,功能程度尚可,一般不需要任何治疗。如果职业上的特殊要求可考虑做末节趾甲瓣移植术。

2. 拇指Ⅲ、Ⅳ度缺损的功能重建

对于拇指Ⅲ、Ⅳ度缺损,特点为拇指丧失功能长度或自掌指关节水平的缺损,在此类缺损中,由于附着在第一掌骨的内在肌尚存在,腕掌关节活动自如,只要延长拇指残端到一定程度,重建的拇指就能发挥较好的功能。①如果拇指残端皮肤较好,可将残拇用帽状皮瓣提升加植骨植皮法延长拇指的功能长度;也可选用舌状皮瓣旋转到掌侧,再用扁平皮瓣或岛状皮瓣覆盖指骨背侧;也可用指骨延长残拇。②如果伤手合并有其他手指损伤,缺损的手指仅留有一定的长度,可用残指拇化法重建拇指的功能;也可以采用岛状皮瓣+指骨延长法再造拇指。③如果从功能及美观角度上要求,可选用第二足趾游离移植或游离足趾甲瓣法再造拇指。用皮管+植骨以延长拇指的方法缺点较多,临床上已基本不用。在足趾移植或趾甲瓣移植失败时,不得已作为一种补救措施可以应用。

3. 拇指Ⅴ度缺损的功能重建

拇指缺损,拇指经掌骨缺损,如果残留在第一掌骨上的内在肌,如拇短展肌、第一骨间背侧肌等功能还存在,而且拇指腕掌关节活动良好,可采用示指拇化或其他残指拇化再造拇指。利用手指移位再造的拇指,皮肤感觉和关节活动均比较理想。做带跖趾关节的第二足趾移植再造拇指,也可增加重建拇指的活动度。

4. 拇指Ⅵ度缺损的功能重建

拇指的Ⅵ度缺损,是指整个拇指包括大多角骨的缺损,特点为受区缺乏可以附着的骨性残端。这类拇指缺损如果选用皮瓣植骨、手指残端拇化、踇甲瓣等方法再造拇指，往往会遇到受区缺乏可以附着的骨性残端或再造拇指的长度不够。对于此类损伤，可应用第二掌骨基底旋转截骨将示指拇化再造拇指，还可采用带足背皮瓣及跖趾关节的第二足趾移植或游离带足内在肌的第二足趾再造拇指。

（五）拇指功能修复方式

目前拇指再造方法虽然较多，但临床上通常根据残指长度、残端情况及患者年龄、职业、工作需要等考虑手术方法。临床常用的方法有：舌状皮瓣延长法、帽状皮瓣延长法、拇指蹼加深法、骨延长法、示指背侧皮瓣加虎口皮瓣瓦合法、岛状皮瓣法、植骨与皮管移植法、手指残端拇化法、足趾移植法和踇甲瓣法等。

1. 手指残端拇化法

多采用示指拇化法：①在示指掌指关节横纹处设计环形切口，掌侧设计横切口，背侧略成三角形；②自三角形的尖端向拇指残端设计弧形切口，再折向掌侧，将原虎口区皮肤形成以掌侧为蒂，包括指蹼和相应背侧皮肤的皮瓣，在示指移位后将皮瓣覆盖于新的虎口区。

该法适用于拇指Ⅳ度、Ⅴ度缺损，合并示指部分缺损。

2. 拇指蹼加深法

①将残存拇指指蹼加深，为加大拇指蹼的宽度，可在加深指蹼的同时，切除第二掌骨；②也可将指蹼背侧皮肤做一舌形瓣，在加深指蹼后用舌形瓣重建指蹼；③若示指残端还残留部分指骨时，为延长拇指长度，可将示指残端移位到拇指。

该法适用于严重烧伤或冻伤所造成的拇指缺损，合并其他4个手指缺损，局部条件不宜做其他复杂的拇指重建手术者。

3. 皮管植骨法

首先在腹部、胸部或上臂设计一个带蒂皮管，一般选择在伤指对侧，依据再造拇指的长度设计，拇指长度一般为7cm，周径6cm，蒂部宽8cm，远端呈舌状。切取同时具备骨松质和骨皮质的髂骨块，特别注意保留附着在上面的骨膜等软组织，修成适当长度并略带弧形，将设计好的髂骨块移植至拇指残端，以插入、镶嵌等方式固定，同时将髂骨块上的软组织与拇指残端周围的软组织缝合，以增加植骨的稳定性。利用设计好的皮瓣包绕缝合（图8-19）。

该方法外形臃肿，指形粗大，血循环及感觉均差，易冻伤、烫伤，破溃后不易愈合。可采用一些措施进行改进，如对拇指粗大、臃肿，可利用去脂术；对于皮管的血运及感觉差，可利用手指的血管、神经岛状瓣转移来改善。

该法适用于：①急症拇指脱套伤或各种类型的拇指缺损，无条件做踇甲瓣者；②拇指掌指关节截指或掌骨部分截指，无条件或不愿行游离足趾移植者；③其他再造术失败后的补救措施。

4. 舌状皮瓣延长+植骨法

①在残指背侧逆行设计舌状皮瓣，并将其翻转至手指残端掌侧；②利用髂骨植骨延长残指，采用交臂皮瓣或胸壁皮瓣修复指背皮肤缺损区（图8-20）。

该法适用于单一手指部分缺损,残指端皮肤松软,质地良好的创伤晚期病例。

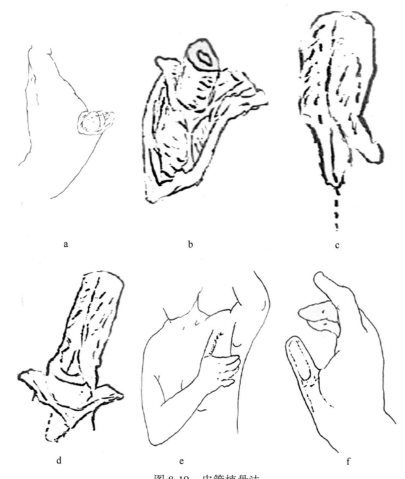

图 8-19 皮管植骨法
a. 拇指残端"十"字切开;b. 保留骨膜等软组织瓣;c. 带骨膜等软组织髂骨瓣;
d. 拇指残端插入髂骨瓣;e. 皮管覆盖;f. 断蒂后

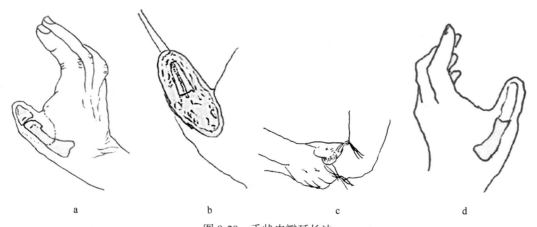

图 8-20 舌状皮瓣延长法
a. 拇指背侧舌状皮瓣设计;b. 皮瓣掀起,髂骨植骨克氏针内固定;c. 交臂皮瓣覆盖拇指背侧创面;d. 断蒂后

5. 帽状皮瓣延长+植骨法

①在残指端设计一环形皮肤切口,保护两侧血管神经束,将残指端皮肤游离提升,形成带有血管神经束的帽状皮瓣;②利用髂骨块植入残指,将帽状皮瓣覆盖游离移植的髂骨块;③遗留创面,利用皮片修复(图8-21)。

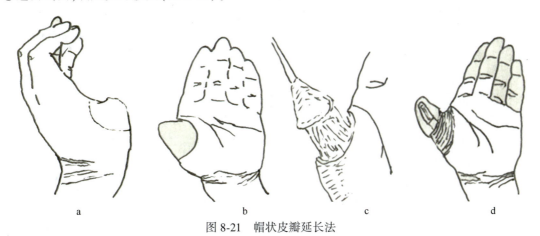

图8-21 帽状皮瓣延长法

a. 拇指残端基底部背侧环形切口;b. 拇指残端基底部掌侧环形切口;c. 游离提升残端皮肤呈血管神经蒂的帽状皮瓣;d. 髂骨块植骨延长,帽状皮瓣覆盖,继发创面游离植皮

该法适用于残指端皮肤松弛,质地良好的残端,于2~5指缺损也适用。

6. 示指背侧皮瓣联合虎口皮瓣瓦合+植骨法

1985年鲁开化应用该法再造拇指,既增加了拇指的长度,又改善了拇指功能,手术操作较简单。首先在示指背侧设计一适宜皮瓣,远端可至示指近侧指间关节,两侧至侧中线,近侧根据需要可至腕背部。在虎口背侧逆行设计另一皮瓣,蒂部位于指蹼远端从肌膜浅层剥离,注意不要损伤血管网。将示指背侧皮瓣和虎口皮瓣切取后,取髂骨修成约4cm长的骨块,插入第一掌骨髓腔内约1cm,将两皮瓣转移后相互瓦合,包绕移植骨块,形成再造拇指。供皮区创面取皮片移植(图8-22)。

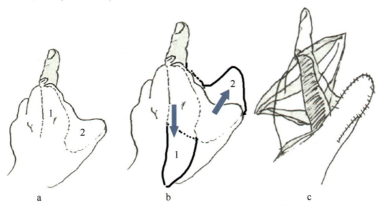

图8-22 示指背侧皮瓣联合虎口皮瓣瓦合法

a. 1为示指背侧皮瓣和2为虎口皮瓣设计;b. 将两个皮瓣掀起后;c. 取髂骨移植延长拇指残端,将两个皮瓣包裹拇指残端,供区打包植皮

该法主要适用于：①拇指Ⅳ度缺损；②急症拇指脱套伤；③示指背侧及虎口处供区皮肤完好。

7. 岛状皮瓣+植骨法

1993年姚建民等[8]应用以第一、二掌背动脉为双蒂的第二指蹼分叶岛状皮瓣包裹修复，再造拇指6例，全部成功。戚炜等先后采用指神经血管蒂岛状皮瓣联合第一掌背动脉示指背侧岛状皮瓣瓦合再造拇指8例，应用带指动脉双指背岛状皮瓣再造无再植条件的拇指离断伤6例，均获得成功。

由于该类皮瓣不损伤手指主要动脉血管，皮瓣质薄，色泽接近拇指并可重建感觉功能，皮瓣供区紧邻受区，手术简单易行，且供区损伤小，因此在临床中得到了较广泛应用。

下面以第二指蹼分叶岛状皮瓣包裹再造拇指为例做一简要介绍。

皮瓣设计：术前超声多普勒血流仪探查第一、二掌背动脉走行及变异情况，并用划线笔标示。根据创面缺损情况于掌背、示中指背设计皮瓣，皮瓣远侧不超过近指间关节，近侧于掌指关节水平，两侧分别为指侧中线，蒂长7~10cm。

手术操作：麻醉成功后，常规消毒铺巾，依次切开掌背皮肤，于深筋膜层保留桡神经第二掌背支及第二指蹼支，牵开示指伸肌腱，分离第二背侧骨间肌膜，解剖出第二掌背动、静脉，游离血管束。分离皮肤至第二掌背桡侧，保留动脉旁0.5cm深筋膜及皮下浅静脉，解剖出包括第一掌背动脉在内的血管束。掀起整块皮岛及血管神经束，通过皮下隧道，包裹修复拇指创面，供区打包加压植皮（图8-23）。

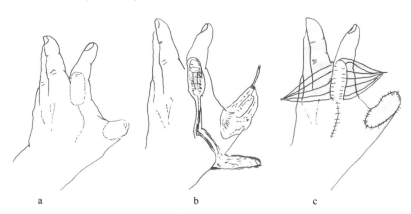

图8-23 示指背岛状皮瓣与舌状皮瓣法
a. 示指岛状皮瓣和舌状皮瓣切口；b. 取髂骨块植骨移植，延长拇指缺损残端；c. 示指岛状皮瓣覆盖拇指背侧创面，示指背侧创面打包植皮

优缺点：该皮瓣的优点是动脉供血充足，皮瓣可切取面积较大；不牺牲手指主干血管等。其缺点是再造后的拇指无指甲；供区遗留瘢痕，影响美观。

该法适用于：①拇指脱套伤；②拇指缺失平面在掌指关节以远无再植条件的完全性断指。

8. 骨延长法

1967年，Lvan首先报道了第1例骨延长法，该方法通过对拇指掌骨的缓慢牵伸，以达到逐渐缓慢延长拇指的目的。

手术方法：于第一掌骨的桡背侧做一适当切口，保护周围软组织及骨膜，分离并适当切开骨膜，将掌骨横形、斜形或"V"形等截骨后，远、近端各平行穿两枚克氏针，连接外固定架，缝合骨膜，待术后1周以上，开始逐渐牵伸，每天1mm，缓慢、持续、稳定和按一定方向进行（图8-24）。

该法适用于：近节指骨以远的拇指Ⅳ度缺损或拇指先天发育短小畸形者。

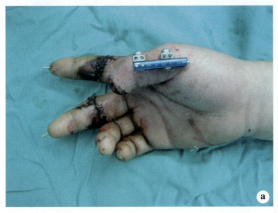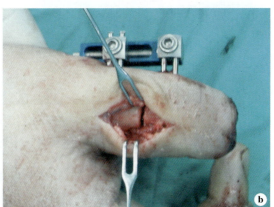

图 8-24　骨延长法
a. 截骨；b. 截骨术后

9. 踇甲瓣法

随着显微吻合技术的创新及吻合水平的提高，现临床上，游离足趾移植时，游离的动脉长度已大大缩短，一般游离到踇背动脉，已可保证再造指成活。自1980年Morrison首先报道应用游离踇甲瓣加髂骨移植再植拇指获得成功以来，临床中现已较为常用，优点是外形接近正常拇指，且供足不减少足趾数。

适应证：拇指Ⅰ~Ⅴ度缺损；拇指Ⅳ度、Ⅴ度缺损，合并虎口或手背皮肤瘢痕挛缩；撕脱或碾压拇指离断，无条件再植者。

手术方法

（1）切口设计及皮瓣游离：在踇趾胫侧保留1.5~2.0cm宽长达踇趾顶端的舌形皮瓣。足背切口及血管、神经的解剖方法与第二足趾移植基本相同。不同之处：①踇甲瓣在踇伸屈肌腱表面游离，只要保留腱旁膜于踇趾创面即可；②结扎向第二足趾方向的血管分支，保留向踇甲瓣方向的分支血管；③在踇趾跖面游离趾神经为主要感觉神经；④踇趾趾甲处，应紧贴骨膜游离，必要时可连同趾骨一起切取（图8-25）。

（2）骨关节支架构建：目前，已有下列方法作为踇甲瓣的骨关节支架。

1）自体髂骨片：这类多适用于保留掌指关节的拇指再造。术时取自体髂骨植于近节指骨上，术后因有掌指关节，拇指功能与外形较满意。

2）自体指骨关节：此类多为拇指脱套伤或断指再植失败后利用原有指或残指骨关节，术后功能、外形也较满意。

3）自体趾骨关节：手术时利用第二足趾的骨关节、加踇甲瓣，这种手术操作复杂，操作难度大。

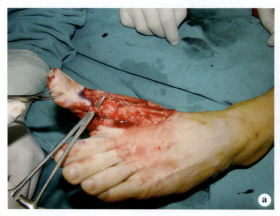
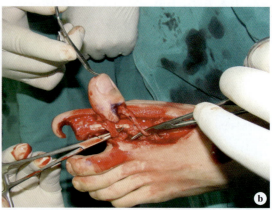

图 8-25 蹈甲瓣的切取
a. 游离第一跖背动脉；b. 游离蹈甲瓣并观察血运

4）异体趾骨关节：存在骨关节异体免疫排异反应等缺点。

5）人造指骨及关节：存在易穿破骨皮质等缺点。

(3) 闭合蹈趾创面：蹈甲瓣切取后残留创面，常规采用游离皮片移植，但往往在蹈趾末节趾骨背面，因甲床切取后骨质外露，植皮极易失败，可造成创面长期不愈。对此，一些作者认为可采用下列方法改进：

1）切除末节趾骨：这样残存的舌形皮瓣可以完整地覆盖近节趾骨关节面，其余创面应用游离皮片移植可获得早期愈合的疗效，此法缺点是蹈趾缩短，对外形有一定的影响。

2）应用第二足趾皮肤作带血管蒂的移位包绕蹈趾创面与舌形皮瓣缝合：此法缺点是牺牲大，为了再造一个拇指而需要牺牲一个足趾，破坏一个足趾实为"得不偿失"。

3）舌形皮瓣移位：将舌形皮瓣尖端由蹈趾顶端移位到趾骨背面，覆盖骨面，促进创面愈合，此法有时可能由于舌形皮瓣血供不足，游离后更易发生缺血坏死造成蹈趾创面更难愈合。

(4) 典型病例（图8-26）：患者王某，男，25岁，机器挤伤。查体：左手2~5指自近节指间关节以远缺如，手背侧自腕下3cm、拇指、2~5指皮肤缺损。

手术方法：游离左蹈甲瓣修复拇指创面，右二、三足趾再造中、环指，游离21cm×12cm的股前外侧皮瓣修复手背侧皮肤缺损。

受区血管吻合方法：游离3cm长的"Y"型静脉近端与桡动脉吻合，远端分别与旋股外侧动脉降支及二、三足趾的足背动脉吻合，旋股外侧动脉降支与桡动脉伴行静脉吻合，二、三足趾的大隐静脉与贵要静脉吻合，跖背动静脉与旋股外侧动静脉降支粗大肌支吻合。

移植组织全部成活，伤口一期愈合。

手部恢复拿、捏及对掌功能，皮瓣感觉恢复，两点辨别觉皮瓣达8mm，再造指达4mm。

10. 足趾移植法

第二足趾外形、长度与拇指类似，并且对于奔跑、跳跃、负重不起主要作用，游离第二足趾后对足部功能影响小。所以临床一般多采用第二足趾游离移植再造拇指，其再造拇指感觉、活动功能和外形都相对较好。但此类手术对术者解剖知识、技术能力均要求较高（图8-27）。

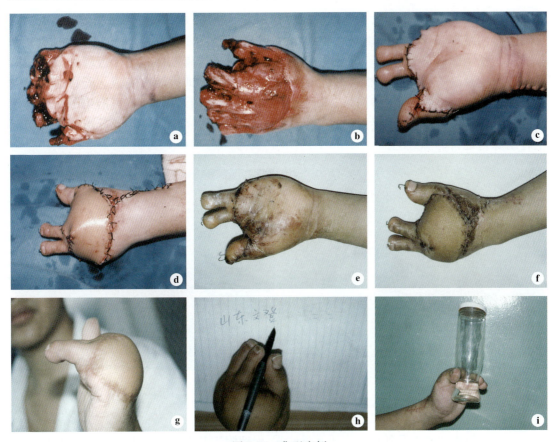

图 8-26 典型病例

a、b. 术前,左手 2~5 指自近节指间关节以远缺如,手背侧自腕下 3cm,拇指、2~5 指皮肤缺损;c、d. 游离左𧿹甲瓣修复拇指创面,右二、三足趾再造中,环指,游离 21cm×12cm 的股前外侧皮瓣修复手背侧皮肤缺损;e、f. 术后皮瓣一期愈合;g~i. 患者术后功能情况

适应证:①拇指Ⅳ度、Ⅴ度缺损者;②拇指Ⅳ度、Ⅴ度缺损合并虎口或手背皮肤瘢痕挛缩者。

手术方法如下所述。

(1) 解剖及游离第二足趾,在足背切口内,解剖及游离足背静脉、足背静脉弓及其与第二足趾相连的小静脉,解剖与游离足背动脉,第 1 跖背动脉,𧿹趾腓侧趾动脉、神经,及第三足趾胫侧趾动脉、神经。后者两条动脉、神经在其起始处切断。第 1 跖背动脉因有畸形或其他原因不能应用时,需将𧿹趾腓侧趾动脉或其相应的跖底总动脉显露的略长些,以备缝接。足背动脉在跖骨底附近有一较大的足底深支需切断结扎。该支穿入足底与足底外侧动脉吻合,构成足底弓。足背内侧皮神经分一支至第二足趾背侧皮肤,在足背动脉水平将

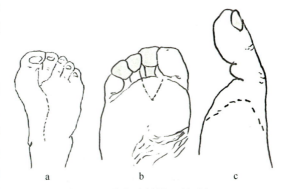

图 8-27 游离移植第二足趾切口

a. 在第二足趾根部背侧做"Y"形切口,足背切口呈"S"形;b. 在第二足趾根部跖侧做"V"形切口,尖端指向足跟;c. 两侧切口在趾蹼处与背侧切口相连

其切断备用。显露趾屈肌腱,切断趾浅屈肌腱,向近端游离并切断趾深屈肌腱。游离第二足趾胫腓侧趾神经及相应的趾底总神经,后者游离至足够的长度后予以切断,同时切断伴行的跖骨底动脉和伴行静脉。再于足背切口内,解剖与游离趾伸肌腱于近踝关节处切断趾长伸肌腱及趾短伸肌腱。然后离断跖趾关节,第二足趾即被游离完成。若再造拇指同时需要重建第1掌骨时,需游离第2跖骨,于其适当部位用线锯锯断,再沿第2跖骨远端向趾端方向解剖,即将第二足趾游离(图8-28)。待手部解剖完成后,于近踝关节处切断足背动脉与足背静脉。

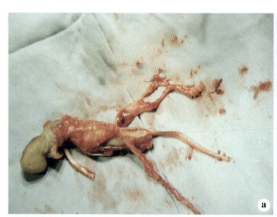
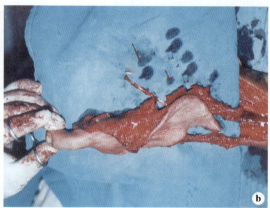

图 8-28　游离第二足趾
a. 游离的第二足趾;b. 部分皮肤的第二足趾

（2）手部解剖显露及处理拇指或掌骨残端,保留附于其上的软组织与手内在肌,以备与趾上的关节囊或相应的软组织缝接。若掌骨头软骨面完整可保留,否则需修整残存的指骨或掌骨,以便能插入趾骨骨髓腔内,若残存的掌骨较短,可扩大其髓腔,以备接与趾相连的跖骨。背侧的皮肤需向两侧做潜行分离,以备接纳趾背皮瓣。在腕背切口内,显露头静脉或手背其他静脉、桡动脉、拇长伸肌腱。在上述两切口内做一皮下隧道,以容趾血管、趾长伸肌腱与趾背皮神经经过。显露拇指的两根指神经及拇长屈肌腱,该肌腱找不到时,可游离示指浅屈肌腱或其他浅屈肌腱备用。

（3）离断与灌洗第二足趾,手部解剖完成后即可完全离断第二足趾。立即向足背动脉内缓缓注入肝素普鲁卡因溶液(肝素50mg置于2%普鲁卡因溶液200ml内),直至静脉断端流出的液体变清为止,再用2%利多卡因灌洗5ml。

（4）接骨,将第二足趾移位于拇指部位,足趾骨骼与手部残骨相接后用克氏针内固定,并使足趾向掌面略旋转15°,以利于将来对指。趾与拇指长度相近,根据拇指缺损程度及其残端皮肤情况,决定接骨部位与方法。若仅为拇指缺损,残存指骨或掌骨可与趾骨直接相接,掌骨亦大部或全部缺损时,需用与趾相连的跖骨重建掌骨。其他手指缺损时,再造拇指长度以能与残存手指或掌骨对指为限。再造拇指可略短,过长对功能无益。

（5）血管一般仅能缝接一根动脉(足背动脉与桡动脉;趾动脉与拇主要动脉;指动脉或掌浅弓)和一根静脉(足背静脉或头静脉)。缝接部位在腕部、手背或指部。缝接方法用对端吻合、间断法,9-0~11-0无损伤性针线。

(6) 肌腱均采用编织缝接法。在腕背将拇长伸肌腱与趾长伸肌腱缝接;在鱼际部位将拇长屈肌腱与趾深屈肌腱缝接。

(7) 神经在鱼际部位将拇指的两根指神经分别与两根趾底总神经缝接;在手背,将趾背皮神经与桡神经分支缝接,后者并非一定必要。

(8) 缝合皮肤,在手臂尺侧另做皮肤切口,置放一橡皮片引流。

注意事项:游离第二足趾移植再造拇手指功能恢复较好,但应用传统的游离第二足趾移植方法,术后外形与拇指相差较大,第二足趾末节趾腹肥大,中段狭小,部分患者不满意再造拇指的外形。临床中对此进行了一系列的改良研究,王成琪介绍了第二足趾移植再造拇指的改进方法,第二足趾联合踇趾腓侧岛状条形皮瓣再造拇指,切取宽1.0~1.2cm的踇趾腓侧条形岛状皮瓣镶嵌于第二足趾胫侧,以修正鹅颈畸形。潘昭勋[9]、唐举玉等[10]也报道了改良踇趾再造拇指的案例,再造拇手指外形明显改善,患者感到满意。趾胫侧及所嵌入的皮瓣均有感觉神经支配,并且为同一趾总神经发出,所以再造拇指及所携带的皮瓣两者感觉一致、定位准确,感觉恢复良好,该方法采取的是与第二足趾移植的同一套血管、神经系统,对第一足趾功能及外观无明显影响,第二足趾的切开分离容纳镶嵌皮瓣时,注意保护血管和神经。

典型病例:患者,男性,34岁,因"机械挤伤右手拇指,疼痛、流血3小时"入院,查体:右手拇指损伤严重,无再植条件,右手桡侧部分皮肤缺损。手术方法:麻醉成功后,游离携带部分足背皮肤、跖趾关节的第二足趾,将跖骨与第一掌骨固定,足背动脉及大隐静脉分别与桡动脉、头静脉吻合,吻合相应神经支,屈伸肌腱对位缝合,最后缝合皮肤。术后移植组织全部成活,伤口一期愈合,随访1年手部恢复拿、捏功能,皮瓣保护性感觉恢复,再造拇指触痛、冷热觉恢复,两点辨别觉约4mm(图8-29)。

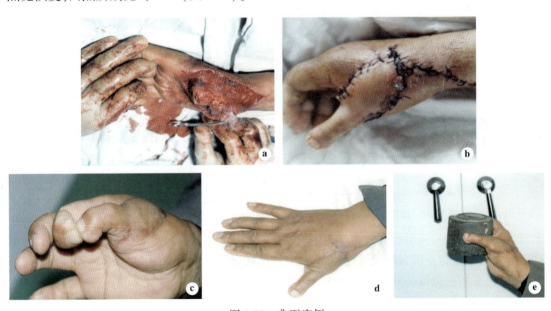

图8-29 典型病例

a. 术前情况,右手拇指损伤严重,无再植条件,右手桡侧部分皮肤缺损;b. 术后两周伤口一期愈合;c~e. 术后功能图

11. 游离带足内在肌的第二足趾

拇指大鱼际肌损伤后,如果单纯采用游离第二足趾修复,重建后的拇指仅具有屈伸功能,不具有内收、外展、对掌功能,无法满足患者生活需求,所以大鱼际的功能重建十分重要。笔者采用游离第二足趾的同时游离𨂣短伸肌、趾短伸肌或单独游离足𨂣短展肌移植,在再造拇指的同时重建大鱼际肌功能,由于拇指损伤分型与桡侧缺损的分型有重叠,修复原则与修复方法类似,具体修复方法将放在本章"手部桡侧缺损的修复"中具体介绍。

第四节　手部桡侧缺损的修复

手部桡侧包括拇指、示指、中指及手掌桡侧半,占有手部大部分功能,其中拇指约占50%、示指约占15%、中指约占10%。此类损伤多由于机器挤压或绞伤所致,手部桡侧严重缺损将影响手功能,其创面的修复及功能重建显得尤为重要。

一、分　型

芮永军[11]等提出了A、B两类分类标准,A类为手指缺损的分类标准,B类在A类损伤同时伴有不同程度的手指、手掌或手背的软组织缺损。廖坚文等[12]曾简单得将其分为5型,其分型如下。Ⅰ型:单纯的拇指毁损;Ⅱ型:拇指毁损并虎口皮肤缺损;Ⅲ型:拇指毁损、虎口皮肤缺损并示指毁损;Ⅳ型:拇指毁损、虎口皮肤缺损并示指毁损并中指毁损;Ⅴ型:拇指毁损、虎口皮肤缺损、示指毁损、中指毁损并手桡侧毁损。应用较多的是廖坚文等提出的分类方法(图8-30)。

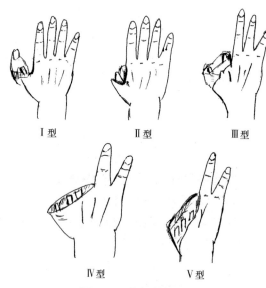

图8-30　桡侧缺损分型

二、治疗原则

首先要重视患者的全身状况,待全身情况稳定后,在臂丛麻醉下行严格清创。若受区可彻底清创,供区皮肤条件好且患者对手术方案认可,手术人员组成有利,应尽量采取急诊一期组织移植修复;若组织污染损伤重、组织存活能力无法进行正确判断及进行彻底清创,或患者对手术方案有疑虑,术者对手术方案考虑不成熟,可采用亚急诊的方法先行VSD覆盖创面,术后3~5天再急症修复。这样提高了手术的成功率,减少医疗纠纷发生。

手部桡侧缺损伤及了拇指、虎口区皮肤、大鱼际肌、第一掌骨,甚至示指、中指,对手部功能影响大,为了使患者能够完成生活中基本的拿、捏、握等动作,在修复过程中应最大限度地修复拇指长度及活动度、虎口区活动度及大鱼际肌功能,尽可能恢复拇指的对掌、内收、外展等功能。

三、治疗方法

（一）传统的修复方式

20世纪70年代以前，手部桡侧组织缺损的治疗以游离植皮和带蒂皮瓣为主。游离植皮先采用多次换药或腹部皮下寄养的方法，待创面长出新鲜肉芽以后，用刃厚皮片植皮覆盖创面，此种治疗方法治疗时间长、感染率高，而且经此法修复的手多因植皮回缩、瘢痕挛缩、长时间固定出现肌肉萎缩、关节僵硬等并发症，患手修复后功能极差，现在除单纯性小面积皮肤缺损以外，一般已很少使用。腹部带蒂皮瓣修复因移植组织类型单一、需要行二次手术断蒂、非功能位体位固定等原因，常不能为患者所接受，只能单纯的闭合创面，无法修复重建出有功能的手。

20世纪80年代由于显微外科技术的发展，前臂皮瓣、肩胛皮瓣、背阔肌皮瓣、股前外侧皮瓣、小腿皮瓣、足背皮瓣、䟎甲瓣、游离足趾等取得了很好的疗效。但对手部桡侧毁损伤，往往单一组织移植不能满足修复和重建手部功能的需要；游离移植的组织过多，受区可供吻合的血管数量又常不能满足手术的需要；手部桡侧毁损的修复常因虎口区瘢痕挛缩导致再造拇指功能受限，由于上述问题的存在，桡侧缺损临床修复效果不理想。

（二）组合组织移植

近年来，显微成像技术发展突飞猛进，为临床操作提供了可靠的技术支持，皮瓣成活率显著提高。目前，对于Ⅰ型桡侧缺损可根据拇指缺损的程度采用游离䟎甲瓣或第二足趾修复，具体修复方法可参照拇指再造的修复方法；对于Ⅱ型以上桡侧缺损，单一组织移植往往不能满足手部桡侧毁损多元组织修复和重建手部功能的需要，可根据损伤程度的不同，采用不同皮瓣和组织组合移植修复创面。

1. 皮瓣组合甲瓣

此种修复方法适用于拇指缺损在Ⅲ度及Ⅲ度以下的桡侧缺损。此类损伤拇指尚存有一定长度，桡侧缺损面积也无法直接缝合，可采用皮瓣组合甲瓣修复，即用甲瓣与皮瓣进行串联或并联，甲瓣修复拇指皮肤缺损，游离皮瓣修复桡侧皮肤缺损。临床上多选择股前外侧皮瓣作为组合母体组合移植。因股前外侧皮瓣分支较多，既可用于并联组织移植，又可用于串联组织移植，还可携带股前外侧皮神经移植重建受区感觉功能。

（1）手术方法：常规麻醉后，在距离䟎甲缘5～6mm处，切开皮肤，沿甲床与骨膜分离，游离䟎趾趾背侧静脉→跖背静脉弓→大隐静脉；游离䟎趾趾背动脉→第1跖背动脉→足背动脉，同时游离伴行的神经。股前外侧皮瓣设计时，以髂前上棘与髌骨外侧缘之间的连线（髂髌线）的中点为横支皮瓣的关键点，中下1/3交界处为降支皮瓣的关键点；以髂髌线为皮瓣的轴心线，以腹股沟处股动脉搏动点与肌皮穿支点的连线为血管蒂的体表投影；根据皮支的位置选择皮瓣的切取范围，依次切开皮肤、皮下组织及深筋膜，在股直肌肌膜表面向外侧分离，仔细寻找旋股外侧动脉降支的皮支，沿股直肌和股外侧肌间隙分离，暴露出旋股外侧动脉降支，顺旋股外侧动脉的降支和其伴行静脉向远端解剖，向远端游离旋股外侧动脉的降支及伴行静脉。受区游离出桡动脉、头静脉后，将䟎甲瓣及股前外侧皮瓣断蒂覆盖创面，吻合血管时可以将旋股外侧动静脉降支与桡动脉、头静脉吻合,其分支与跖背动、静脉吻合。放置引流条,患肢石膏制动。

(2)术后处理:术后患肢应平于或略高于心脏,常规抗炎、抗凝、抗痉挛治疗,给予烤灯照射,密切观察皮瓣颜色、张力、质地、温度、肿胀程度、毛细血管反应。术后前3天,应每小时观察和测试1次,术后3天后可根据具体情况适当降低观察频次。术后2天拔除引流条,术后2周拆线,术后4周去除石膏开始功能锻炼。

(3)注意事项:①如果条件允许,尽量取同侧踇甲瓣,因为同侧踇趾与拇指血管分布走形相似,利于甲瓣血管蒂与组合母体或桡动脉吻合。②踇甲瓣切除后供区的修复是一个值得注意的问题,传统采用皮片移植的方式修复,踇趾肌腱周围组织基床差,皮片抗感染能力不足,并且皮下缺少脂肪垫的保护,局部易溃破,影响其穿鞋行走的功能,所以现多采用转移皮瓣或游离皮瓣修复,局部转移皮瓣多采用踝前皮瓣修复,游离皮瓣多选腓动脉穿支皮瓣和小腿内侧皮瓣。

(4)典型病例:患者李某,男,34岁,因机器挤压伤左手桡侧疼痛、流血4小时入院。查体示:左手拇指末节缺如,左手桡侧虎口区有12cm×8cm的皮肤缺损。手术方法:游离左踇甲瓣修复拇指缺损及右股前外侧皮瓣修复桡侧皮肤缺损,术中旋股外侧动静脉降支与桡动脉、头静脉吻合,其分支与跖背静脉吻合,股前外侧皮神经与桡神经浅支吻合,趾固有神经与指固有神经吻合。移植组织全部成活,伤口一期愈合。术后半年随访手部恢复拿、捏、对掌功能,皮瓣恢复保护性感觉,再造指触痛、冷热感觉恢复两点辨别觉为9mm(图8-31)。

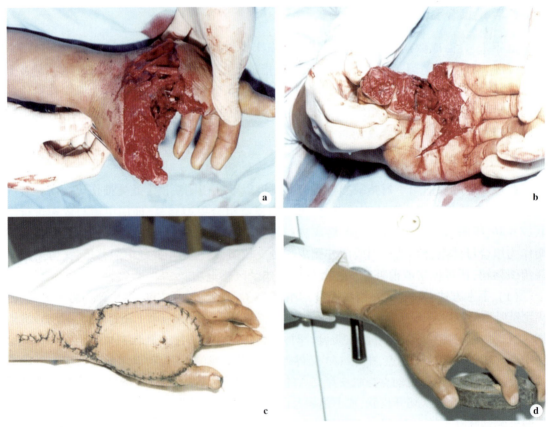

图8-31 典型病例

a、b. 左手拇指末节缺如,左手桡侧虎口区有12cm×8cm的皮肤缺损;c. 左踇甲瓣修复拇指缺损及右股前外侧皮瓣修复桡侧皮肤缺损;d. 术后功能良好

2. 皮瓣组合（带跖骨）第二足趾修复

此种修复方法适用于拇指损伤在Ⅳ度及Ⅳ度以上的桡侧缺损。此类损伤拇指完全缺损，故无法直接采用甲瓣移植，需采用游离第二足趾的方式进行修复；如果伴有掌骨缺损，可在游离第二足趾的同时，根据掌骨缺损长度适当截取部分跖骨。这种修复方法再造的拇指具有良好屈伸功能，可满足患者一般生活需求。

（1）手术方法：在足背切口内，解剖游离足背静脉、足背静脉弓及其与第二足趾相连的小静脉，解剖游离足背动脉、第1跖背动脉，显露趾屈肌腱，切断趾浅屈肌腱，向近端游离并切断趾深屈肌腱。游离第二足趾胫腓侧趾神经及相应的趾底总神经，后者游离至足够的长度后予以切断，同时切断伴行的跖骨底动脉和伴行静脉。再解剖游离趾伸肌腱，于近踝关节处切断趾长伸肌腱及趾短伸肌腱。然后离断跖趾关节，若再造拇指同时需要重建第1掌骨时，可游离第2跖骨，于其适当部位用线锯锯断，其余操作参照本章皮瓣组合甲瓣的操作。

（2）术后处理：留置引流管，充分引流。术后常规抗炎、抗凝、抗痉挛治疗，密切观察皮瓣颜色、张力、质地、温度、肿胀程度、毛细血管反应。

（3）注意事项：①彻底清创是手术成功的关键，术中采用卷地毯式清创，对污染组织特别是受区供血血管要彻底清创，以免因挫伤血管清创不彻底导致血栓形成而影响移植组织的血供。②采用第二足趾再造拇指时，尽量不用钢针纵形贯穿固定，仅固定骨折处，以利于肌腱张力的调节及术后早期被动活动再造指，使再造指的功能早期恢复。

（4）典型病例：王某，男，27岁，因"机器挤伤左手，疼痛、流血、活动受限3小时入院"。专科查体示：左拇指自掌指关节以远缺如，手掌桡侧自腕横纹至掌指关节皮肤缺损约为15cm×8cm。游离带跖骨的左第二足趾再造拇指，16cm×9cm的右股前外侧皮瓣修复桡侧皮肤缺损，于皮瓣局部开窗打孔将再造拇指引出。旋股外侧动脉降支无粗大肌支可供串联吻合，游离3cm长的"Y"型静脉近端与桡动脉远端吻合，远端分别与旋股外侧动脉降支及足背动脉吻合，旋股外侧静脉降支与头静脉吻合，大隐静脉与头静脉分支吻合。移植组织全部成活，伤口一期愈合。术后半年随访手部恢复拿、捏、对掌功能，皮瓣修复保护性感觉，再造指触痛、冷热感觉恢复，皮瓣两点辨别觉为8mm，拇指可达4mm（图8-32）。

3. 皮瓣组合（带跖骨）第二足趾修复+大鱼际重建

采用皮瓣与第二足趾一期组合移植修复再造的拇指只具有简单的屈伸功能，而无外展、对掌等手内在肌的灵活功能。为了使修复与重建的拇指具有灵活功能，对拇指Ⅴ度、Ⅵ度缺损合并大鱼际肌缺失者采用在游离第二足趾的同时游离𝈁短伸肌、趾短伸肌或单独游离足𝈁短展肌移植，在再造拇指的同时重建大鱼际肌功能。

（1）解剖学特点：足部𝈁短伸肌、趾短伸肌均为扁平肌，分为肌性部分和腱性部分，起于跗骨窦前方，止于𝈁趾近节趾骨底和第2~4趾近节趾骨底，外形与大鱼际肌相似。𝈁短伸肌、趾短伸肌供血动脉为跗外动脉，在𝈁短伸肌、趾短伸肌近内侧1cm处发出的肌支，紧贴肌肉深面跖跗关节及韧带表面行走，其终末支在肌肉外侧与足底外侧动脉吻合，回流静脉为动脉之伴行静脉，其支配神经为腓深神经所发出的独立肌支，神经肌支与跗外侧动、静脉伴行。

足𝈁短展肌供血血管为胫后动、静脉在足内侧𝈁短展肌近端深面所发出的跖内动、静脉，其口径为0.8~1.3mm。跖内侧动脉沿该肌前行约2cm后分为深支和浅支，深支又分为

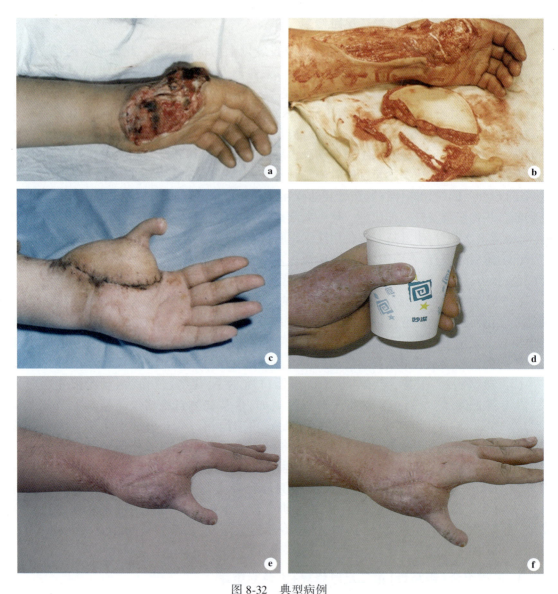

图 8-32 典型病例

a. 拇指自掌指关节以远缺如,手掌桡侧自腕横纹至掌指关节皮肤缺损约为 15cm×8cm;b. 游离第二足趾及股前外侧皮瓣;c. 伤口愈合;d~f. 术后功能情况,仅可做屈伸运动

内侧支及外侧支,内侧支向前上斜行或垂直上行,通过其深支供应足鉧短展肌及表面皮肤,支配神经为胫后神经所发出的独立肌支,与跖内侧动脉、静脉伴行,可以进行吻合血管神经的鉧短展肌复合组织、组合组织移植重建大鱼际肌对掌功能,亦可携带肌肉表面皮肤形成肌皮瓣参与移植[13]。

(2)手术方法:从第二足趾根部背侧做"Y"形切口,若伤手同时存在虎口或手背皮肤缺损,可根据皮肤缺损面积设计带足背皮瓣的切口。在足背,沿"Y"形切口近端在第1、2跖骨间做"S"形切口,近端达踝关节处的足背动脉和大隐静脉。在第二足趾根部跖侧做"V"形切口,尖端指向足跟,两侧的切口在趾蹼处与趾背侧切口相连。在背侧切口内依次由远向近解剖和游离跖背静脉→足背静脉弓→大隐静脉至内踝处,结扎其分支。游离足背动脉、静脉,保护其进入趾短伸肌的跗外动脉、静脉及腓深神经,从胫前血管神经束内分离出腓深神经发出至趾短伸肌肌支,将其自分支处切断,结扎足背动脉足底深支,保留第一跖背动脉,然后根据第一掌骨缺损长度切断第二跖骨。在距骨头水平与原切口呈"T"形向外附加切开皮肤,紧贴骨膜及韧带外分离跗外动静脉至趾短伸肌肌支以远,自肌支以下结扎跗外动脉,然后在跗骨窦处切断趾短伸肌起点,向远侧骨膜韧带外剥离趾短伸肌,保留远侧腱性部分予以切断,切断终末血管与足底外侧动脉之交通支以结扎,将足背动、静脉自跗外动、静脉分支以上切断。此时,带伸𧿹短肌、伸趾短肌的第二足趾除有大隐静脉和足背动脉与足相连外,其余组织均已离断,确认第二足趾血循良好后,待股前外侧组合母体及受区准备好后,断蒂。

可根据治疗需要,单独切取𧿹短展肌或形成带𧿹短展肌的足底内侧复合皮瓣。沿足内踝后侧切口,打开踝管,显露胫后血管神经束,再沿血管走行向远侧解剖直至𧿹短展肌起点深面,找到𧿹短展肌的供血血管跖内侧动脉和与之伴行的静脉,沿胫后神经向远端解剖游离,找到并保护好进入肌肉的运动支,与肌肉浅面、跖筋膜深面分离,切断肌肉的起止点,此时𧿹短展肌只有血管和神经与足部相连,确认肌肉有良好的血供后,待受区准备好后,断蒂。

股前外侧皮瓣设计时,以髂前上棘与髌骨外侧缘之间连线(髂髌线)的中点为横支皮瓣的关键点,中下1/3交界处为降支皮瓣的关键点;以髂髌线为皮瓣的轴心线,以股沟处股动脉搏动点与肌皮穿支点的连线为血管蒂的体表投影;根据皮支的位置选择皮瓣的切取范围,依次切开皮肤、皮下组织及深筋膜,在股直肌肌膜表面向外侧分离,仔细寻找旋股外侧动脉降支的皮支,沿股直肌和股外侧肌间隙分离,暴露出旋股外侧动脉降支,顺旋股外侧动脉的降支和其伴行静脉向远端解剖,向远端游离旋股外侧动脉的降支及伴行静脉。

将旋股外侧动脉降支与桡动脉吻合,其伴行静脉与桡动脉伴行静脉吻合,其分支或终末支与足背动脉吻合,大隐静脉与头静脉吻合,股前外侧皮神经与桡神经浅支吻合,腓深神经趾短伸肌肌支与正中神经大鱼际肌支吻合,第二足趾趾神经与拇指指固有神经吻合。

(3) 术后处理:术毕常规于皮瓣下放置双腔冲洗引流管,创面无感染者,引流2天;创面有感染可能者,结合细菌培养+药敏结果采用合理抗生素生理盐水溶液冲洗引流3~5天;术后常规静脉应用抗感染药物、抗凝、抗痉挛;并密切观测皮瓣的色泽、温度、毛细血管充盈反应等,及时发现并尽快处理血管危象。

(4) 注意事项

1) 用𧿹短伸肌、趾短伸肌再造大鱼际肌,笔者采用𧿹短伸肌重建拇对掌,其他趾短伸肌分别重建拇短屈肌、拇指展肌。近端止点缝合于屈肌支持带远侧的桡侧半及大多角骨、舟骨结节、掌骨基底等处,其拇短伸肌止点种植于移植跖骨桡侧之中远部,局部钻孔将拇短伸肌腱贯穿缝合固定,其他趾短伸肌腱分别缝合于关节囊、第二足趾近节趾骨基底、跖跗关节足部内在肌止点处,拇短展肌起止腱部呈扁状,修复大鱼际肌对掌肌时,起点种植缝合在屈肌支持带桡侧,止点种植在跖骨之中远桡侧,肌肉种植点线必须符合大鱼际肌生理点线角度要求。

2）当受区无可供动脉吻合时，可采用"Y"型静脉搭桥的方法进行组合移植；对多个移植组织的静脉吻合问题，在不影响手部静脉回流前提下，根据静脉血管口径进行搭配组合吻合。

3）参与移植肌肉的支配神经均有其独立的运动肌支，而正中神经、尺神经在前臂远段及腕掌部神经束间无网状交织结构，神经干内运动束和感觉束的分布有规律性可循，以四肢主要神经干断面功能束或功能束组的局部定位和自然分束为依据，大鱼际肌肌支外伤后较易寻找、分离，易进行运动束支间的吻合，在吻合时尽量缩短移植肌肉侧神经肌支的长度，以利神经功能在短时间内得以恢复，其他参与移植组织均有其独立感觉神经支与手及前臂的独立感觉神经支吻合，达到运动束与运动束、感觉束与感觉束吻合以利于移植肌肉运动及感觉的恢复。

（5）典型病例

1）病例1：患者李某，男，21岁，患者因"机器挤压伤右手，疼痛、流血活动受限3.5小时"入院，专科查体示：左手桡侧拇指及大鱼际缺如，桡侧相邻皮肤缺损14cm×9cm。手术治疗：一组进行手部彻底清创后解剖桡动脉及伴行静脉、头静脉、桡神经浅支、正中神经大鱼际肌支；另一组取右足部背侧第一、二跖骨间纵行切口，首先游离大隐静脉至进入第二足趾，结扎并保留分支备用，然后游离足背动脉、静脉保护其进入趾短伸肌的跗外动、静脉及腓深神经，从胫前血管神经束内分离出腓深神经发出至趾短伸肌肌支、将其自分支处切断，结扎足背动脉足底深支，保留第一跖背动脉与第二跖骨的连结至进入第二足趾，然后根据第一掌骨缺损长度切断第二跖骨。

在距骨头水平与原切口呈"T"形向外附加切开皮肤，紧贴骨膜及韧带外分离跗外动静脉至趾短伸肌肌支以远，自肌支以下结扎跗外动脉，然后在跗骨窦处切断趾短伸肌起点，向远侧骨膜韧带外剥离趾短伸肌，保留远侧腱性部分予以切断，切断终末血管与足底外侧动脉之交通支予以结扎，将足背动脉、静脉自跗外动脉、静脉分支以上切断，将第二足趾及跖骨用两根钢针呈交叉状局部固定骨折处。然后切取15cm×10cm携带股前外侧皮神经的股前外侧皮瓣，保留旋股外侧动脉、静脉降支发出的粗大肌支，将股前外侧皮瓣局部切口打孔，将再造拇指自皮孔中引出以重建虎口，旋股外侧动静脉降支分别与桡动脉及伴行静脉吻合，其粗大肌支与足背动脉吻合，其终末支与跗外侧动脉及伴行静脉吻合，头静脉与大隐静脉吻合，腓深神经趾短伸肌支与正中神经大鱼际肌肌支吻合。移植组织全部成活，伤口一期愈合，术后3个月肌电图检查移植肌肉恢复正常运动电位，术后4个月再造手恢复较好的功能（图8-33）。

2）病例2：患者张某，男，30岁，因"冲床冲压伤右手，疼痛、流血、活动受限2小时"于1998年7月3日入院。专科查体：右手桡侧皮肤、第1、2掌骨及拇示中指缺如，大鱼际肌缺损，桡侧皮肤缺损20cm×7cm。游离带趾短伸肌、第二跖骨的第二足趾及游离18cm×12cm股前外侧皮瓣组合组织移植修复手桡侧组织缺损及重建大鱼际功能。桡动脉、静脉与旋股外侧动静脉降支吻合，远端与相应血管吻合，大隐静脉与旋股外侧静脉终末支吻合，股前外侧皮神经与桡神经浅支吻合，第二足趾神经与中指固有神经吻合，支配伸𝈚伸趾短肌的腓深神经与正中神经大鱼际肌支吻合。移植组织全部成活，伤口一期愈合。手部恢复伸、屈及对掌功能（图8-34）。

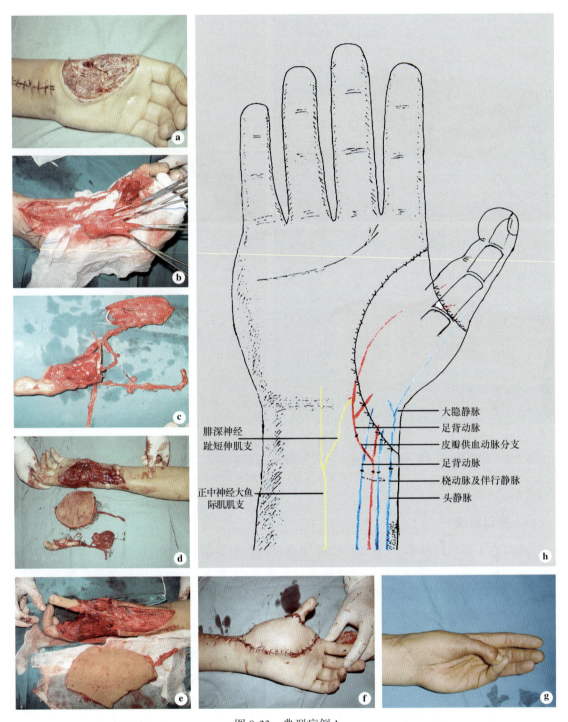

图 8-33 典型病例 1

a. 左手桡侧拇指及大鱼际缺如,桡侧相邻皮肤缺损 14cm×9cm;b~e. 游离足部𧿹、趾短伸肌、第二足趾及股前外侧皮瓣;f. 游离的股前外侧皮瓣开窗将第二足趾引出重建虎口;g. 术后功能情况;h. 手术设计图

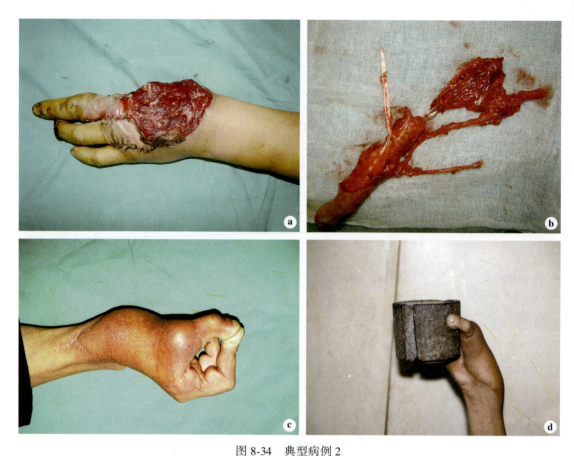

图 8-34 典型病例 2

a. 右手桡侧皮肤、第 1、2 掌骨及拇示中指缺如,大鱼际肌缺损,桡侧皮肤缺损 20cm×7cm;b. 足部踇短伸肌、趾短伸肌及第二足趾;c、d. 术后拇指对掌功能恢复

4. 虎口重建

虎口在手部的特殊部位,对于拇指的伸展、外展、对掌活动,手的外观均有重要的作用。虎口损伤后,不恰当的修复方式,可导致虎口挛缩变小、甚至消失,而引起拇内收畸形,丧失拇外展、对掌功能。传统皮瓣组合第二足趾修复手桡侧缺损大多采用皮瓣包绕再造指进行修复,这样瘢痕位于虎口区,可导致虎口挛缩变小、甚至消失,而引起拇内收畸形,丧失拇外展、对掌功能。笔者采用皮瓣开窗将踇甲瓣或第二足趾引出的方法解决了这一难题。

操作方法:利用高分辨彩色多普勒血流成像技术(CDFI)清晰地显示皮动脉穿深筋膜进入皮下组织的情况,术前用划线笔标出皮动脉的穿出点及皮内走行,术中开窗处避开肌皮穿支点及皮内动脉,避免影响皮瓣的血供。

注意事项:在皮瓣局部切口开窗的部位并不是随意的,必须通过 CDFI 精确定位,测出皮瓣供血动脉肌皮穿支点的部位,准确设计皮瓣切口开窗的位置。术中皮瓣开窗不要太小,以免对再造指的血管形成卡压。

优势:采用皮瓣局部切口开窗将再造拇指引出的方法修复手桡侧,瘢痕位于非功能区,避免了虎口区瘢痕挛缩,不影响关节活动,使再造拇指活动灵活,解决了皮瓣包绕再造指使瘢痕位于虎口区影响再造指功能的弊端[14]（图8-35）。

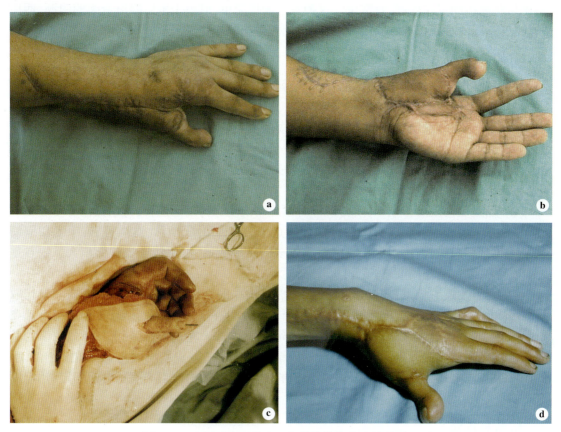

图8-35 皮瓣开窗重建虎口与传统修复方法效果对比
a、b. 传统修复方法虎口区挛缩；c、d. 皮瓣开窗重建虎口

附　虎口区皮肤缺损的修复

拇指占手部功能50%以上，具有内收、外展、屈伸、对掌四个不同的运动方向，充分体现了手部的灵活性，而虎口区是拇指外展、内收及对掌功能的解剖基础。虎口区皮肤依据其运动方向，形成两种不同走向的皮纹，其分叉点在拇指基部的皮肤轴点上，可以说虎口是拇指进化的标志[15]。虎口损伤后，不恰当的修复方式，可导致虎口挛缩变小、甚至消失，进而引起拇内收畸形，丧失拇外展、对掌功能。

一、单纯虎口缺损

虎口区皮肤缺损，即使缺损面积不大，也不可将拇指内收后缝合皮肤，这样会导致虎口区皮肤挛缩，严重影响拇指功能，可以采用游离植皮、带蒂皮瓣、转移皮瓣和游离皮瓣等方式修复[16]。

1. 游离植皮术

此种方法操作简单，将游离皮肤制作成真皮下血管网皮片覆盖创面。注意缝合的伤缘不能与虎口的远侧缘平行,以免形成线状瘢痕挛缩,可将缺损区修整以形成三角形裂口再植皮;术后将拇指固定在外展、对掌位。这种方法操作简单,但由于术后瘢痕挛缩的问题,适用于有良好基床的小面积皮肤缺损,不适用于较大面积的皮肤缺损。

2. 带蒂皮瓣

(1) 腹部皮管移植术:虎口区彻底清创后,于虎口区掌侧创面的边缘作一三角形皮瓣,以便与皮管蒂部缝合,用一根克氏针贯穿第1、2掌骨将拇指固定于外展、对掌位,确定皮肤缺损的大小,于腹部设计皮瓣,皮瓣宽度比缺损区稍大1.5~2.0mm,将皮瓣基底卷成管状并做缝合,注意将皮管的三角裂隙与虎口区的三角形皮瓣相对做缝合。术后6周断蒂,将蒂部皮管在虎口区掌侧完全剖开变成一个扁平的皮瓣。这种修复方法操作简单,但需要长时间固定,治疗周期长并且术后皮瓣臃肿。

(2) 髂腹股沟皮瓣移植术:皮瓣设计时以旋髂浅动脉为轴型血管,其余操作可参照腹部皮管移植术。旋髂浅动脉起自腹股沟韧带中点下方3cm的股动脉,血供可靠,手术切取简便,皮瓣供区相对隐蔽,可避免在前臂形成较多的手术瘢痕,可供切取皮瓣面积大。缺点是皮瓣外观略臃肿,治疗周期较长。

(3) 交臂皮瓣移植术:皮瓣设计时,根据虎口缺损的面积大小,于对侧上臂或前臂切取两个逆向的三角形皮瓣,将皮瓣彻底止血后分别缝合于虎口的背侧和掌侧,皮瓣移植后4~5周断蒂,断蒂时需自连于虎口背侧皮瓣的基部多取一个小三角皮瓣,切开虎口掌侧皮瓣的基部,将小三角形皮瓣嵌入其间并予缝合,创面植皮覆盖。前臂皮肤质地与手部皮肤相似,手术操作简单,皮瓣血运良好,适用于较大面积的虎口区皮肤缺损,但需要长时间固定,治疗周期长[17]。

3. 转移皮瓣

(1) 桡动脉逆行岛状皮瓣:术前先做Allen试验,以确定前臂尺桡动脉掌动脉弓完整无损及无解剖变异。皮瓣设计时以腕部桡动脉搏动点为皮瓣的旋转点,以桡骨茎突内侧桡动脉搏动点及肘窝中点连线为皮瓣轴线,根据创面大小设计皮瓣,逆行覆盖创面。该种皮瓣的优点是皮瓣厚薄适中,血供丰富;血管解剖变异少,皮瓣易于切取;皮瓣成活率较高、可以进行早期功能锻炼等。缺点是破坏了一条知名动脉,前臂大面积瘢痕影响美观等。

(2) 前臂背侧骨间动脉岛状皮瓣:皮瓣设计时以尺骨茎突上2.5 cm处为皮瓣旋转点,以尺骨茎突桡侧至肱骨外上髁为轴线,根据创面大小设计皮瓣,测量创面近侧缘至旋转点的距离为皮瓣血管蒂部的长度。游离带血管蒂的岛状皮瓣,逆转修复虎口创面。该种方法优点是血管蒂相对恒定,不牺牲主干血管,皮瓣较薄,可供面积较大。缺点是皮瓣的供区、受区均在同一肢体,影响美观[18]。

(3) 骨间前血管前臂背侧皮神经营养血管皮瓣:皮瓣设计时先以多普勒确定骨间动脉腕背支位置,以此为旋转点,以该点至尺骨鹰嘴连线为轴线,根据虎口区皮肤缺损面积设计皮瓣,将皮瓣逆行转位修复虎口部皮肤软组织缺损。该种手术方式切取简便,皮神经营养血管网的完整性得到保存,避免了蒂部因扭转、卡压而造成的血管危象。该皮瓣静脉回流方式安全、可靠,不易因静脉回流障碍而引起的皮瓣坏死,并且不牺牲前臂的主要血管。缺点是影响局部美观,并有报道供区有神经瘤形成[19]。

(4) 第一掌背皮神经营养血管皮瓣:第一掌背皮神经是桡神经浅支的一个分支,体表投影在示指近节指间关节桡侧与第1、2掌骨基底之间的连线上,该神经有一动脉伴行,故设计皮瓣以此投影为轴线,根据虎口损伤情况及缺损面积游离皮瓣,转位后修复虎口创面[20]。该种术式无需分离血管蒂,操作方便,血供安全可靠,皮瓣较薄,供区的损伤小,且部分病例可直接缝合,可恢复局部的感觉。缺点是对示指背侧造成一定的损伤,并且修复面积有限。

4. 游离皮瓣

部分患者对手外观要求较高,可考虑游离皮瓣修复虎口皮肤软组织缺损。虎口区的皮肤从外形上看有其特殊性:一半在掌侧、一半在背侧,掌侧皮肤与背侧皮肤呈逐渐过渡。足背皮肤与手背皮肤相似,足底皮肤与手掌皮肤相似,足背与足底过渡处的皮肤是修复虎口区的最佳选择。

(1) 趾蹼皮瓣游离移植术:根据皮肤缺损的大小,于𧿹趾和第2趾间设计皮瓣,皮瓣应比缺损大1.5~2mm,游离带有足背动脉、大隐静脉和腓深神经在内的趾蹼皮瓣,具体游离方法参照𧿹甲瓣的游离操作,供区皮片覆盖。在腕部切口找出桡动脉、头静脉和桡神经浅支;将趾蹼皮瓣的血管神经蒂通过皮下隧道拉至腕部切口内,将桡动脉与足背动脉吻合,头静脉与大隐静脉吻合,腓深神经皮支与桡神经浅支分支吻合。此种修复方式皮瓣质地与手部相似,术后外观及感觉恢复好,但对术者显微技术要求较高,手术风险大。

(2) 足背内侧跨供区皮瓣:足内、外侧区的皮肤也比较符合要求,但足底外侧是负重区,功能较为重要,所以足内侧区更为合适。皮瓣设计时以足底、足背的皮支血管穿出点为椭圆形皮瓣的两个圆心设计包括足背与足底内侧皮肤的跨供区皮瓣。先切开皮瓣足底缘解剖游离足底内侧动脉,再切开皮瓣足背缘解剖游离足背动脉或𧿹内侧动脉,血管解剖清楚后切开皮瓣远侧缘,形成以足背动脉(或𧿹内侧动脉)与足底内侧动脉为蒂的双动脉蒂皮瓣。然后在皮瓣的近侧解剖游离适当长度的大隐静脉及其属支作为皮瓣的回流静脉。游离出足背内侧皮神经和足底内侧神经的皮支,供区用全厚皮片或中厚皮片移植修复[21]。血管吻合参照趾蹼皮瓣游离移植术,吻合口不足时,可以采用"Y"型静脉倒置解决。术后皮瓣外观、质地、手的活动及感觉功能恢复满意。缺点是有一定的风险,创伤相对较大。

二、Ⅲ型以上桡侧缺损虎口重建

对于Ⅲ、Ⅳ、Ⅴ型桡侧缺损,损伤严重,损伤范围较大,需要进行拇指功能重建及创面修复,可以根据拇指缺损情况合理选择游离𧿹甲瓣或第二足趾修复拇指缺损,但无论采用何种修复方式,均需要使用皮瓣包绕再造指进行修复创面。这样术后瘢痕位于虎口区,虎口挛缩可导致虎口变小、甚至消失,而引起拇内收畸形,丧失拇外展、对掌功能。笔者采用皮瓣开窗将𧿹甲瓣或第二足趾引出的方法解决了这一难题。

以往在游离皮瓣上开窗是禁止的,因为开窗部位可能破坏皮瓣的血运,导致皮瓣远端供血障碍。为了保护皮瓣的主要血供不受影响,术前必须利用高分辨彩色多普勒血流成像技术(CDFI)清晰地显示皮动脉穿深筋膜进入皮下组织的情况,并用划线笔标出皮动脉的穿出点及皮内走行,术中开窗处避开肌皮穿支点及皮内动脉,避免影响皮瓣的血供。术中开窗时注意开口不要太小,以免对再造指的血管形成卡压。

采用皮瓣局部切口开窗将再造拇指引出的方法修复手桡侧缺损,瘢痕位于非功能区,避免了虎口区瘢痕挛缩,不影响关节活动,使再造拇指活动灵活,解决了皮瓣包绕再造指使瘢痕位于虎口区影响再造指功能的弊端[22]。

综上所述,虎口区皮肤缺损修复方法很多,各有其利弊。临床选择时要参考虎口区皮肤缺损的范围大小、位置及患者的全身状况、需求等,制定合理的治疗方案。

第五节 全手脱套伤的修复

一、概 述

全手脱套伤多发生于滚动机器的操作者,当机器将手卷入后,患者用力回抽手时造成手部皮肤撕脱。脱套伤是一种严重的创伤,伴有手掌腱膜、手指肌腱暴露,手指神经血管束撕脱,但深部组织如肌腱、关节等损伤一般不十分严重,若治疗方法不当则会出现皮肤坏死、创面感染、瘢痕挛缩等严重并发症。

二、组织分型及损伤特点

依据脱套皮肤的不同层面,可将其归纳为4种类型,具体内容如下所述。
A型:皮下血管网浅层脱套;
B型:皮下血管网深层脱套;
C型:皮下血管网深层脱套合并皮肤严重挫伤;
D型:皮下血管网深层脱套合并皮肤严重挫伤、骨折、肌腱损伤[23]。

不同分型损伤程度不同:①皮下血管网浅层脱套,脱套皮肤与皮下静脉网分离,损伤相对较轻,若皮肤无严重损伤,可以将脱套皮肤修薄后原位回植;②皮下血管网深层脱套,剥脱皮肤供血尚可,但回流系统损坏,需要吻合静脉以解决脱套皮肤的回流问题;③皮下血管网深层脱套合并皮肤严重挫伤,皮下静脉广泛栓塞,血管质量差,无吻合条件并且合并肌腱、骨骼外露,此类剥脱伤皮肤毁损严重无法回植,严格清创后,采用腹部带蒂或游离皮瓣一期修复;④皮下血管网深层脱套合并皮肤严重挫伤、骨折和肌腱损伤,脱套皮肤面积较大,且伴有多种组织严重损伤或缺损,皮肤剥脱严重没有可以吻合的血管,可以采用一期VSD进行创面覆盖,根据肉芽组织情况采用游离皮片或皮瓣覆盖创面。

三、处 理 原 则

脱套伤的治疗比较困难,往往需要多次手术。处理此类创伤首先要做的是彻底清创,清创的效果是手术成败的关键,一旦发生感染,则难以控制。笔者在清创前对创面做细菌培养,以评估创面的污染程度及细菌类别,之后用Ⅲ型安尔碘浸泡创面,然后常规清创。

脱套伤在前臂、腕部和手背多在深筋膜浅层撕脱,手掌部多从掌腱膜的浅层撕脱,而手指部的皮肤则在屈肌腱腱鞘和伸指肌腱的浅层撕脱。由于坚韧的掌腱膜保护,位于掌腱膜深层的神经血管不易受到损伤,而手指部的血管神经血管束,多随皮肤一起撕脱,所以手指部虽有少量的皮下组织、腱周组织存在,植皮多数不成活,多数情况术中要切除第2~5指末节,但要尽可能保留掌指关节面,以备后期再造。

四、修复方法

(一) 皮肤回植法

为了充分利用撕脱的皮肤,可将其变为中厚、全厚或含真皮下血管网皮片覆盖创面,根据皮片存活情况制定下一步治疗方案。运用较多地是真皮下血管网皮片,因为皮瓣较薄降低了组织代谢负荷,并且真皮下血管网暴露,可以早期与受区建立交通,利于皮瓣成活[24]。这种方法仅适用于皮下血管网浅层脱套伤的治疗。

1. 手术方法

麻醉成功后,创面严格清创,将撕脱的皮肤全部切下,反贴在鼓式取皮机上将皮下脂肪去除,使之成为真皮下血管网皮片,调节皮片张力,间断缝合,并在皮片上切孔,可以根据情况 VSD 覆盖,术后负压引流。

2. 术后处理

术后常规抗炎、抗凝治疗,VSD 覆盖创面后,无法直接观察皮片的情况,可观察皮片周围颜色、温度、肿胀程度及渗出或负压引出物性状等。

3. 注意事项

(1) 尽量保证切取皮片的完整性,对于擦伤、挫伤较轻的部分可以保留,对于挫伤严重的皮肤应予切除,切除的部分可于腹部切取中厚皮片补充。

(2) 将皮片覆盖创面,要使皮片移植后有适当的张力,间断缝合并戳小孔,其目的是充分引流,利于皮片成活。

(3) 使用 VSD 覆盖创面,应注意定期冲洗以防引流管道堵塞,造成引流装置失效。

(二) 袋状皮瓣

对于皮下血管网深层脱套或更严重的损伤,直接移植皮片难以成活,皮肤一旦坏死,将会造成严重的感染甚至导致截肢。为了提高皮片的成活率,可将患手埋于腹壁皮下,以使患手表面附有血液供应的纤维组织,再行游离植皮则较为安全。手指处行游离植皮比较困难,如果并指后用单一皮片覆盖,后期再行分指术,治疗周期长,关节活动度不理想。应对这一难题,可以采取皮片开洞一期做出指蹼,再行单独植皮修复手指皮肤缺损。

1. 手术方法

麻醉成功后,创面彻底清创,根据创面情况设计袋状皮瓣,袋口在其旁上方,切开袋口的皮肤,于深筋膜的浅层游离两个隧道,一个供拇指插入,一个其他4指插入,然后间断缝合腕部周围皮肤,4~6周后"T"形切开皮肤,分离皮瓣,使手与腹部分离。用一块大小适合的皮片,按照手指数目及手指周径大小在皮片上做出一排孔洞,将该皮片套至拇指和第2~5指根部形成指蹼(图8-36),并同时覆盖手掌及手背的创面,缝合口最好位于手指的侧方以防术后瘢痕挛缩影响手部功能,其余部分采用皮片覆盖。伤口放置引流条,最后妥善包扎。

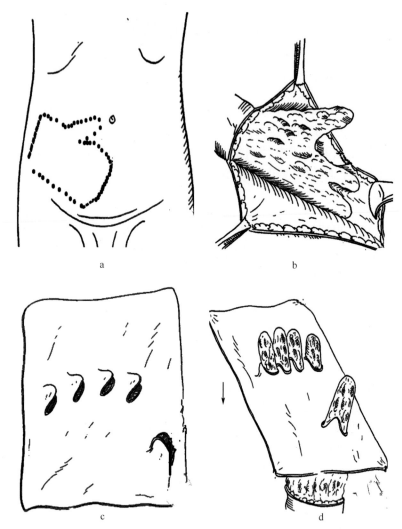

图 8-36 袋状皮瓣手术示意图(摘自《韦加宁手外科手术图谱》)
a. 袋状皮瓣覆盖,拇指与其余手指分开;b. 术后 3~6 周将患手取出;c. 皮片开窗;d. 皮片覆盖创面

2. 术后处理

初次腹部包埋术后,常规抗炎、抗凝治疗,应密切观察腹部包埋处周围皮肤颜色、温度、肿胀程度及渗出情况。患手取出植皮术后,应积极观察皮瓣的颜色、渗出等情况,积极换药。

3. 注意事项

(1) 清创必须彻底,对没有软组织覆盖的碎骨片应彻底清除;创面也应充分止血,如果清创和止血不彻底,发生感染将非常棘手。

(2) 患手包埋于腹部皮下时,应注意将伤指分开,术者可根据患手的位置和方向,用大血管钳分别做皮下隧道,以利于后期将手从腹壁取出行分指植皮术。

(3) 患手包埋于皮下后要用绷带进行固定以防患者无意识将患手抽出。

（三）多组游离皮瓣移植修复创面

对于皮下血管网深层损伤，采用回植法或袋状皮瓣修复，皮瓣成活率不高；即使皮瓣成活，也存在严重感觉障碍、血液循环不良的问题。随着显微外科技术的发展，吻合血管神经的组合组织移植取得了较好的临床疗效。

1. 组合皮瓣并指修复缺损

根据拇指损伤情况，采用游离踇甲瓣修复拇指皮肤缺损或采用游离第二足趾再造拇指，采用携带股前外侧皮神经的股前外侧皮瓣或前臂桡动脉皮瓣修复手掌及手指掌侧，胸脐皮瓣或对侧股前外侧皮瓣修复手背及手指背侧，2～5指呈并指状皮瓣覆盖，择期分次行示、中、环、小指分指术。

（1）手术方法：麻醉成功后，给予创面彻底清创，游离并标记出桡动脉、头静脉和桡神经，游离同侧踇甲瓣或第二足趾，采用股前外侧皮瓣作为组合母体修复掌侧，串联或并联胸脐皮瓣或对侧股前外侧皮瓣修复背侧，作为组合母体的股前外侧皮神经与桡神经吻合，旋股外侧动静脉降支与桡动脉、头静脉吻合，旋股外侧动、静脉分支与其余皮瓣血管蒂吻合。皮瓣成活后，分次行分指术（图8-37）。

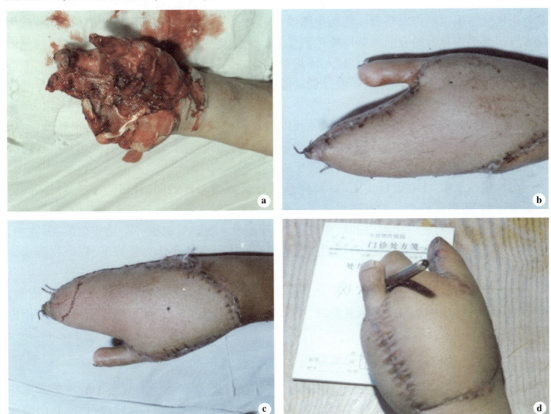

图8-37　组合皮瓣并指修复手部损伤

a. 右手严重脱套伤；b、c. 左第二足趾再造拇指，右股前外侧皮瓣修复手掌，左胸脐皮瓣修复手背皮肤缺损，其示中环指呈并指状修复；d. 分指术后功能图

(2) 术后处理：术后皮瓣下及供区创面内放置引流条24~48h；患肢制动，患者平卧7~10天；术后常规抗炎、抗凝、抗痉挛治疗，局部持续护架烤灯照射，室内禁烟；密切观察皮瓣颜色、张力、质地、温度、肿胀程度、毛细血管反应。

(3) 注意事项：在解剖游离时注意第1跖背动脉系统的变异。①当足背动脉存在而第1跖背动脉缺如，可采用足背动脉-弓形动脉-第2跖背动脉系统或足背动脉-足底深支-第1跖底动脉系统；②当第1跖背动脉口径太细，可采用第2跖背动脉或足背动脉→足底深支→第1跖底动脉供血系统；③若足背动脉缺如，第1跖背动脉起于足底弓，可将第1跖背动脉高位切断。

(4) 优、缺点：这是一种比较传统的修复方式，早期吻合血管的游离皮瓣血运较丰富，抗感染能力强，皮瓣成活率高，并且使患手具备了拿、捏功能，但这种手术方式治疗周期过长，2~5指关节僵硬，功能恢复差，虎口区易形成瘢痕导致虎口狭窄，对手部功能影响大。

2. 组合皮瓣分叶修复缺损

术后出现关节僵硬，功能恢复差，主要原因就是治疗周期长，为了缩短治疗周期，可采用分叶皮瓣组合修复缺损达到一期分指的目的，即根据创面情况设计两块皮瓣的大小及形状，将两块分叶状的皮瓣耦合修复创面。

(1) 手术方法：麻醉成功后，视伤情选择保留手部功能单位，通常将中指、小指连同第五掌骨头切除。根据拇指损伤程度选用甲瓣或皮瓣修复拇指，依据创面设计皮瓣的大小，选用携带股前外侧皮神经的股前外侧皮瓣远侧呈分叶状修复手掌及示、环指掌侧，胸脐或对侧股前外侧皮瓣远侧分叶状修复手背及示、环指背侧。一侧旋股外侧动静脉降支与桡动脉、头静脉吻合，另一皮瓣的供血动脉与旋股外侧动静脉降支分支吻合，股前外侧皮神经与桡神经浅支吻合（图8-38）。

(2) 术后处理：术后皮瓣下及供区创面内放置引流条24~48h；患肢制动，平卧位；术后常规抗炎、抗凝、抗痉挛治疗，局部持续护架烤灯照射，保持室温，室内禁烟；密切观察皮瓣颜色、张力、质地、温度、肿胀程度、毛细血管反应。

(3) 注意事项：①在设计皮瓣时，要注意区分掌侧面与背侧面，并适当多出1~2cm，待皮瓣成活后，可根据患者的需求适当修薄皮瓣。②手部活动部分可分成3个单位，拇指一个功能单位，示指本身是一个独立的功能单位，中环指及4、5掌骨组成一个功能单位，去除中、小指并不减少手部的功能单位，对功能影响较小[25]，所以为了降低再造难度，提高皮瓣成活率，可以适当放弃中小指再造。

(4) 优、缺点：这种治疗方法一期修复创面，无需二次手术分指，大大缩短了治疗周期，拇指、手掌及示、环指掌侧感觉恢复良好，手部功能基本恢复。但其虎口略显窄小，使拇指内收、外展、对掌功能受限。

3. 双"凸"状皮瓣组合移植修复缺损

拇指功能占手部功能50%以上，所以拇指外展、内收、对掌功能的修复十分重要。拇指的修复还应该采用踇甲瓣包绕或游离第2足趾的方式进行修复，为了重建虎口功能，应采取皮瓣开窗将踇甲瓣或第2足趾引出。中、小指可自掌骨中部去除，以两个"凸"状皮瓣修复示指、桡侧背侧及环指、尺掌背侧皮肤缺损，两"凸"状皮瓣的中部缝合以免瘢痕挛缩影响功能。

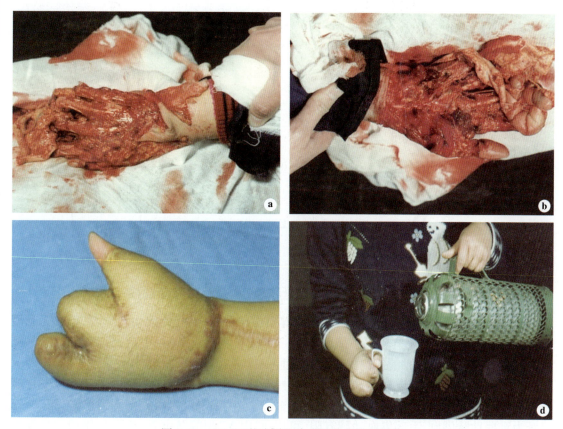

图 8-38 双"凸"状皮瓣组合移植修复手部损伤
a、b. 手部脱套伤掌侧观与背侧观;c、d. 采用组合分叶皮瓣修复创面及术后功能情况

(1) 手术方法:以游离𧿹甲瓣及双侧股前外侧皮瓣修复创面为例介绍,将中、小指自掌骨中部去除,2、4 掌骨间横韧带缝合,以钢针自指尖处穿入做纵行固定,游离并标记桡动脉、头静脉、桡神经浅支、尺神经分支。根据创面大小,在股前外侧皮瓣上,分别设计"凸"状皮瓣并游离,自桡侧"凸"状皮瓣的中部做一 2.5cm 的孔(图 8-39),将𧿹甲瓣引出,并覆盖桡掌侧、桡背侧皮肤缺损及示指,另一"凸"状皮瓣覆盖尺掌侧、尺背侧及环指,两"凸"状皮瓣的中部缝合(图 8-40)。将右旋股外侧动静脉降支分别与桡动脉及头静脉吻合,右股前外侧皮神经与桡神经浅支吻合,左旋股外侧动静脉降支与右旋股外侧动静脉降支粗大分支吻合,左股前外侧皮神经与尺神经分支吻合,足背动脉与右旋股外侧动脉终末支吻合,大隐静脉与前臂浅静脉吻合,趾-指固有神经吻合。

(2) 术后处理:术后皮瓣下及供区创面内放置引流条 24~48h;患肢制动,平卧位;术后常规抗炎、抗凝、抗痉挛治疗,局部持续护架烤灯照射,保持室温,室内禁烟;密切观察皮瓣颜色、张力、质地、温度、肿胀程度、毛细血管反应。

(3) 注意事项:术前要用彩色多普勒血流成像技术辨别并标记出血管走行及穿支点,开窗时要避开穿支血管。

(4) 优、缺点:本方法急症一期再造了功能良好的拇指及有感觉的手掌、背,术后 3 周即可行手部功能锻炼[26],但手术操作难度大,示指、环指功能恢复不理想。

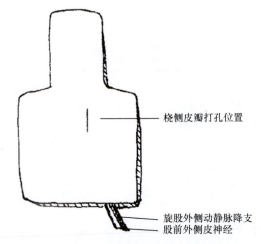
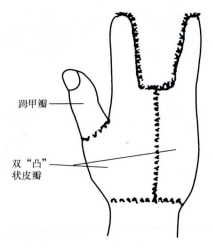

图 8-39 皮瓣形状示意图 图 8-40 双"凸"状皮瓣手术示意图

4. 踇甲瓣联合足趾移植修复拇指+足趾移植+皮瓣移植修复缺损

对于严重的脱套伤伴有 2~5 指骨折、肌腱损伤严重挫伤、指体挫伤严重者,可将无利用价值的 2~5 指截除,应用同侧踇甲瓣、第二、三足趾修复拇指及示、中指,对侧第二、三足趾移植修复环、小指,游离股前外侧皮瓣修复创面。

(1)手术方法:麻醉成功后,根据创面选择合适的皮瓣,游离同侧踇甲瓣、第二、三足趾修复拇指及示、中指,对侧第二、三足趾移植修复环、小指(图8-41)。同侧踇甲瓣、第二、三足趾为趾底动脉供血,手部供血动脉有限,可以采用"Y"型静脉倒置,近端与桡动脉鼻烟窝支吻合,远端两支分别与双足趾底动脉吻合,一侧足背静脉与头静脉吻合,另一侧足背静脉与该足背静脉分支吻合,双侧趾神经与指固有神经吻合。采用股前外侧皮瓣局部打孔修复手掌及虎口,胸脐皮瓣修复手背,手部外形及功能恢复较好。

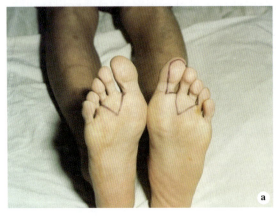
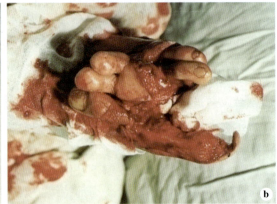

图 8-41 游离多个足趾组合移植
a. 左足游离踇甲瓣联合第 2、3 足趾移植,右足游离第 2、3 足趾;b. 游离后的踇甲瓣联合足趾及足趾

(2)术后处理:术后皮瓣下及供区创面内放置引流条 48~72h;患肢制动,患者绝对卧床休息 7~10d;术后常规抗炎、抗凝、抗痉挛治疗,并给予止痛药物;局部持续护架烤灯照射,室

内禁烟；密切观察皮瓣颜色、张力、质地、温度、肿胀程度、毛细血管反应，术后前3天每1h观察并记录1次，3天后可根据组织条件适当降低观测频率。

(3) 注意事项：血管吻合质量是移植组织能否成活的关键，术中对血管要严格清创，血管长度不足者，可采用血管移植；术后24h内出现血管危象，针对诱因处理无效后，应积极进行手术探查。

(4) 优、缺点：这种修复方式一期重建五指，治疗周期短，术后功能恢复效果好，但手术风险高，手术损伤大，对供足功能有影响。

五、小　　结

手的结构复杂，功能灵活，感觉灵敏，外观要求高，所以要求移植组织必须具有良好的血液循环，手掌及手指掌侧皮肤必须具备良好的感觉功能，移植组织外观与正常手组织外观相近且有耐磨的特点。可用于手的移植组织供区较多，其皮瓣供区有𧿹甲皮瓣、胸脐皮瓣、肩胛皮瓣、侧胸皮瓣、前臂皮瓣、足背皮瓣、股前外侧皮瓣等，修复拇指皮肤首选𧿹甲皮瓣，前臂及足背皮瓣质地较薄，血管变异小，且有知名感觉神经重建受区感觉功能，适合手部皮肤移植；前臂皮瓣切取后供区须植皮，损伤大，瘢痕裸露影响美观，患者有时难以接受；足背皮瓣可取范围较小，且供区亦须植皮，植皮后并发症较多，故较少采用；躯干部肩胛、侧胸、胸脐皮瓣，具有可取范围较大，部位隐蔽不影响美观，对供区功能影响小等特点，但皮瓣质地较厚，特别是肥胖患者无法采用，且无知名感觉神经以重建受区感觉功能。除其质地相对较薄者可用于覆盖手背创面外，故很少采用。股前外侧皮瓣较足背皮瓣、前臂皮瓣稍厚，但较躯干部皮瓣薄，且血管解剖恒定，有较粗大肌支及终末支以供组合吻合，还可携带股前外侧皮神经重建受区感觉功能，供区切取范围较大，一般情况下不需植皮即可直接缝合，对外观及功能影响较小，故适合在手部应用。

笔者认为对2~5指指骨及肌腱挫伤严重、无利用价值者，应将2~5指切除，但尽量保留掌指关节以利于移植第二足趾或第二、三足趾再造示、中指，用双足供趾一期再造示、中、环、小指。因损伤较大，对供足功能有影响，故应慎用；对拇指指骨及肌腱完整者首选𧿹甲瓣包绕拇指修复，切取𧿹甲瓣要尽量使𧿹甲瓣长度够长，以免再造拇指短小，虎口变浅，影响手部功能恢复；对拇指指骨及肌腱损伤严重、无利用价值者可移植第二足趾进行修复；对合并第一掌骨及大鱼际肌毁损者可采用携带第二趾骨及𧿹短伸肌、趾短伸肌的第二足趾移植或组合吻合𧿹短展肌移植进行修复，一期重建掌骨及大鱼际肌[27]。

第六节　全手毁损伤的修复与重建

一、概　　述

当前现代工业和交通运输的迅速发展，毁损性手外伤的发生率有增高趋势，截肢率和致残率高，其修复与重建一直是临床的难题。重度的碾轧、撕裂损伤及压砸性损伤称之为毁损伤，此种损伤手的外形常不完整，手部结构严重破坏，骨骼粉碎甚至缺如，肌腱、血管、神经撕裂，皮肤挫灭。手毁损伤几乎无再植可能，手术以最大限度保留手部残余指的功能，或重建部分手功能。毁损性手外伤的手术目的在于充分利用残存的、尚完整的离断手指远端或复合组织块;在近端无条件实施原位再植,合并近端手部其他部位皮肤或复合组织缺损的情况下,可行短缩再植,或游离组合组织移植修复(游离足趾移植+复合组织瓣移植),重建手的外形及功能手指。王树锋等[28]应用组合组织移植修复,但手术方案复杂,血管吻合口多,容易出现血供不良、供区多、创伤大等不足[29]。临床常也有采用游离第二足趾联合足背皮瓣移植修复者,手术方案大多复杂,术后能恢复手的部分功能,但对于供区都有较大创伤。

全手缺损系手指(包括拇指)及手掌全部缺损,对这类患者,手的功能重建既重要又困难,目前重建方法主要有两类。

第一类是装配假手:假手又有两种,一种是机械性假手,利用上肢的肱二头肌或胸部胸大肌的收缩与放松,通过弹簧滑轮等机械性装置,转变为机械手指与拇指的持握动作。另一种是电子假手,是借助于肢体近端肌肉或神经在收缩或兴奋时所产生的生物电流来控制一系列电子仪器,产生假手的握持动作。由于假手功能绝非如人手那样灵活自如,又无感觉,加上繁杂的一套装置,增加了使用不便,故目前假手仍以装饰为主要用途。作为功能性假手尚待改进。

第二类是手术修复与重建:前臂分叉术虽然外形不够美观,但由于手术方法简单、功能效果较好,仍然是目前重建全手缺损功能较常用的方法。足趾移植再造手的部分功能,无论在外形与功能上都有提高,但手术难度高,对足的破坏也大,应谨慎采用。现将这两种手术指征与要点分述如下。

1. 前臂分叉手术(Krukenberg 手术)

适用于单侧或双侧全手缺损病例。由于双手缺损,术后患者需要勤于锻炼,使手术效果充分发挥。对单手缺损病例,术后必须进行严格的指导与督促功能恢复,效果也较理想。

手术要点为:①前臂残留长度不得短于 9cm,也不宜长于 15cm,一般以 12cm 为佳;②前臂皮肤应做掌背侧两个底在肘部的倒"L"形切口,"L"切口的底边与肘关节相距 5cm,两个皮瓣各包裹 1 根尺、桡骨;③前臂伸屈肌群除保留肱桡肌、尺侧腕屈肌、旋前圆肌、旋后肌外,其余全部切除,以利于尺、桡骨被皮肤包裹,及尺、桡侧皮瓣的血供;④剪开骨间膜,使尺、桡骨残端之间的距离可开大到 5cm 以上;⑤皮肤包裹尺、桡骨时应尽量使皮肤切缘在两骨的相对面,以免日后持夹物体时,瘢痕受压产生不适感;⑥两骨残端皮肤应既不太紧,以免影响皮肤血运,又不太松,以免日后夹物时滑动不稳。

2. 踇甲瓣及足趾移植重建手功能

对单手或双手缺损病例,不愿接受前臂分叉术,前臂及足部血管条件又较好的年轻患者可考虑采用本法。

手术要点如下所述。

(1)再造方式有:①两足移植第二足趾于尺、桡骨上各造一指;②一足移植踇甲瓣,另一第二足趾移植于尺、桡骨上各造一指;③一足移植踇甲瓣与第二、三趾联合移植于尺桡骨上再造一个拇指与两个手指;④一足移植踇甲瓣与第二、三足趾联合移植于桡侧腕骨或掌骨,另一足移植第二、三足趾共造 5 个手指;

(2)移植趾应带跖骨,以保留跖趾关节。跖骨与桡尺骨残端固定时应注意 30°成角,并注意两个趾的对指位(一般需旋转 90°);

(3) 当踇甲瓣与第二足趾联合移植时,第一趾蹼间皮肤、皮下组织应全部分离,二趾间只残留血管蒂相连,便于在联合移植时二趾进行对指位旋转固定;

(4) 单蒂移植足趾时血管缝接,通常采用桡动脉与头静脉,双蒂移植足趾时血管缝接通常采用桡动脉、尺动脉与头静脉、贵要静脉,也可与足背动脉之足底深支进行串联缝合;

(5) 肌腱缝接时,应尽量选用前臂拇屈伸肌腱及示指屈伸肌腱为动力腱,有利于日后对指活动;

(6) 神经缝接应尽量选用正中神经,因在前臂下段,正中神经大多为感觉束,可以接纳4~6股神经,术后可较好地恢复感觉。

二、手术设计

根据手的毁损程度及残存组织血运条件制定手术方案:①手掌及腕部毁损,有残留手指可利用的患者,首先考虑短缩再植。根据皮肤软组织毁损情况,首先给予彻底清创,利用残存的手指,呈"蟹钳样"分开固定于腕骨或者尺桡骨远端,游离皮瓣覆盖创面,修复软组织缺损,皮瓣血管束远端与远端手指动脉吻合,重建血运[30]。②手掌及手腕部部分毁损,有残留手指可利用的患者,彻底清创后根据残留软组织情况,首先建立骨性支架,对于手掌毁损可游离块状髂骨移植。按照功能优先的原则,依次保留2~3个功能手指,根据残留创面及组织缺损情况,游离皮瓣覆盖创面。③全手毁损,远端缺如,或者无完整残存手指及组织块。根据情况,彻底清创后,急诊或亚急症期行游离足趾移植+皮瓣移植重建,恢复患手功能手指数,同时关闭手部创面。

三、手术方法

根据设计方案选择合适的麻醉方式,麻醉成功后,常规刷洗患肢,消毒、铺巾。上臂上气性止血带,患肢外展,患手置于手术台上,给予常规清创后,再次给予显微清创,最大程度保留可利用组织,标记血管、神经。残存的断指远端或离体组织块,显微清创后根据患手组织缺损的情况,作成游离组织块再植。

1. 手指移位再植手再造术[31]

对于有残存手指的全手毁损伤,根据残存指的再植条件,选择2~3个再植条件好的手指,分别固定于腕骨或者尺桡骨远端,再植的手指应调整好两指间的距离,分离角在20°~30°,指体略向掌侧倾斜,使指体掌侧旋转15°,以形成良好的对指位。根据手指功能,依次考虑保存拇指、示指、中指功能的为原则。吻合动脉方式:①桡动脉与拇主要动脉或第一指总动脉吻合;②尺动脉与第2、3指总动脉吻合。如吻合组织较多,可采用"Y"型静脉移植。尽可能多的吻合静脉,保证静脉回流通畅。

2. 游离皮瓣移植桥接再植手再造术

对于手腕掌部分毁损的患者,依次考虑保存拇指、示指、中指功能的原则进行再植。彻底清创,根据手掌的掌骨缺损情况,给予行髂骨移植或带血管的髂骨瓣移植。游离皮瓣覆盖创面,供区可选游离股前外侧皮瓣、上臂外侧皮瓣、足背皮瓣移植方式,同时皮瓣血管束远端与远端离断手指血管桥接,重建手指动脉血运。临床上大多采用股前外侧皮瓣,旋股外侧动脉降支的远端可作为桥接指总动脉的供血血管。

3. 组合组织移植再造术

在全手毁损的患者，无足够的可利用残指，采用游离足趾移植、游离组织块移植的方法，按照拇指、示指、中指功能的原则，依次手指处于对掌位，常规吻接相应血管和肌腱。临床上有同时游离 5 块组织同时移植重建患手，可部分恢复患手功能。

根据设计方案，游离组织至受区创面，显微镜下高精度吻合各动静脉。再植成功后，缝合各伤口，放置引流管，观察 15min，如无血管危象发生，包扎、固定患手于功能位。

四、术后处理

留置引流管，充分引流。术后常规抗炎、抗凝、抗痉挛治疗，密切观察皮瓣颜色、张力、质地、温度、肿胀程度、毛细血管反应。

五、手术注意事项

①全手毁损伤情复杂多样，局部组织条件极差，手术操作难度大，要充分利用残余的手指及手部复合组织块，努力再植，以最大限度保证残存组织的功能。②毁损手的重建与修复，应遵循手外科功能优先的原则，拇指最重要。根据虎口的大小和手指对掌位置的情况，笔者可以采取去除示指，或者示指拇化，保留中指的选择，有利于术后手功能的康复[32,33]。③在本手术方式中，血管管径差别过大是一个突出矛盾。血管缺损可做血管移植，或游离静脉或"Y"型静脉移植，血管口径差别悬殊时，可选用鱼嘴式、切角式、端侧式、套叠式等方法处理。

六、典型病例

1. 典型病例 1

患者姜某，女，24 岁，机器挤伤左手，左手自腕上 10cm 皮肤缺损，左手拇指自末节缺如，2~5 掌骨及手指缺失，大鱼际肌肉尚完整（图 8-42）。

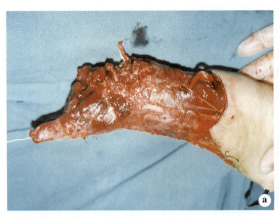
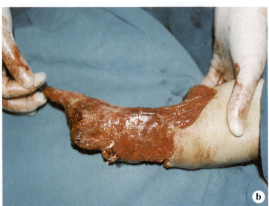

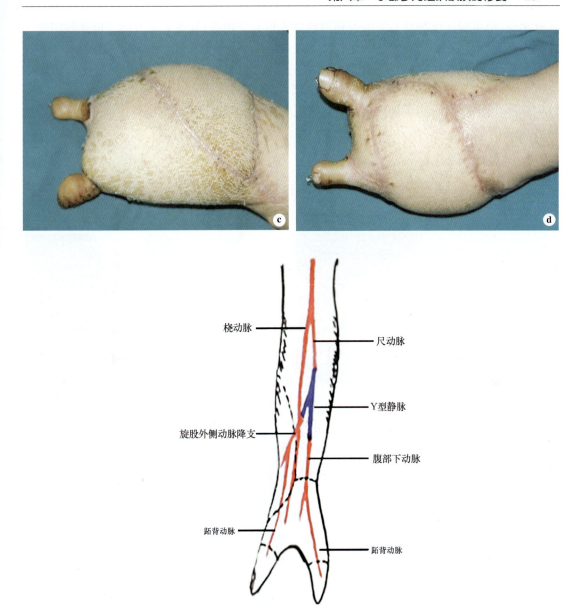

图 8-42 典型病例 1

图 a、b 为左手自腕上 10cm 皮肤缺损,左手拇指自末节缺如,2、3、4、5 掌骨及手指缺失,大鱼际肌肉尚完整;图 c、d 为移植组织全部成活,伤口一期愈合;e. 手术设计图

手术方式:拟游离四组不同组织同时移植。游离左手蹞甲瓣再造拇指,游离右足第二足趾再造中指,游离 23cm×12cm 的股前外侧皮瓣修复掌侧皮肤缺损,游离 18cm×11cm 的胸脐皮瓣修复手背皮肤缺损(图 8-42)。

受区血管吻合方法:游离"Y"型静脉近端与尺动脉吻合,远端部分与旋股外侧动脉降支及腹壁下动脉吻合,供应蹞甲瓣的跖背动脉与旋股外侧动脉终末支吻合,供应第二足趾的跖背动脉与腹壁下动脉远端吻合,旋股外侧静脉降支与头静脉吻合,腹壁下动脉与尺动脉伴行静脉吻合,踇甲瓣回流静脉与旋股外侧静脉降支粗大支吻合,其终末支与第二足趾的跖背动静脉吻合。

术后给予常规抗凝、抗炎、抗痉挛药物治疗。

组织成活及伤口愈合情况:移植组织全部成活,伤口一期愈合(图8-42c、d)。

肢体功能恢复情况:手部恢复拿、捏功能,皮瓣感觉恢复,两点辨别觉皮瓣达8mm,再造指达4mm。

2. 典型病例2

患者邹某,女,44岁,冲床冲伤致右前臂自腕上4cm以远缺如,残端软组织挫伤严重,桡动脉抽脱、栓塞,正中神经抽脱(图8-43)。

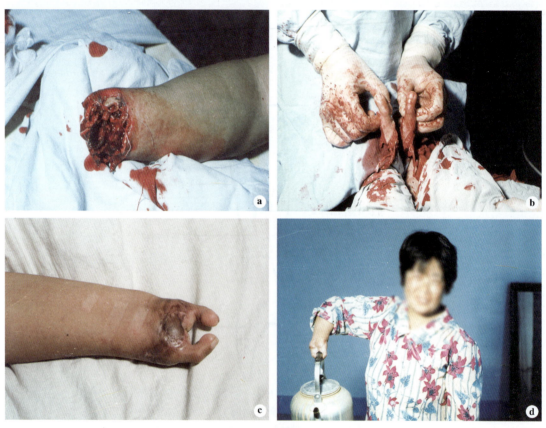

图8-43 典型病例2
a. 右前臂腕上4cm离断;b. 游离双足第二足趾;c. 术后外观;d. 术后功能

手术方式:游离双足第二足趾组合移植再造钳状手。

受区血管吻合方法:一侧足背动脉及大隐静脉分别与桡动脉及头静脉吻合;另一侧跖背动脉与足背动脉足底穿支吻合,跖背静脉与大隐静脉分支吻合。

组织成活及伤口愈合情况:移植组织全部成活,伤口一期愈合。

肢体功能恢复情况:手部恢复拿、捏功能,再造指两点辨别觉4mm。

七、小　结

全手毁损伤临床治疗难度大,手术方式多样,但手的功能恢复不甚理想,基本无法保持原来的手部形状,术后患者常有创伤性的神经功能障碍,应重视心理疏导,重视再植成活手指的功能锻炼,根据术式设计的要求,早期合理的功能锻炼,有利于患手功能的最大恢复。

参 考 文 献

[1] 方光荣.再植与再造的现状及展望.中华显微外科杂志,2011,34(2):92-94
[2] 田万成,卢全中,王成琪,等.指尖断指再植.中华显微外科杂志,1991,14(11):23,24
[3] 章伟文,陈宏,王晓峰,等.530例末节断指再植的临床研究.中华手外科杂志,1999,15(2):101
[4] 姚保兵,胡亮,尹成国,等.指动脉静脉化在手指末节离断再植的疗效分析.中国临床解剖学杂志.2012,30(6):705-707
[5] 丁自海,王增涛.手外科解剖学图谱.济南:山东科技出版社,2007:163
[6] 谢松林,唐举玉,陶克奇.指固有动脉背侧支为蒂的逆行掌指背筋膜皮瓣的应用解剖.中国临床解剖学杂志,2010,28(1):98
[7] 王成琪.王成琪显微外科学.济南:山东科学技术出版社,2009:149-151
[8] 姚建民,李松春,宋建良,等.第二指蹼分叶岛状皮瓣包裹修复再造拇指.中华显微外科杂志,1995,18(2):105,106
[9] 潘昭勋,王谦军,刘相成,等.趾腓侧皮瓣修饰第二足趾移植再造拇指.中华手外科杂志,2002,18(1):23-25
[10] 唐举玉,李康华,谢松林,等.游离足趾移植急诊拇手指再造106例.实用手外科杂志,2005,19(4):201-203
[11] 芮永军,许亚军,张全荣,等.复杂性拇手指缺损的分型和治疗.中华手外科杂志,2014,30(1):31-33
[12] 廖坚文,张振伟,庄加川,等.手桡侧毁损伤分型初步探讨.中华手外科杂志,2010,26(4):216-218
[13] 丛海波.组合组织移植一期修复手部组织缺损及重建大小鱼际肌功能.中华显微外科杂志,2001,24(2):101-103
[14] 丛海波,隋海明,李金晟,等.毁损性手外伤的早期修复与功能重建.中国修复重建外科杂志,2000,14(4):193-196
[15] 路来金,宫旭,余新,等.虎口挛缩的皮瓣修复.中华显微外科杂志2010,33(2):110,111
[16] 陈汉东,柴益民,王和驹,等.虎口部皮肤软组织缺损的显微外科修复.中华显微外科杂志,2005,28(4):358,359
[17] 韦加宁.韦加宁手外科手术图谱.北京:人民卫生出版社,2005:102-112
[18] 王达利,王玉明,程代薇,等.前臂背侧骨间动脉岛状皮瓣的临床应用.中华显微外科杂志,2000,23(3):224
[19] 柴益民,林崇正,陈彦堃,等.骨间前血管前臂背侧皮神经营养血管皮瓣的临床应用.中华显微外科杂志,2002,25(4):247,248
[20] 卡索,刘成,关志明,等.第一掌背神经伴行血管及筋膜蒂皮瓣结合指固有神经血管蒂修复拇指脱套伤.伤残医学杂志,2000,8(1):5-7
[21] 王增涛,蔡锦方,曹学成,等.足内侧跨供区皮瓣游离移植修复虎口创面.中华显微外科杂志,2002,25(2):104,105
[22] 丛海波,隋海明,李金晟,等.毁损性手外伤的早期修复与功能重建.中国修复重建外科杂志.2000,14:193-196
[23] 冯伟,邢丹谋,任东,等.不同层面手部脱套伤的治疗方式及疗效探讨.武汉大学学报:医学版,2012,33(1):107-109
[24] 吴红军,王晨霖,李金晟,等.阶梯状修剪原位回植治疗手掌皮肤逆行撕脱伤.实用手外科杂志,2006,20(3):153
[25] 于仲嘉.四肢显微血管外科学.上海:上海科学技术出版社,1995:55
[26] 隋海明,丛海波,李金晟,等.甲瓣加双"凸"状皮瓣组合移植修复全手皮肤脱套伤.中国矫形外科杂志,2001,8(2):140,141
[27] 丛海波,隋海明,李金晟,等.全手皮肤脱套伤早期显微外科修复方法的选择,2000,23(1):32-34
[28] 王树锋,张高孟,路培法,等.五个组织瓣组合移植修复全手脱套伤伴五指缺损.中华手外科杂志,1999,15(4):225-227
[29] 芮永军,许亚军,张全荣,等.五块游离组织组合移植修复手脱套伤.中华显微外科杂志,2007,30(4):258-260

[30] 范启申. 皮瓣移植在手外科应用的经验总结. 中华手外科杂志,2000,16(2):114-116
[31] 顾玉东. 手外科学. 上海:上海科学技术出版社,2002:220,221
[32] 胡玉祥,张烽火,郭随林,等. 部分(足母)甲瓣游离移植修复拇手指末节半侧缺损10例. 中华显微外科杂志,2011,34(1):80-81
[33] 刘会仁,曹磊,王立新,等. 组织移植修复肢体严重损伤发生血管危象的原因分析. 中华显微外科杂志,2010,33(2):161,162

第九章　前臂多元组织缺损的修复

第一节　概　　述

一、皮肤与筋膜

前臂皮肤薄,移动度较大。其掌侧浅筋膜中尺侧有贵要静脉及其属支,以及前臂内侧皮神经;桡侧有头静脉及其属支,以及前臂外侧皮神经;正中神经和尺神经的掌支均于屈肌支持带近侧浅出深筋膜[1]。

前臂深筋膜薄而韧,近肘部有肱二头肌腱膜加强;远侧部在腕前部加厚,形成厚而坚韧的扁带,称为屈肌支持带。前臂前区的深筋膜向深部发出肌间隔,介于屈、伸肌之间,分别连于尺、桡骨。从桡骨斜向至尺骨的腱性纤维组织,称为骨间膜,中间1/3为腱性部分,两端的膜性部分构成,既有分隔前后群肌肉的作用,也参与了维持前臂的稳定性[2](图9-1)。

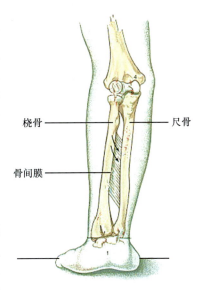

图 9-1　骨间膜示意图

二、肌　　肉

前臂肌前群共有9块[3],分为3层。浅层:从桡侧到尺侧依次为肱桡肌、旋前圆肌、桡侧腕屈肌、掌长肌及尺侧腕屈肌;中层只有指浅屈肌;深层:桡侧为拇长屈肌,尺侧为指深屈肌,两肌远侧深面为旋前方肌;在尺骨远端至桡骨远端,还有一旋前方肌,其主要作用是使前臂旋前。旋前圆肌:两头分别起自肱骨内上髁与尺骨冠突,两者之间有正中神经穿过,尺头的深面有尺动脉穿过。肌纤维斜向下外,止于桡骨中1/3的外面及后面,此处近端有旋后肌附着,远端有旋前方肌附着。当桡骨骨折时,骨折线在旋前圆肌止点以上或以下,其错位结果不同。掌长肌:肌腹很短,肌腱细长,可屈腕并紧张掌腱膜。临床上可取其腱作肌腱移植用(表9-1)。

前臂后群肌共有10块,可分为浅、深二层,各5块。按其作用归类,其中有前臂旋后的肌肉(1块);伸展拇指的(3块);伸指的(3块);伸腕的(3块)。它们均受桡神经支配(表9-2)。

表 9-1　前臂前群肌的名称、起止、作用及神经支配

层次	名称	起点	止点	作用	神经支配
浅层	肱桡肌	肱骨外上髁上方	桡骨茎突	屈肘并使前臂旋前	桡神经
	旋前圆肌	肱骨内上髁	桡骨中部前外侧面	屈肘并使前臂旋前	正中神经
	桡侧腕屈肌		第二掌骨底前面	屈肘、屈腕、手外展	
	掌长肌		掌腱膜	屈腕、紧张掌腱膜	
	尺侧腕屈肌		豌豆骨	屈腕、使手内收	尺神经
中层	指浅屈肌	肱骨内上髁	第2~5指中节指骨体的两侧	屈近侧指关节、屈掌指关节、屈腕	正中神经(指深屈肌内侧半受尺神经支配)
深层	拇长屈肌	桡骨中1/3、骨间膜前面	拇指末节指骨底	屈拇指	
	指深屈肌	尺骨前面及骨间膜	第2~5指末节指骨底	屈远侧指关节、屈掌指关节、屈腕	
	旋前方肌	尺骨下1/4前面	桡骨下1/4前面	前臂旋前	

表 9-2　前臂后群肌肉

层次	肌群	名称	起点	止点	作用	神经支配
浅层	外侧群	桡侧腕长伸肌	肱骨外上髁	第二掌骨底背面	伸腕、腕外展	桡神经
		桡侧腕短伸肌		第三掌骨底背面	伸腕	
	后群	指总伸肌		第2~5指中节和末节指骨底	伸腕、伸指	
		小指固有伸肌		小指指背腱膜	伸腕、伸小指	
		尺侧腕伸肌		第五掌骨底	伸腕、腕内收	
深层	上部	旋后肌	肱骨外上髁和尺骨桡、尺骨背面	桡骨上部	前臂旋后	桡神经
	下部	拇长展肌		第一掌骨底	外展拇指及腕关节	
		拇短伸肌		拇指近节指骨底	伸拇指掌指关节	
		拇长伸肌		拇指末节指骨底	伸拇指	
		示指固有伸肌		示指中节指骨	伸示指	

三、血　管

前臂主要供血血管为肱动脉延续而来的桡动脉及尺动脉[4](图9-2)。

(1) 桡动脉在桡骨颈高度分出,行于肱桡肌深面,后经肱桡肌腱和桡侧腕屈肌腱之间下行,在该处位置浅表,可以摸到脉搏,桡动脉的下段在桡骨茎突尖端处斜过拇长展肌和拇短伸肌腱深面转至腕骨外侧缘,沿舟骨和大多角骨背面下行至手背。桡动脉在桡腕关节稍上方发出掌浅支入手掌,与尺动脉末支吻合构成掌浅弓。桡动脉在桡骨茎突下方,桡动脉经拇长展肌和拇短伸肌的深面至腕骨背面(鼻烟壶),下行于舟骨和大多角骨背面,穿第一骨间背侧肌二头之间入手掌深部。在腕骨前面,桡动脉发出腕背支。

(2) 尺动脉发出后斜向内下方走行,经旋前圆肌深面和指浅屈肌的深面,继而行于前臂浅、深屈肌之间至尺侧腕屈肌深面的桡侧,沿该肌垂直下降,到豌豆骨桡侧经腕掌侧韧带和

腕横韧带之间达手掌。尺动脉在前臂下 2/3 处与尺神经伴行,位于神经的外侧。尺动脉在腕横韧带近侧缘发出腕背支,经尺侧腕屈肌腱与尺骨下端之间至腕背侧(图 9-2)。

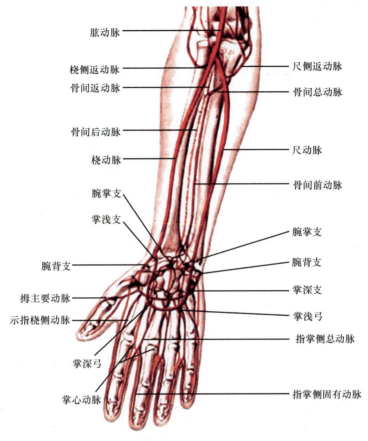

图 9-2　前臂动脉

(3) 骨间后动脉是骨间总动脉的终支之一,穿过前臂骨间膜上缘上方,经旋后肌与拇长展肌之间进入前臂背侧,伴随同名神经在浅、深两层肌肉之间下行,与骨间前动脉的分支吻合。其上部发出骨间返动脉,参与肘关节动脉网。

(4) 骨间前动脉在旋前方肌上缘穿过前臂骨间膜至前臂后面,与骨间后神经下端一起通过腕背侧韧带深面的第 4 管下行,参与腕背动脉弓(网)的构成。在穿前臂骨间膜至前臂后面时,发出分支与骨间后动脉吻合。

主要供血动脉一般有两根伴行静脉,在皮肤浅层还有头静脉、贵要静脉及其分支血管组成皮下静脉血管网。

四、神　经

桡神经:经桡神经沟绕肱骨中段背侧旋向外下,在肱骨外上髁上方穿外侧肌间隔进入肘部,至肱肌与肱桡肌之间,在此分为浅、深二支,浅支经肱桡肌深面,至前臂桡动脉的外侧下行;深支穿旋后肌至前臂后区,改称为骨间后神经。损伤后的主要运动障碍是前臂伸肌瘫痪,表现为抬前臂时呈"垂腕"状态,各手指掌指关节不能背伸,拇指不能伸,前臂旋后障碍,手臂桡侧皮肤感觉减退或消失。感觉障碍以第1、2掌骨间隙背面"虎口区"皮肤最为明显。桡骨颈骨折时,也可损伤桡神经深支,其主要症状是伸腕能力弱和不能伸指。

尺神经:自肘后尺神经沟下行,穿尺侧腕屈肌腱弓的深面入前臂前区。在前臂近侧1/3与尺血管相距较远,于远侧2/3伴行于尺血管尺侧,经腕部豌豆骨桡侧入手掌。尺神经发肌支支配尺侧腕屈肌、指深屈肌尺侧半;于桡腕关节近侧5cm处分出手背支,分布于手背尺侧半皮肤。

正中神经:穿旋前圆肌肱、尺二头之间,经指浅、深屈肌腱弓深面,至前臂中1/3位于指浅、深屈肌之间,远侧1/3位于桡侧腕屈肌与掌长肌之间。手术中应注意与掌长肌腱的鉴别。正中神经发肌支支配旋前圆肌、桡侧腕屈肌、掌长肌和指浅屈肌,并发出掌支分布于手掌近侧部皮肤。正中神经的桡侧没有分支,是其安全侧;骨间前神经是正中神经的分支,与起自骨间总动脉的骨间前动脉伴行,位于前臂骨间膜前方,拇长屈肌和指深屈肌之间,旋前方肌深面,发支支配拇长屈肌、指深屈肌桡侧半和旋前方肌。

五、骨　　骼

前臂主要由尺骨和桡骨组成,独特的双骨、双关节结构产生了旋转运动(旋前/旋后),明显增加了手定位与操作物体的方式。前臂旋转运动也被认为是区分最高级原始人类的方法之一,因为他们是决定人类控制自身环境能力尤其是使用工具的最重要原因。

尺骨位于前臂内侧,前臂两根长骨之一,是较长骨,可分为一体两端。上端粗大,前面有一半月形的关节面,叫做滑车(半月)切迹,与肱骨滑车相关节。切迹后上方的突起为鹰嘴,手在肘后皮下摸到,前下方的突起为冠突。冠突的前下方有一粗糙隆起,叫做尺骨粗隆。冠突的外侧面有一关节面,称为桡骨切迹。侧位上尺骨轻微向后弯曲,前后位平面上,尺骨有轻微的双侧弯曲,近侧半向外侧弯曲,远端向内侧弯曲。尺骨中段的横断面大部分呈三棱柱状,远端呈圆柱形,其后缘全长均位于皮下。外侧缘薄而锐利,为前臂骨间膜的附着处,故名骨间嵴,下端细小,在手腕背面小手指一侧呈一圆形的突起,称作尺骨茎突,从外表可看到。尺骨体呈三棱柱形,尺骨头的远侧面及周边都有关节面(图9-3)。

桡骨为前臂双骨之一,位于前臂外侧,分为一体和两端,上端稍膨大,形成扁圆形的桡骨头,头的上面有凹陷的桡骨头凹,与肱骨小头相关节。桡骨头周缘有环状关节面,与尺骨的桡切迹相关节。桡骨头下方光滑缩细为桡骨颈,颈的内下方有一较大的粗糙隆起名桡骨粗隆,是肱二头肌的抵止处。桡骨在前后位及侧位上都有轻微的双重弯曲,体呈三棱柱形,其内侧缘锐利,又名骨间嵴,与尺骨的骨间嵴相对,外侧面中点的粗糙面为旋前圆肌粗隆,下端特别膨大,前凹后凸,近似立方形。其远侧面光滑凹陷,为腕关节面,与近侧腕骨相关节。内侧面有尺骨切迹,与尺骨头相关节。外侧面向下突出,叫做桡骨茎突,它比尺骨茎突低1~1.5cm。桡骨围绕着相对静止的尺骨旋转,其旋转轴大致为近端桡骨头至远端尺骨头小窝的连线,在上尺桡关节,桡骨的旋转是通过桡骨头的轴向旋转发生的,而在远端,旋转运动是桡骨相对尺骨的轴向运动与平动结合[5]。

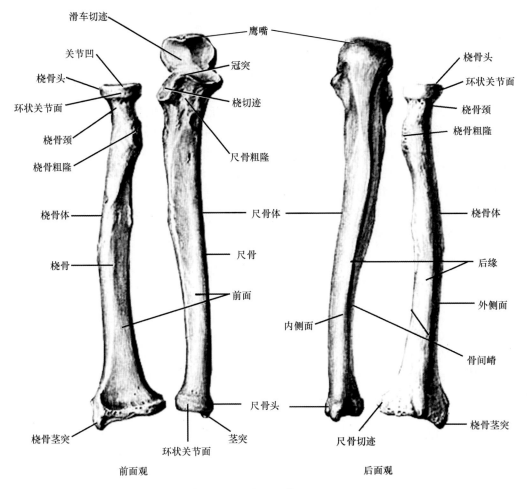

图 9-3 尺桡骨的前、后面观

第二节 前臂多元组织缺损的修复原则

随着工业及交通的发展,外伤性致手部及前臂毁损伤越来越多,是骨科肢体修复及功能重建的难题之一[6,7]。前臂多元组织缺损时,由于缺损组织较多,不仅要修复创面、血管、神经及骨折,还需重建患者的屈指、屈腕功能,治疗复杂,手术次数多,且多元组织移植修复后期肢体功能恢复缓慢。随着显微外科技术的日趋成熟,现临床采用游离组合组织移植,可一次性完成手术修复,减轻患者痛苦,缩短治疗时间。临床上对于前臂多元组织缺损的修复应遵循以下原则。

一、损伤组织的全面判断

首先对患者的全身状况有一个总体的判断,对于合并有内脏损伤及其他重大外伤,以先治疗内脏及其他重大外伤为前提,争取在最短时间内清创。只有肢体遭受严重损伤,丧失血运,没有修复可能,或者修复后手部功能也无法恢复,甚至会形成一个痛苦的赘生物,才可考虑截肢。

二、彻底清创

彻底清创是防止前臂多元组织缺损术后感染的有效措施,也是手术操作成功的保障。如清创彻底,术后感染概率大大降低,可为亚急症期的重建修复做好充分准备,如创面污染较轻,可一期行游离组合组织移植修复。临床上需考虑尽量在伤后6~8h(即黄金时间)进行清创和修复手术,但不应拘泥,有时肢体感染重,也需及时清创。伤口只有在彻底清创的基础上,又提供良好的皮肤覆盖,深部组织结构修复才能得到保证。如无特殊理由,伤口应尽量可能一期闭合。如伤口有严重污染或伤口遗留大面积创面无法直接缝合,可应用VSD覆盖创面,待5~7天后重新清创,再行修复。

三、修复原则

如需行皮瓣修复,需遵循皮瓣修复原则:①以患者伤情为原则;②先简后繁原则;③就近不就远的原则;④选择损伤小的原则;⑤选择成活率高的原则;⑥缺多少补多少的原则;⑦尽可能恢复功能的原则。在临床上选择躯干及大腿皮瓣、肌皮瓣进行移植,基本可以满足前臂软组织缺损修复重建的要求,因为与前臂的功能及外形相比,躯干及大腿供区相对隐蔽,且对身体伤害较小[8]。

第三节 前臂皮肤缺损的修复与重建

前臂皮肤缺损临床的治疗方式较多,初诊医生对伤情的判断及处理对患者的影响深远,处理不当可导致严重手部功能障碍。前臂小面积(3~5cm)的皮肤缺损,常常可直接缝合,对于近肘部非肌腱区的皮肤缺损,如软组织条件好,可行植皮修复。如需行皮瓣转移修复,可选择臂内侧皮瓣及臂外侧皮瓣转移修复,或行腹部带蒂皮瓣修复,常用的有胸脐皮瓣等。对于大面积的皮肤缺损需采用游离皮瓣移植修复。

皮瓣修复必须依据患者的年龄、性别、职业、全身状况、受区与供区条件及患者的要求综合考虑,争取做到皮瓣的成活率高、手术操作简单、病程短、痛苦少。在遵循皮瓣修复的原则下,要充分考虑到受区的形状和功能,尽可能减少对供区的损害。因此在选用皮瓣时,尽量采用上臂组织修复前臂,应用前臂组织修复手掌,就近取材,手术操作简单、成功率高;并且供区多可直接闭合,减少了手术时间,患者易于接受的供区。对于腕部的皮肤缺损,采用前臂骨间后动脉逆行岛状皮瓣修复,保证功能及外形的统一。

前臂及手部大面积皮肤缺损临床治疗比较困难,且须尽早进行修复,游离皮瓣移植常常作为首要选择,临床上可供切取的皮瓣供区较多。

一、供 区

前臂的皮肤薄而松弛,移动度好,临床上躯干及大腿皮肤与其极其相似,可供选择的皮瓣有股前外侧皮瓣、侧胸皮瓣、背阔肌皮瓣、胸脐皮瓣等。笔者认为股前外侧皮瓣应为首选，其血管蒂较长，供区可供吻合血管的选择有限，且股前外侧皮瓣可携带股外侧皮神经重建感觉功能。对于合并有肌肉或肌腱缺失的患者，可携带股外侧肌重建患肢功能；如缺失肌腱较多，且无转位替代的，可选择阔筋膜包绕成束状移植至缺失肌腱中央，起到一定的替代功能。对于单纯的皮肤缺损，采用背阔肌及侧胸皮瓣的较少，其一般用于合并有较多的肌肉、肌腱缺失，单纯的应用肌腱转位替代无法满足者。对于大范围皮肤缺损者，可采用联合皮瓣修复[9]，临床上可用组合有股前外侧皮瓣+胸脐皮瓣、股前外侧皮瓣+背阔肌皮瓣。

二、手术方法

全麻或臂丛组织麻醉，常规清创，对污染创面行"卷地毯"式的清创，尽可能将污染创面变为清洁创面，合并有骨折者先行骨折固定，一般采用外固定及克氏针，简单、易行、可靠。对于污染较重创面，无法一期彻底清创，或坏死组织界限判断不清者，清创后采用闭式负压引流系统（VSD）亚急症期行皮瓣移植。创面清洁后，再根据受区组织缺损情况选择皮瓣供区，设计皮瓣的形状、大小及血管蒂。遵循皮瓣切取原则，能带蒂者不游离，能近勿远。皮瓣切取时先解剖血管蒂，再沿设计线切开皮肤及皮下组织，深筋膜下完成游离皮瓣，适当修剪脂肪组织。带蒂皮瓣注意其蒂部的长度及转位弧度，注意不要成锐角转位；游离皮瓣要注意血管搭配，动脉：静脉比为1∶2，供受区血管口径粗细不一致时，要在较细的血管做适当的斜向性修剪，以增加其吻合时的口径。术后常规解痉、抗炎、扩血管及对症治疗。

三、小 结

传统带蒂皮瓣仍是前臂皮肤软组织修复的重要方法[10]。带蒂皮瓣具有供区丰富、皮瓣血运可靠、成活率高、易于手术操作、手术安全性高等优点。但带蒂皮瓣的质地较臃肿，外形不满意；且患肢需固定3周以上，增加了患者的痛苦和治疗时间，有部分患者术后出现不同程度的患肢功能障碍[11]（图9-4）。

轴型皮瓣、皮动脉皮瓣、穿支皮瓣都是有轴型动脉供血的皮瓣，局部转移，手术操作简单，皮瓣的质地接近受区，解剖操作简单，且可做复合组织移植，一次修复多种组织缺损。但局部逆行转移，有发生皮瓣静脉危象的风险，手术操作时应细致解剖，勿损伤血管穿支，在血管蒂部保留1.0cm宽的深筋膜以保证伴行静脉的完整性，避免血管穿支受牵拉[12]。

游离皮瓣具有血管蒂恒定、供皮面积大、供区隐蔽等优点，但受到受区血管条件、创面条件及手术操作难度大等因素的影响，具有一定的失败率，随着显微外科技术的发展，其临床的成活率可达96%以上。针对单一皮瓣无法满足受区缺损需求者，临床还有多种组织组合移植修复者，如带

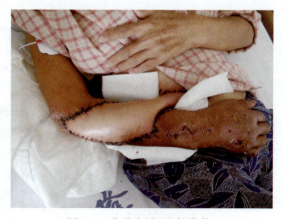

图9-4 胸脐皮瓣（腹部带蒂）

血管蒂胸脐皮瓣联合股前外侧皮瓣修复,取得较好临床效果。

四、典型病例

1. 典型病例 1

患者范某,机器挤伤右手背及前臂,造成大面积皮肤缺损,已在外院清创治疗。为进一步行皮瓣移植,由下级医院转入我院。清创后皮肤缺损面积约 23cm×12cm,给予行游离股前外侧皮瓣移植修复,术后 14 天皮瓣成活良好,给予拆线(图 9-5)。

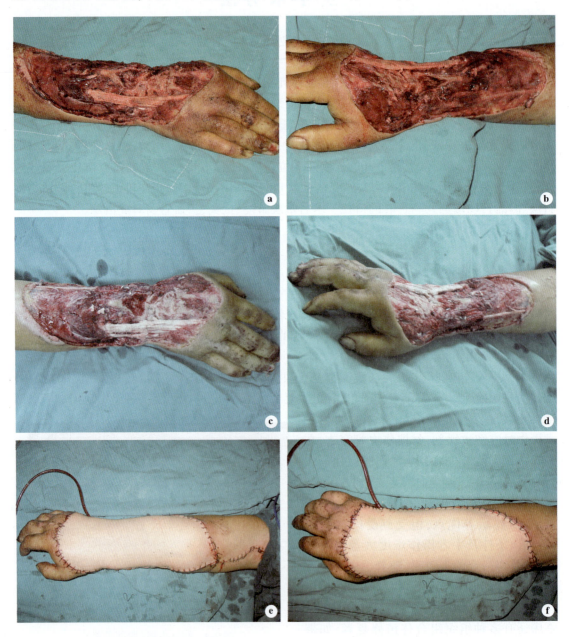

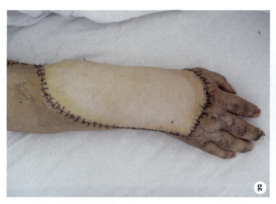
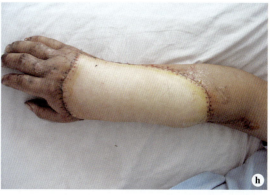

图 9-5 典型病例 1

a、b. 前臂及手背大面积皮肤缺损；c、d. 创面清创冲洗后；e、f. 行股前外侧皮瓣修复术后；g、h. 皮瓣成活良好

2. 典型病例 2

患者杨某，机器挤伤右手背及前臂，造成前臂背侧及手部大面积皮肤缺损，肌腱及前臂伸肌群外露。伤口污染重，第 1 次清创见创面血运丰富。放松止血带，再次清创，彻底清除失活组织后见皮肤面积缺损约 40cm×10cm，彻底清创后，冲洗创面，见前臂背侧上部肌肉组织新鲜，肌腱组织外露，腱周组织基本破坏，需行游离皮瓣+皮片移植。前臂中段至肘关节处给予行皮瓣移植，对于肌腱外露的前臂下部及手背皮肤缺损，给予游离大小约 22cm×11cm 股前外侧皮瓣移植。皮瓣成活良好，植皮处皮肤成活良好，伤口一期愈合（图 9-6）。

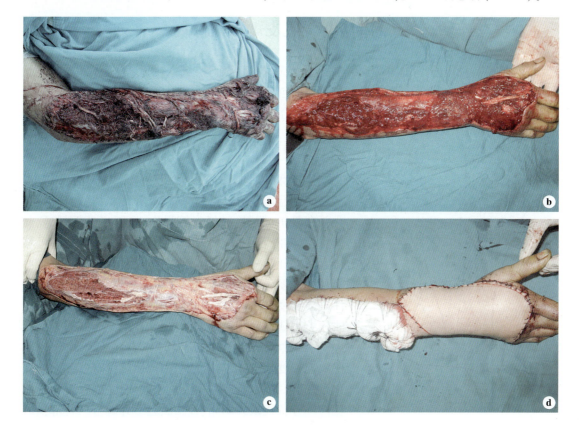

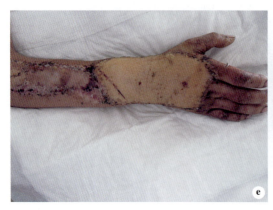
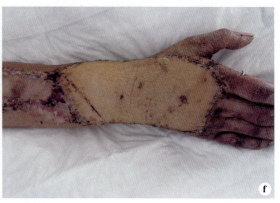

图 9-6 典型病例 2

a. 前臂及手背大面积皮肤缺损；b. 首次清创后；c. 再次清创、冲洗创面后；d. 行股前外侧皮瓣修复+植皮术；e、f. 创面一期愈合,皮瓣成活良好

第四节　前臂皮肤缺损合并肌肉缺损的修复与重建

前臂皮肤软组织缺损常常合并有肌肉及肌腱的缺损,对于单一或较少的肌腱、肌肉缺失,在临床上采用肌腱转位替代术常常可较好解决,但对于缺损面积较大者,临床上常常需采用背阔肌皮瓣移植修复,可在重建肌肉功能的同时也携带胸背动脉以重建患肢血运[13]。

一、游离背阔肌皮瓣移植修复

背阔肌的主要由胸背血管和次级节段性血管(肋间后血管)共同供血,是人体面积最大的肌肉之一,达到 20cm×40cm,可以转移修复巨大创面,也可游离移植。尽管其体积大,但对供区功能影响很小;可以修复不规则创面,也可以吻合胸背神经,作为功能肌皮瓣使用(图 9-7)。

(一) 手术方法

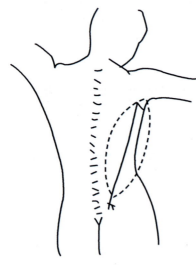

图 9-7　背阔肌皮瓣设计

全身麻醉后取仰卧位,患肢外展,常规消毒铺巾。对创面进行彻底清创,去除失活和坏死组织,冲洗创面。合并有骨折、肌腱、神经血管损伤,先固定骨折,修复受损血管神经,若血管断裂缺损影响远端肢体血供,可移植大隐静脉修复;若神经缺损可移植腓肠神经修复。血管神经修复后,缝合断裂肌腱,对于重要肌腱缺失者,估计缺损长度,先将远近端的肌肉或肌腱缝合成股。按皮肤软组织缺损面积设计皮瓣,皮肤一般比受区缺损面积大 10%。携带条状背阔肌,同时移植至受区,肌肉一般比缺损长度长,以便与受区肌肉或肌腱缝合。创面彻底止血,缝合皮瓣与创面,若要重建屈伸指功能,将背阔肌腱性部分替代缺失的屈、伸指肌腱一并缝合。背部供区

拉拢缩小缝合或植皮修复。

(二) 术后处理

术后皮瓣下及供区创面内放置引流管,负压引流 24~48h,患肢制动;术后常规抗炎、抗凝、抗痉挛治疗,局部持续护架烤灯照射,保持室温,室内禁烟;密切观察皮瓣颜色、张力、质地、温度、肿胀程度及毛细血管反应。

(三) 手术注意事项

①创面清创彻底,术后充分引流;②术前皮瓣设计要合理,充分结合创面的大小、位置及软组织缺损程度;③血管神经束周围的肌袖不可过少,要呈扇形,否则会导致血供及回流障碍;④术后患肢制动,避免牵拉而影响血运。

(四) 小结

背阔肌肌皮瓣血管解剖位置恒定,易于解剖,皮瓣设计灵活,操作简单,安全可靠。血运丰富,肌肉组织多,抗感染及炎症吸收能力强。胸背动脉同时有肌肉及皮肤穿支,修复皮肤缺损的面积大,同时可重建屈肘、屈伸指功能[14]。

二、游离股薄肌移植修复

股薄肌位于大腿内侧皮下,为一扁薄的长带状肌,肌肉长度可达 40cm,有独立的血供及神经支配,可以转移修复巨大的创面,也可游离移植。由于其周围有强度的内收肌群,单纯的游离,对其功能影响不大。

(一) 手术方法

全身麻醉后取仰卧位,患肢外展,常规消毒铺巾。对创面进行彻底清创,去除失活和坏死组织,冲洗创面。合并有骨折、肌腱、神经血管损伤,先固定骨折,修复受损血管神经,大血管断裂缺损影响远端肢体血供,移植大隐静脉修复,神经缺损移植腓肠神经修复。缝合断裂肌腱,对于重要肌腱缺失者,估计缺损长度,可先将远近端的肌肉或肌腱缝合成股,备用。按皮肤软组织缺损面积设计皮瓣,皮肤一般比受区缺损面积大 10%。大腿内侧设计皮瓣:以对侧耻骨结节至胫骨内侧髁后缘连线作为前缘线,于其上 2/3 部设计梭形股薄肌肌皮瓣。游离股薄肌皮瓣至受区,吻合动静脉,缝合神经。创面彻底止血,缝合皮瓣与创面,若要重建屈伸指功能,将股薄肌腱性部分替代缺失的屈、伸指肌腱一并缝合。大腿供区拉拢缩小缝合或植皮修复。

(二) 术后处理

术后皮瓣下及供区创面内放置负压引流管,负压引流 24~48h,患肢制动;术后常规抗炎、抗凝、抗痉挛治疗,局部持续护架烤灯照射,保持室温,室内禁烟;密切观察皮瓣颜色、张力、质地、温度、肿胀程度、毛细血管反应。

(三) 手术注意事项

创面清创彻底,术后充分引流;术前皮瓣设计要合理,充分结合创面的大小、位置及软组织缺损程度；术后患肢制动，避免牵拉而影响血运；对于因股薄肌肉移植后遗留的创面，需将大收肌与半间肌之间的肌间隔缝合，防止术后血肿及因股薄肌缺损引起内收肌力改变。

（四）小结

股薄肌皮瓣血管解剖位置恒定，易于解剖，皮瓣设计灵活，操作简单，安全可靠。血运丰富，肌肉组织多，抗感染及炎症吸收能力强。其有单独神经支配，有利于术后恢复，重建屈肘、屈伸指功能的同时也可修复皮肤缺损，但因其血供的特殊性，其皮肤切取面积受到一定的局限性。

（五）典型病例（图9-8）

患者李某，男，38岁，因机器伤及右上臂，造成皮肤及肌腱缺失，皮肤缺损面积约5cm×17cm（图9-8a），大部分的屈肌腱缺失，需游离肌皮瓣重建修复（图9-8b）。沿皮肤切口前缘切开至长收肌筋膜表面，将长收肌向前方牵拉，在长收肌后方、大收肌上方显露股薄肌，游离出股薄肌。结扎肌肉周围发自于股浅动脉的次要血管，继续向近心端分离，即可在耻骨结节下方大约10cm处见到股薄肌主要血管蒂及闭孔神经（图9-8c、d）。其在大收肌表面经过并在股薄肌近段深面外侧进入肌肉，必须小心保护。游离血管蒂，结扎近端。将游离好的股薄肌皮瓣移植至受区。术中游离皮瓣6cm×18cm，游离股薄肌肉长度约31cm（图9-8e）。股薄肌与周围肌腱编织缝合。吻合血管术后见皮瓣成活良好，充分引流后缝合切口，包扎（图9-8f）。

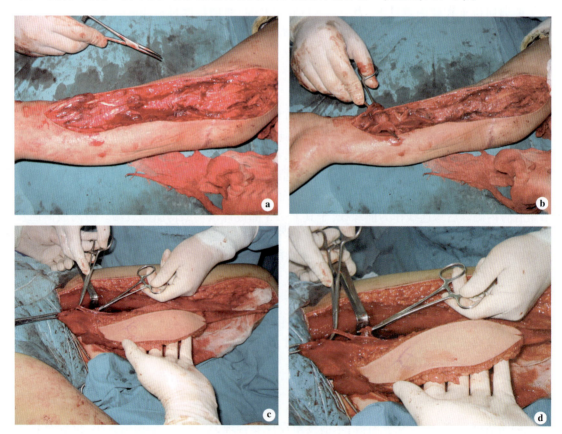

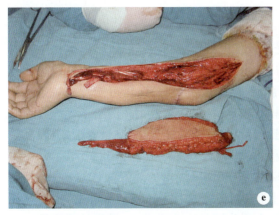
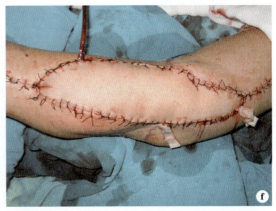

图 9-8 典型病例

a、b. 前臂皮肤缺损合并有屈肌缺损;c. 游离合适长度的股薄肌肉皮瓣(皮瓣 6cm×18cm,股薄肌肉长度约 31cm);
d. 股薄肌皮瓣的血供及支配神经;e、f. 皮瓣移植至受区,吻合血管后皮瓣血运良好

第五节 前臂皮肤缺损合并骨缺损的修复与重建

高能量所致前臂毁损,常常在严重开放性粉碎性骨折同时伴有骨及皮肤软组织缺损,临床上重建及修复相对困难。首先要判断保肢治疗有无意义,盲目保肢只会增加患者的痛苦和负担。具备保肢治疗时,传统的做法是先清创修复断裂的组织,先使创面愈合,后期解决骨缺损及功能重建,手术次数多,病程长,残余肌腱及肌本可利用而无法再用;再者多次手术的风险和难度虽然有所降低,但只是把问题推后,不利于后期肢体功能的恢复。

自 1975 年 Taylor 等首次报道游离腓骨瓣手术以来,腓骨瓣移植修复长管状骨缺损成为常用的手术方式,腓骨瓣移植修复长管状骨缺损成为常用的手术方式。由于小腿外侧解剖的特殊性,在游离腓骨瓣同时携带小腿外侧皮瓣,复合移植修复前臂骨及皮肤缺损,临床效果确切。随着 Ilizarov 支架技术(骨搬移技术)应用于临床,临床上出现了一期皮瓣移植结合骨搬移治疗前臂多元组织缺损的方法。此方法可选择的皮瓣供区相对较多,如股前外侧皮瓣、胸脐皮瓣、侧胸皮瓣、背阔肌皮瓣等。

一、游离小腿外侧复合组织瓣修复

小腿外侧复合组织瓣可在修复尺桡骨缺损同时修复皮肤软组织缺损,是一种临床治疗前臂毁损比较满意的方式[15]。

(一) 适应证

(1) 前臂毁损,大范围皮肤软组织缺损合并骨缺损,或开放创面伴有骨髓炎者;
(2) 皮肤缺损面积不可太大,一般不超过小腿外侧皮瓣切取范围;
(3) 骨缺损两端应留有可行固定的骨端,缺损长度一般不宜超过腓骨长度的 2/3;
(4) 不合并严重心脏病、糖尿病、下肢动脉闭塞等无法耐受手术的疾病。

(二) 手术方法

患者取仰卧位,在全身麻醉下进行,通常受区及供区处理分两组同时进行以缩短手术时间。受区处理:前臂创面行"卷地毯"式彻底清创,去除完全游离及污染严重的骨块和坏死骨;游离近端的桡(尺)动脉两端及近端伴行静脉、头静脉或贵要静脉;尽可能游离一条感觉神经备用。如需重建远端血运者,在上肢长度相对稳定情况下,可根据时间给予优先行患肢血运重建。如远端血运尚可,依主次优先行肌腱、神经修复或功能重建,测量骨折缺损长度、尺动脉和桡动脉缺损长度、皮肤软组织缺损面积。

供区处理:根据受区皮瓣大小,放大约10%设计皮瓣,以皮瓣的前缘做切口(皮瓣轴心线为腓骨小头与外踝的连线,关键点为轴心线上腓骨小头下方约9cm和15cm处)。皮瓣切取范围,前缘至胫骨外缘;后缘至小腿后侧中线;上界为腓骨小头平面;下界为外踝平面。根据皮瓣大小,在皮瓣后缘切开皮肤及深筋膜,解剖分离出腓动静脉,以腓骨头下15cm为中心,根据骨缺损长度,截断腓骨,在腓血管发出皮支或肌皮穿支的远侧端切断并结扎腓血管,并继续向近端游离适当长度的腓血管。待受区准备妥当,即可游离移植。切取腓骨皮瓣时,按所需的腓骨长度,先用气动锯或电锯在腓骨的远近端锯断腓骨,并切开骨间膜,此时将游离的腓骨向外略加牵拉,可充分显露腓动静脉。腓骨前缘保留离腓骨1.0cm的肌袖,切开部分踇长屈肌和胫骨后肌,远端腓动脉适当长度离断,向近端分离腓动、静脉蒂部,松止血带,观察骨瓣和皮瓣血运良好后离断血管蒂部。受区准备完全后行小腿外侧复合组织瓣移植:腓动静脉血管蒂部旋向掌侧,选择合适的固定方式固定腓骨,调整血管张力,显微镜下依次缝合静脉、动脉、皮神经,放止血带后观察血管有无扭曲及漏血、腓骨肌袖表面渗血、皮瓣颜色及充盈程度,皮瓣下置管引流缝合创缘。供区彻底止血后,植皮关闭创面,小腿石膏后托超跖趾关节固定。

(三) 术后处理

术后常规抗炎、抗凝、抗痉挛治疗,密切观察皮瓣颜色、张力、质地、温度、肿胀程度、毛细血管反应,以了解腓骨复合组织瓣移植血运情况。前臂石膏固定4~6周,下肢石膏固定8~10周,定期门诊复查骨折愈合情况及指导功能锻炼。

(四) 小结

游离小腿外侧皮瓣复合组织瓣移植一次性修复前臂骨与皮肤软组织缺损,病程短,疗效满意。此类方法要求术者具有较高的显微外科技术,同时以损伤一侧小腿为代价,对供区损伤较大;供区取骨量有限,且存在不同程度的远期并发症,如影响踝关节的稳定性。选择小腿作为供区,相对于大腿及躯干的隐蔽性较差,较难为年轻人接受[16,17]。

二、游离皮瓣移植结合骨搬运修复

随着Ilizarov支架技术(骨搬移技术)的日趋成熟,为临床骨缺损治疗提供新方式的同时,在四肢毁损伤的治疗中也开辟了一种新的治疗方式。

（一）适应证

(1) 前臂毁损，大范围皮肤软组织缺损合并骨缺损，或开放创面伴有骨髓炎者；
(2) 骨缺损>5cm，骨缺损的远、近端应留有可行固定的骨端，可供骨延长支架螺钉固定；
(3) 不合并严重心脏病、糖尿病、下肢动脉闭塞等无法耐受手术的疾病。

（二）手术方法

患者取仰卧位，在全身麻醉下进行，通常受区及供区处理分两组同时进行以缩短手术时间。受区处理：前臂创面行"卷地毯"式彻底清创，去除完全游离及污染严重的骨块和坏死骨；游离近端的桡（尺）动脉两端及近端伴行静脉、头静脉或贵要静脉；尽可能游离一条感觉神经备用。给予行骨延长外固定支架固定，选择合适的位置，钉入外固定支架螺钉，临时固定骨折，于远近端的骨折干骺端截骨，注意保护好骨膜。供区组根据创面大小，选择合适的皮瓣供区，完全游离出皮瓣后，待受区处理完毕后，断蒂，移植至受区，显微镜下依次吻合血管、神经。检查皮瓣成活良好后，逐层关闭供受区切口。

（三）术后处理

术后常规抗炎、抗凝、抗痉挛治疗，密切观察皮瓣颜色、张力、质地、温度、肿胀程度、毛细血管反应，以了解腓骨复合组织瓣移植血运情况。前臂石膏固定4~6周，下肢石膏固定8~10周，定期门诊复查骨折愈合情况及指导功能锻炼。对于成骨缓慢者，一般术后1~3个月内，可每隔两周于骨痂牵拉区局部注射富血小板血浆（PRP）以促进骨折愈合，注射次数可根据愈合速度调整。

（四）小结

骨搬运在治疗骨缺损的疗效确切，一般针对5cm以上的骨缺损才采用骨搬运。在前臂治疗上，一般采用单边外固定支架，环形支架较少应用。相对腓骨瓣移植，其治疗上可采用的皮瓣更多，且不以损伤小腿为代价，皮瓣供区较隐蔽。但术后骨延长过程常有成骨缓慢、疼痛、皮肤切割等并发症。骨愈合时间相对长，治疗周期相对较长。随着骨折愈合原理的进一步明确，临床上有采用PRP、间充质细胞等相应治疗，促进骨折愈合，但其临床应用仍有待远期观察。

（五）典型病例

患者邹某，女，30岁，因车祸撞伤右前臂近端，在外院进行手术治疗，治疗后局部皮肤坏死，合并骨外露，长期感染后形成骨髓炎，右前臂背侧有14cm×7cm皮肤缺损合并尺骨缺损骨外露。拍片可见骨折处骨质坏死给予彻底清创后，见骨缺损约13cm，拟行游离股前外侧皮瓣+骨搬运治疗。于尺骨的近端、远端分别置入2、4枚骨延长支架螺钉，安装骨延长支架；于尺骨远端2~3枚螺钉之间，在保护好骨膜情况下用摆锯或线锯截骨，创面尽量靠近血运丰富的干骺端。术中测得皮肤缺损面积约15cm×7.5cm，游离16cm×8cm的股前外侧皮瓣覆盖创面；股前外侧皮瓣血管蒂与尺动脉行端侧吻合，其伴行静脉与头静脉及分支吻合。移植组织成活，伤口一期愈合，伤口愈合后开始行骨运输治疗，骨搬运 3 个月，每天 1mm，继续外固定支架固定，7 个月后拍片示骨性愈合，1 年后取出钢板，恢复正常生活（图 9-9）。

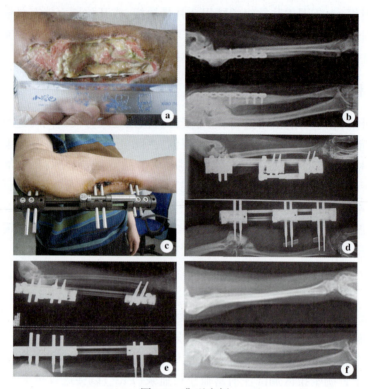

图 9-9　典型病例

a. 前臂外伤后感染；b. 术前片；c、d. 术后行骨搬运；e. 骨折愈合良好；f. 术后 1 年取出钢板，前臂功能恢复理想

第六节　前臂离断伤合并皮肤缺损的修复与重建

交通及工业事故引起的肢体离断伤，常伴有皮肤挤压及碾挫伤，组织损伤重，再植条件差，技术要求高，术后处理与功能重建较复杂[18]。肢体离断后常伴有远端骨折、软组织挫裂伤、软组织挫压撕脱伤、挤压伤和皮肤缺损等。远端肢体再植条件好但大面积皮肤缺损或者皮肤碾挫伤的病例，临床上需积极保肢，对于缺损的皮肤，可采用游离皮瓣移植。

一、手 术 方 法

患者取仰卧位，在全身麻醉下进行。首先对离断肢体两端创面进行彻底清创，去除完全游离及污染严重的骨块和坏死骨，对于碾挫的皮肤进行充分的清创，保证未去除的皮肤成活。彻底清创后冲洗创面，固定骨折。骨折端可完全对合或短缩后有良好的对位、对线者，可采用钢板内固定，对于多段骨折者及骨折端粉碎者，可给予短缩再植，行骨延长外固定支架+克氏针固定。选择合适的位置，钉入外固定支架螺钉，临时固定骨折。根据创面皮肤缺损情况，选择皮瓣供区。此时如手术人员充足，可分两组进行。受区组：继续重建远端血运，选择尺动脉或桡动脉吻合一侧,重建肢体远端动脉血供,尽量多吻合静脉,不管是深静脉还是浅静脉,以保证离断肢体远端有充分的回流,减轻肢体肿胀。修复断裂的肌腱、神经等。供区组根据创面大小,选择合适的皮瓣供区,完全游离出皮瓣后,待受区处理完毕后,断蒂,移植至受区,显微镜下依次吻合血管、神经。检查皮瓣血运良好后,逐层关闭供受区切口。

二、术后处理

留置引流管,充分引流。术后常规抗炎、抗凝、抗痉挛治疗,密切观察皮瓣颜色、张力、质地、温度、肿胀程度、毛细血管反应等。

三、手术注意事项

在重建前臂远端血运的同时,如离断肢体碾挫伤重,再植条件差,可考虑二期修复皮肤缺损。在修复好血管、神经、肌腱、骨折后,先找软组织覆盖血管,无法覆盖的可直接用医用生物材料包绕血管,然后用VSD覆盖创面,待肢体成活良好后,于亚急症期给予游离股前外侧皮瓣修复皮肤缺损。创面止血要彻底,对于未吻合的断端血管,一定给予结扎,避免创面出血。

四、小　结

对于合并皮肤缺损的前臂离断伤,在再植的同时需要修复皮肤缺损,临床上可供选择的皮瓣较多,笔者主张采用股前外侧皮瓣。股前外侧皮瓣移植优点[19]:①皮瓣可切取面积大,皮肤质地好,厚薄适中,可一次性修复四肢大面积软组织缺损的创面;②皮瓣血运丰富,对于创面可能存在的感染有较强的抵抗力;③供血的旋股外侧动脉降支管径粗,可达2.2~2.8mm,蒂长可达7~13cm,有两条伴行静脉,供血动脉可直接吻合于断裂的尺、桡动脉中的一根,吻合口径与前臂浅静脉可相匹配;④携带股前外侧皮神经,可制成带感觉的皮瓣;⑤皮瓣包含阔筋膜,可以用来修复缺损的伸肌腱;⑥解剖及体位方便,供区、受区可以同时进行手术,缩短手术和皮瓣缺血时间。

参 考 文 献

[1] Loukas M, Holdman D, Holdman S. Anatomical variations of the superficial and deep palmar arches. Folia Morphol(Warsz), 2005,64:78-83
[2] McGinley JC, D'addessi L, Sadeghipour K. Mechanics of the antebracbial imerosseous membrane:response to shearing forces. J Hand Surg Am,2001,26(4):733-741
[3] 柏树令. 系统解剖学. 北京:人民卫生出版社,2008:56-61
[4] 高士濂. 实用解剖图谱. 上海:上海科技出版社,2007:126-145
[5] Schuind F, An KN, Berglund L, et al. The distal radioulnar ligaments:a biomechanical study. J Hand Surg,1991,16:1106-1114
[6] 李杰锋,侯英兰,成明华,等. 前臂毁损伤的修复与功能重建. 中华创伤骨科杂志,2004,6(4):351,352
[7] 王加содержа,葛卫宝,姜佩珠. 前臂及手部毁损伤的急诊修复与功能重建. 实用受外科杂志,2007,12(4):198,199
[8] 路来金,宫旭,刘志刚,等. 上肢软组织缺损的皮瓣修复. 中国修复重建外科杂志,2005,19(7):511-513
[9] 王晨霖,丛海波. 联合应用带血管蒂胸脐皮瓣与股前外侧皮瓣修复前臂皮肤缺损. 中华显微外科杂志,2005,28(1):63,64.

[10] 吴迪,王克利,路来金,等.上肢皮瓣修复的回顾性分析.中华手外科杂志,2013,29(3):170-173
[11] Eihassan B, Arabekmez F, Hsu CC, et al. Outcome of localancollo is flap Irder to cover soft tissue defects over the posterior aspect of the elbow. J Shoulder Elbow Stag, 2011, 20:807-812
[12] Mateev MA, Kuol HO. Reconstruction of soft tissue defects in the emities with a pediclcd perforator flap: series of 25 patients. J Plast Surg Hand Surg, 2012, 46:32-36
[13] 李涛,陈振兵,黄启顺,等.带背阔肌的胸背动脉血流桥接皮瓣重建前臂屈肌功能.中华骨科杂志,2014,34(5):558-563
[14] 卜凡玉,芮永军,许亚军,等.岛状背阔肌肌皮瓣修复肘部软组织缺损.中华显微外科杂志,2013,36(5):520,521
[15] 黄伟雄,王明月,杨月丽,等.腓骨复合组织瓣移植修复前臂骨与软组织缺损.中华显微外科杂志,2013,36(3):237-240
[16] Wong CH, Tan BK, Wei FC, et al. Use of the soleus musculocutaneous perforator for skin paddle salvage of the fibula osteo-septocutaneous flap: anatomical study and clinical confirmmion. Plast Reconstr Surg, 2007, 120:1576-1584
[17] 陈振光.带血管蒂腓骨瓣移植的研究进展.中华显微外科杂志,2011,34(2):89-91
[18] 陈中伟.我国断指断肢再植回顾与展望.中华显微外科杂志,1992,15(2):123,124
[19] 韦平欧,谭海涛,江建中,等.应用股前外侧皮瓣修复大面积软组织缺损31例.中华显微外科杂志,2010,33(4):322,323

第十章　足部多元组织缺损的修复与重建

第一节　概　述

随着交通运输业的飞速发展和局部战争中地雷使用的增多,足部外伤的概率大增。显微解剖研究的深入及手外科显微技术取得的快速发展,要求人们必须改变足部外伤治疗的传统思路。在保存其单纯负重功能的同时,最大限度地恢复其外形及功能。手与足尽管外形差别很大,但都有结构精细、功能复杂的特点,把手外科的显微修复技术应用到足外伤的修复与重建伤上,从理论上讲是完全可行的。

一、皮肤和筋膜

足背皮肤具有皮肤薄、柔软,富有弹性和伸缩性等特性,与手背皮肤相近,常常用作手背皮肤的供区。足底皮肤坚厚致密,无毛且汗腺多,在负重较大的部位,如足跟、第1和第5跖骨头等处,角化形成胼胝。浅筋膜较厚,富含脂肪组织,其中有致密结缔组织将皮肤与足底腱膜紧密相连[1]。

足背深筋膜在踝关节处增厚,由较为致密的小腿前部深筋膜向下延续,形成约束小腿伸肌腱的支持带。其深面有腱滑液鞘包绕肌腱,减少运动时的摩擦(图10-1)。

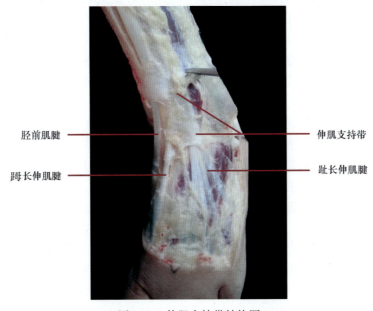

图10-1　伸肌支持带结构图

(1) 伸肌上支持带(小腿横韧带),在小腿下端的前面,附着于胫骨前嵴和腓骨下端之间,由小腿筋膜横行纤维增厚构成,宽约 2.5cm,其上、下界限不明显。

(2) 伸肌下支持带(小腿十字韧带)位于伸肌上支持带的远侧,在踝关节的前面呈"Y"形,其外侧端附着于跟骨前部,内侧端分为上、下两支,上支附着于内踝,下支附着于第 1 楔骨。此韧带向深面发出纤维隔连于跗骨,形成 3 个骨纤维管。内侧管内行走胫前肌腱;中间管有𧿹长伸肌腱,足背动、静脉和腓深神经通过;外侧管有趾长伸肌腱和第 3 腓骨肌腱。以上诸肌腱经支持带深面时均有腱鞘包绕。

足底深筋膜可分为浅、深两层。浅层又分为内、中、外 3 部分。内侧部较薄,覆盖于𧿹展肌和𧿹短屈肌表面;外侧部稍厚,覆盖于小趾侧肌肉的表面;中间部最厚,称为足底腱膜。深层为骨间跖侧筋膜。足底腱膜呈三角形,后端较狭细附于跟骨结节,前端呈扇形分开至各趾,足底腱膜向深面发出两个肌间隔,分别附着于第 1、5 跖骨,将足底分为 3 个骨筋膜鞘,容纳足底的 3 群肌肉。

二、肌　　肉

足的伸肌为小腿前群肌,由内侧向外侧依次为胫骨前肌,𧿹长伸肌和趾长伸肌,3 肌起于胫骨前外侧面、腓骨前面及其间的骨间膜,向下肌腹渐细,移行为肌腱,通过伸肌支持带深面到足背,前群肌由腓深神经支配。足背外侧有小腿外侧群肌的肌腱通过,包括腓骨长肌与腓骨短肌,两肌均起于腓骨的外侧面,向下形成细长的肌腱,经外踝的后方通过腓骨肌支持带到足部。腓骨短肌止于第 5 跖骨粗隆;腓骨长肌腱自足外侧缘入足底,向前内,止于第 1 趾骨底及第 1 楔骨外侧。外侧肌群均由腓浅神经支配。其作用是使足外翻,并助足跖屈。足背肌有𧿹短伸肌与趾短伸肌位于趾长伸肌腱深面,起于跟骨上面及伸肌支持带,共发出 4 条肌腱,到达𧿹趾背面的称为𧿹短伸肌,其余 3 腱加入第 2、3、4 趾的趾背腱膜。足背肌均由腓深神经支配。功能为伸𧿹趾和第 2、3、4 趾。

小腿肌群在经过伸肌支持带时都有腱鞘包绕,腱鞘在伸肌支持带深面有 3 个独立的滑膜鞘,分别包绕前群各肌肌腱,自内侧向外侧依次为胫骨前肌腱鞘、𧿹长伸肌腱鞘和趾长伸肌腱鞘。在腓骨肌支持带深面有腓骨肌总腱鞘,其远端分为两个鞘,分别包裹腓骨长肌腱和腓骨短肌腱。

足的跖曲主要是足底肌群的作用,足底肌可分为内侧群、中间群和外侧群(表 10-1)。

内侧群:为运动𧿹趾的肌肉,共 3 块。浅面并列的两块为𧿹展肌和𧿹短屈肌。𧿹展肌位于足底内侧缘皮下,为羽状肌。𧿹短屈肌位于𧿹展肌的外侧及深面,直接与第 1 跖骨相贴。𧿹收肌位于深面,紧贴骨间肌。

外侧群:为运动小趾的肌肉,共 2 块,小趾展肌在外侧,小趾短屈肌位于内侧。

中间群:可分浅、中、深三层。浅层为趾短屈肌,位于足底腱膜的深面,远端分为 4 个肌腱分别至 2~5 趾。中层为足底方肌(跖方肌),起自跟骨结节,止于趾长屈肌腱。深层由浅向深排列着 4 块蚓状肌,3 块骨间足底肌(骨间跖侧肌)和 4 块骨间背侧肌。蚓状肌起于趾长屈肌各趾腱的桡侧,止于趾背腱膜。骨间足底肌 3 块,分别起自第 3~5 跖骨内侧缘,止于第 3~5 趾趾背腱膜。骨间背侧肌各以两头起自相邻跖骨相对缘,分别止于第 2 趾近节趾骨底的两侧和第 3、4 趾近节趾骨底的外侧。足趾的收展运动以第 2 趾为中心,所以骨间足底肌使第3~5趾内收,而骨间背侧肌则使第2~4趾外展(第2趾向两侧侧方活动)。

表10-1 足底肌的名称、起止和作用

分群	名称	起点	止点	作用
内侧群	拇展肌	跟骨、舟骨	拇趾近节趾骨底	外展拇趾
	拇短屈肌	内侧楔骨		屈拇趾
	拇收肌	第2、3、4跖骨底等		内收和屈拇趾
中间群	趾短屈肌	跟骨	第2~5趾的中节趾骨底	屈第2~5趾
	足底方肌	跟骨	趾长屈肌腱	
	蚓状肌	趾长屈肌腱	趾背腱膜	屈跖趾关节、伸趾间关节
	骨间足底肌	第3~5跖骨内侧缘	第3~5趾近节趾骨底和趾背腱膜	内收第3~5趾
	骨间背侧肌	跖骨的相对缘	第2~4趾近节趾骨底和趾背腱膜	外展第2~4趾
外侧群	小趾展肌	跟骨	小趾近节趾骨底	屈和外展小趾
	小趾短屈肌	第5跖骨底		屈小趾

三、血　管

足背动脉经拇长伸肌腱与趾长伸肌腱之间前行,至第1跖骨间隙的近侧端分为足底深支和第1趾背动脉两终支。足背动脉的分支如下所述。

跗内侧动脉为2~3小支,于足背动脉起始的附近发出,绕足内侧缘至足底。

跗外侧动脉比跗内侧动脉粗大,于伸肌支持带下缘发自足背动脉,穿经趾短伸肌深面向外下行,参加足背动脉网。

弓形动脉在第1跖骨底处发自足背动脉,在各趾短伸肌腱的深面呈弓状行向外侧。由弓形动脉的凸缘发出3条跖背动脉,分别行于第2~4跖骨间隙,至趾的基部各分为两支细小的趾背动脉,分布于第2~5趾的相对缘。弓形动脉的终支分布于足外侧缘及小趾外侧部,并与跗外侧动脉的分支吻合。若弓状动脉缺如,跖背动脉可来自足底动脉。

第1跖背动脉为足背动脉较小的终支,沿第1骨间背侧肌的表面前行,至第1~2跖骨头附近分为两支;一支过拇长伸肌腱的深面,分布于拇趾背面内侧缘;另一支分为两条趾背动脉,至拇趾和第2趾的相对缘。

足底深支为足背动脉较大的终支,穿第1骨间背侧肌的两头之间至足底,与足底外侧动脉吻合,形成足底弓。足背的静脉主要有皮下浅静脉及与动脉伴行的深静脉组成。浅静脉由远端向近端逐渐上行,汇入大隐静脉及小隐静脉。

足底的血管:在屈肌支持带的深面,胫后动脉分为足底内侧动脉和足底外侧动脉两终支。

足底内侧动脉是两终支中较细小的一支。在足底有同名静脉伴行,行于拇展肌与趾屈肌之间,至拇趾的内侧缘,沿途分支供养足底内侧的肌肉、关节与皮肤。

足底外侧动脉较粗,与同名静脉伴行。在趾短屈肌与足底方肌之间斜向前外方,至第5趾骨底处出一小支到小趾外侧,主干转向内侧,经拇收肌与骨间肌之间,至第1趾骨间隙处,与足背动脉的足底深支吻合构成足底弓。由足底弓向前方发出4支跖底总动脉行于跖骨间隙,至跖趾关节附近,每支再分为两支趾底固有动脉,分布于各趾的相对缘。

四、足部神经

足的感觉支配主要有 $L_4 \sim S_1$ 神经支配(图 10-2)。

足背的神经支配主要是腓浅神经及腓深神经,都延续至腓总神经($L_{4\sim5}$、$S_{1\sim2}$)。

腓总神经沿股二头肌内侧缘行向外下,至腓骨头后面,经腓骨长肌深面绕腓骨颈外侧,分成腓浅和腓深神经。

1. 腓深神经

腓深神经发出后穿腓骨长肌起端进入前群肌,沿胫前动脉外侧向下至足背,继而伴足背动脉前行,其肌支支配小腿前群肌与足背肌,皮支在第 1 跖骨间隙浅出,分成两支趾背神经分开布于第 1、第 2 趾相对缘。

2. 腓浅神经

腓浅神经在腓骨长、短肌之间下行,继而穿过前肌间隔,行于趾长伸肌的外侧,行程中分出肌支至腓骨长、短肌。在小腿中、下 1/3 交界处穿深筋膜浅出,分成足背中间皮神经和足背内侧皮神经,分布于小腿前外侧下部、足背和趾背皮肤(第 1、第 2 趾相对除外)。

胫神经也分为足底内侧神经和足底外侧神经二终支(图 10-3)。

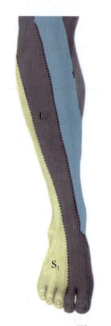
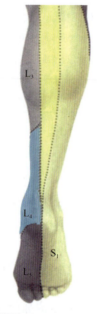

图 10-2 感觉支配区

(1) 足底内侧神经与同名动脉伴行,肌支支配踇屈肌、踇短展肌、趾短屈肌及第 1、2 蚓状肌;皮支支配足底内侧半和踇趾至第 4 趾的相对缘及第 4 趾的内侧面的皮肤。

(2) 足底外侧神经伴同名动脉走行,肌支支配足底方肌、小趾展肌、小趾短屈肌、全部骨间肌、第 3、4 蚓状肌及踇收肌;皮支支配足底外侧半和小趾及第 4 趾外侧面的皮肤。

五、足弓的解剖

足弓是由跗骨、跖骨砌合而成的拱形结构,以及足底的韧带、肌腱等具有弹性和收缩力的组织共同构成的一个凸向上方的弓。人的足弓是一个类似于弹簧的可变结构,随姿势的改变而有所不同。足弓分为纵弓及横弓,纵弓又可分为内侧纵弓和外侧纵弓(图 10-4)。

内侧纵弓在足的内侧缘,由跟骨、距骨、舟骨、3 块楔骨和内侧第 1~3 跖骨构成,弓背的最高点为距骨头。于直立姿势时,在前后两个支点。前支点为第 1~3 跖骨小头,后支点为跟骨结节。此弓由胫骨后肌腱、趾长屈肌腱、长屈肌腱、足底的短肌、跖长韧带及跟舟跖侧韧带等结构维持,其中最重要的是跟舟跖侧韧带,此韧带起着弓弦的作用。此弓曲度大,弹性强,适于跳跃并能缓冲震荡。

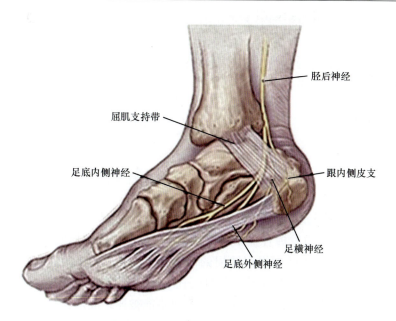

图 10-3　胫后神经及其分支示意图

外侧纵弓在足的外侧缘,由跟骨、骰骨及第 4、5 跖骨构成,骰骨为弓的最高点。前、后支点分别为第 4、5 跖骨小头和跟结节的跖面。维持此弓的结构有腓骨长肌腱、小趾侧的肌群、跖长韧带及跟骰跖侧韧带等。弓弦是跟骰跖侧韧带。此弓曲度小、弹性弱,主要与直立负重姿势的维持有关。

横弓由 5 个跖骨基底及跗骨的前部构成(图 10-5),全体呈拱形,上宽下窄,形成一凹面,此称为横弓。人站立时 5 个跖骨头完全着地,它们之间无韧带连接,足横弓主要由腓骨长肌及足𧿹收肌的横头维系结构。足弓的维系主要依靠骨骼、韧带及肌肉的作用,其发育异常或者因外伤引起损伤,可造成足弓塌陷,引起扁平足或者高弓足。

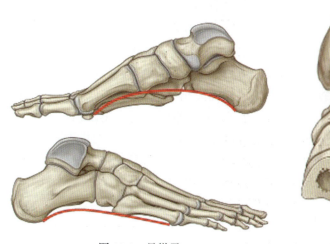

图 10-4　足纵弓

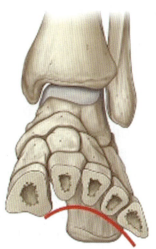

图 10-5　足横弓

足弓是人类直立行走后的产物,要求足有一定的弹性,以为不停地行走、站立和跑跳等动作缓冲。人的内外侧纵弓和横弓在人体的足部形成一个力学性能非常合理的拱形弹力结构系统,能够使足底应力分散均匀。足弓和维持足弓的韧带、肌肉共同完成吸收能量、缓解震荡,具有保护足部以上关节的作用。

第二节 足底皮肤软组织缺损的修复

一、解剖学特点及修复原则

足底有负重、缓冲震荡等功能,这种功能的发挥除了足部骨骼的特殊结构外,足底 1.5cm 左右的软组织厚度也发挥着重要的意义。足部皮肤缺损的修复原则以恢复其负重行走功能为首要原则。足部皮肤软组织缺损的修复首先必须符合足功能的要求[2,3]:①足底皮肤软组织的修复应有足够的厚度、抗磨耐压,还必须有感觉。较厚的软组织,可以缓冲分散压力,吸收震荡;②骨骼应有足够的强度,负重时不能被压缩变形;③所有的移植组织必须要有良好的血运;④最大程度地兼顾足部的美观,以便于患者日后生活上的方便。

二、足底皮肤感觉功能重建

足底皮肤软组织缺损,应用没有感觉的皮瓣修复,尽管可以封闭创面,但会出现粗糙干裂,不耐磨,不耐压,易出现溃疡,有被磨破、烫伤、冻伤的可能,并且由于感觉冲动的传入不能及时与中枢神经系统建立反射,常导致行走不稳,步态失调。由于足底是人行走直接接触地面的部分,对感觉恢复要求高,故在选择皮瓣时应首先考虑移植后能否最大限度恢复足底的感觉。临床上皮瓣神经大多与隐神经或者腓肠神经吻合,术后感觉恢复满意。如跟内侧神经无损伤,可用皮瓣皮神经与跟内侧皮神经吻合重建足底皮肤功能。跟内侧神经多来自于胫神经。胫神经通常在踝管内发出两条感觉支,一条为关节支,支配踝关节;一条为跟内侧支,穿屈肌支持带,支配足跟内侧区皮肤。跟骨内侧支又分为前后两支,其中前支终末分支支配足跟负重区前部及跟垫区皮肤。后支终末支支配足跟负重区中后部皮肤。目前对跟内侧神经的解剖学研究多针对跟内侧神经卡压所致慢性足跟痛。针对跟内侧神经感觉重建的研究报告不多。唐举玉等[4,5]通过解剖 20 具成人尸体标本,发现跟内侧神经出现率高,全部自胫神经发出。主干外径较粗,跟内侧神经的发出平面 70% 位于内踝尖水平面至其上 3.5cm 水平面内。距足跟负重区有一定距离,不易受到破坏,适合足跟感觉重建。跟内侧神经是支配足跟区感觉的特定皮神经,其支配区域为足跟在大脑皮层的代表区,不存在术后感觉转换,感觉恢复效果良好。且跟内侧神经为纯感觉神经,位置较低,与皮瓣神经直接吻合。能有效利用神经纤维,缩短神经感觉功能恢复的时间[6]。

(一) 皮瓣供区的选择

首先遵循显微外科皮瓣修复的大原则:宁近勿远,优先考虑局部转移,再考虑游离皮瓣移植。对于局部缺损面积小的可选用局部转移皮瓣修复,如前足部皮肤缺损,可选用踇外侧皮肤修复或者跗外侧动脉皮瓣修复。足跟部小面积缺损,直径在8cm以内的,可选用足底内侧皮瓣修复。对于邻近足踝部周围的皮肤缺损,可选用小腿内侧、外侧皮瓣或者腓肠神经营养皮瓣转移修复。涉及较大面积的皮肤缺损,一般需二期手术,皮瓣的选择考虑带股前外侧皮神经的股前外侧皮瓣,或者携带有部分背阔肌肉的侧胸皮瓣。其优点是皮肤有足够厚度,耐磨,携带有独立的皮神经,可与受区感觉支配神经近端吻合,恢复部分痛觉及粗触觉。

(二) 受区神经的选择及注意事项

在面积缺损较大时,游离皮瓣移植一定要修复感觉功能。一般选用单一的皮肤支配神经修复,如腓肠神经、足部内外侧神经。选用单一的受区皮神经,对局部足动能的影响最小。对于神经间的吻合也有特殊要求,临床研究表明吻合部位越靠近受区神经的近端,皮瓣感觉功能恢复越好。周围皮神经越靠近远端,其分支越多,神经干越细,轴索含量相应减少,吻合后可达皮瓣的轴索数量相应减少,感觉恢复差,故吻合神经时,尽量靠近神经干近端。

三、小范围皮肤缺损的修复

对于足部小范围的皮肤缺损,通常采用局部转移皮瓣修复,理想的供区有足底内侧皮瓣及足底外侧皮瓣。

足底内侧皮瓣[7]是以胫后动脉的分支足底内侧动脉提供血供的足心组织瓣。足心是非负重区,皮肤质地好,是修复足跟部皮肤缺损的理想供皮区。胫后动脉在内踝后经跗管入足底,在展肌起点深面分为跗内、外侧动脉。足底内侧动脉在展肌起始不远即发出深支,于展肌深面前行与足底动脉弓的分支吻合。其深支在行程中不断发出皮支,分布于足底内侧皮肤。伴行静脉是皮瓣的回流静脉,皮瓣的神经有胫后神经发出的足底内侧皮神经。以足底内侧动脉的体表走行作为皮瓣的轴线,切取范围一般不大于"10cm×7cm",前端不可超过足底负重区的跖骨头。

足底内侧动脉为非主干动脉,切取后对足部影响小,血管恒定,口径合适,皮瓣内有感觉神经,修复后感觉恢复好。皮瓣质地、色泽、弹性与受区相似,修复后效果好,供区隐蔽,创伤小。手术难度小,费用低,基层医院易于开展。感觉恢复好,患者容易接受。但血管蒂较深,在操作过程中,易破坏跖筋膜,影响足的稳定性。扩大的足底内侧皮瓣,由于皮瓣范围超过正常大小。皮瓣坏死风险加大,应向患者及家属交代,有二次手术的可能[8]。所以术中应尽可能增加皮瓣蒂部宽度,将皮瓣坏死的风险降低至最小。

1. 典型病例1(足底内侧皮瓣)

患者范某,男,54岁,糖尿病引起足跟部溃疡,足跟部直径约5cm皮肤缺损。采用足底内侧皮瓣转移修复。术前根据足跟部皮肤缺损大小,以足底内侧动脉的体表走行作为皮瓣的轴线设计一略大于创面的皮瓣。于内踝最高点下方3.5cm至第1跖骨头画一连线为皮瓣的轴线,按足跟部皮肤缺损面积的布样在足底轴线两侧画出皮瓣范围。在内踝后方沿胫后动脉及足底内侧动脉的体表投影做皮肤切口,解剖分离胫后动、静脉及神经,切断结扎无关分支直至动脉分叉处,在跖骨头近端做皮肤远端切口,切开皮肤和足底腱膜,沿足底内侧动脉之轴线切开皮瓣近侧缘及部分展肌,沿足底内侧动脉走向自足底深部分离该动脉,并保护由深支发出走向皮瓣的分支,于深筋膜下掀起皮瓣,并使足底内侧皮神经完好,在牵拉皮瓣时应避免皮动脉多数损伤。游离出血管蒂,可携带部分皮下组织,做皮下隧道将皮瓣转移致足跟部皮肤缺损处。足底皮肤缺损处游离皮片移植。皮瓣成活良好,伤口一期愈合,供区植皮成活良好(图 10-6)。

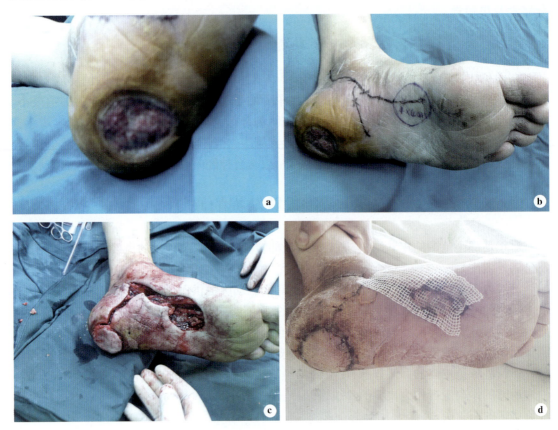

图 10-6　足跟皮肤缺损
a. 足跟皮肤缺损;b. 术前设计皮瓣;c. 手术切除皮瓣移植到受区;d. 皮瓣成活良好,拆线

2. 典型病例 2(腓肠营养神经皮瓣)

患者殷某,男,42 岁,外伤导致足跟底部及后侧 4cm×9cm 皮肤缺损。采用足腓肠神经营养皮瓣转移修复。根据足跟部皮肤缺损大小,设计皮瓣。术前根据多普勒超声定位,腓动脉穿支位于外踝上约 5cm,以此作为皮瓣旋转点,以外踝和跟腱中点与腘窝中点的连线为轴线,根据旋转点至伤口的距离,于小腿外侧设计皮瓣大小约 4cm×10cm,画出皮瓣范围。首先按照设计的皮瓣外侧,跟腱与外踝之间切开皮瓣蒂部皮肤,游离并确定腓动脉穿支,沿皮下向两侧潜行游离保护好神经血管蒂及宽 3~4cm 的筋膜蒂,将皮瓣自深筋膜下肌膜层向远端掀起,直达轴点,将皮瓣无张力下经明道转移至受区。供区可直接拉拢缝合或行断层皮片覆盖。皮瓣转移至受区,缝合伤口,皮瓣颜色红润(图 10-7)。

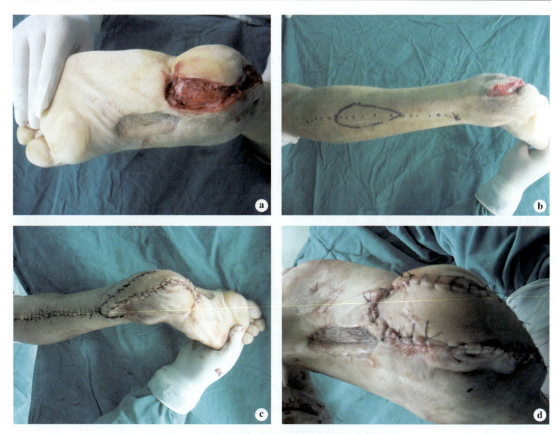

图 10-7 腓肠神经营养皮瓣修复足跟皮肤缺损
a. 足跟部皮肤缺损；b. 根据穿支点设计皮瓣；c. 皮瓣转移修复；d. 局部皮瓣血运良好

四、大范围多元组织缺损的修复

　　足部大范围皮肤缺损目前临床常见，尤其是大型机械压砸伤和车辆捻挫伤，足底内、外侧皮肤常满足不了修复要求，特别是合并踝部内外侧皮肤缺损，通常需游离皮瓣移植，但因为操作复杂，且风险性较大，常常先考虑应用小腿内、外侧皮瓣修复。如无法满足需求，再应用游离皮瓣移植修复。对于足底全部或大部分皮肤缺损合并有肌腱、骨质缺损者，骨质缺损小者可单纯应用髂骨条植骨，或游离髂骨瓣移植，如累及多根联合的跖骨时，缺损面积较大时，可用较大髂骨瓣重建足弓。皮肤缺损常用的游离皮瓣有股前外侧皮瓣、对侧小腿内侧皮瓣，常常需携带皮神经以修复足底感觉及恢复足底厚度，以较好地恢复足的负重行走功能。在上述皮瓣不能满足要求时，还可以切取更大面积的侧胸皮瓣或背阔肌皮瓣。

第三节　足背皮肤缺损

一、解剖学特点及修复原则

　　足背皮肤薄，皮下组织疏松，富有弹性和伸缩性。足背皮肤在跖屈位时皮肤面积比背伸时要大约20%。所以足背皮肤缺损修复时,应充分估计皮肤缺损范围,必须加大面积并选择质量接近的供区,并固定在功能位。

足背皮肤及深部组织联系不甚紧密,导致足踝部受到碾压暴力时容易造成皮肤剥脱,或较大外力时,容易造成皮肤撕脱,造成深部的肌腱、血管及骨质外露,如不及时清创及修复,容易发生感染,导致局部组织缺血坏死,造成足背瘢痕挛缩,影响负重行走功能,故足背皮肤缺损应争取一期修复。局部缺损面积较小,软组织血运好者,可采用中厚皮片移植修复。如软组织条件差,可选用局部转移皮瓣修复;对于缺损面积较大、缺损组织较多者,可游离皮瓣移植修复。

二、皮瓣供区的选择

(一) 腓肠神经营养皮瓣

对于踝前、后踝及足背的皮肤缺损,如伴有胫前动脉及足背动脉损伤时,选用腓肠神经营养皮瓣修复较大面积皮肤缺损安全可靠,且不牺牲下肢主要血管;如动脉缺损长度较长时,也可游离出部分近端的大隐静脉用于移植修复血管缺损。如踝前及足背皮肤缺损范围较大,所移植皮瓣超过正常切取范围时,为防止皮瓣供血和静脉回流不足,可适当切取蒂部较深的筋膜及等宽的皮肤,以满足较大范围的皮肤供血。

(二) 内踝上皮瓣

对于内侧踝前及足背皮肤的缺损,可选用内踝上皮瓣转移修复。内踝上皮瓣具有质地较好、耐磨、可部分修复感觉等特点,术后皮瓣外形不臃肿,不影响穿鞋。除修复踝前及足背皮肤缺损外,也可用于足跟内侧皮肤缺损的修复。其皮支血管穿出点较稳定,外径较粗大,血供可靠,不牺牲重要血管,手术安全简便;更为重要的是在足跟较小面积缺损修复中,供区可直接缝合;且不影响小腿主要肌群的活动,但对于大面积的缺损,供区需一期植皮,术后影响美观。皮瓣切取面积可达14cm×8cm。

皮瓣设计及切取注意事项见第二章。

(三) 外踝上皮瓣

修复小腿下段及足部软组织缺损的理想方法应具有不需要复杂的显微外科技术、不牺牲大的主要血管、覆盖范围尽可能大、一期手术即可完成,且供区损伤小等特点。外踝上皮瓣就是利用小腿非主要血管-腓动脉的终末穿支为蒂的岛状皮瓣,其血运丰富,血管恒定,而且在小腿中下段与腓浅动脉及其周围皮下筋膜血管网有恒定的吻合,为外踝上皮瓣的成活提供了可靠的解剖学基础。

外踝上皮瓣可修复小腿中下1/3及足部创面,且不需吻合血管,切取简单、安全可靠,供区较为隐蔽,不牺牲主要血管,对供区无明显影响。切取皮瓣面积大,可达18cm×9cm,血管蒂长8cm以上,易于解剖、旋转幅度大、覆盖范围广,逆行岛状皮瓣移位时可游离血管蒂至跗骨窦水平。皮瓣的抗感染能力强,肤色好,外观好,皮下脂肪少,皮瓣厚度适中,不臃肿,质地好,耐摩擦,可作为较好的岛状皮瓣或游离皮瓣。但部分患者术后可出现腓浅神经支配区皮肤感觉障碍及痛性神经瘤,静脉回流不满意出现水肿等。本皮瓣可用来修复小腿下段、足部、内踝、跟部跖底等处的软组织缺损、骨质外露、慢性溃疡、窦道及不稳定的瘢痕等,尤其适用于外伤后伴有一条大的主要血管损伤者。血管蒂一定要检查,防止扭曲受压,以致皮瓣水肿甚至坏死。皮瓣设计及皮瓣切取注意事项见第二章。

(四) 游离皮瓣移植修复

对于大面积的足背皮肤缺损,特别是合并踝部及小腿下段,或者合并有大面积的前足皮肤缺损,局部转移皮瓣常常无法满足修复要求,此时需游离皮瓣移植,常用的皮瓣供区有:股前外侧皮瓣、髂腹股沟皮瓣、胸脐皮瓣。如患者大腿无外伤史,笔者建议采用股前外侧皮瓣修复,因为此皮瓣供区更为隐蔽,且皮瓣游离相对较大,特别对于合并有前足底皮肤缺损者,此皮瓣可游离较厚的脂肪组织,有一定的抗压、耐磨性。皮瓣可携带股前外侧皮神经,重建感觉功能,利于下肢负重功能恢复(皮瓣设计及切取见总论)。

三、典型病例

1. 游离股前外侧皮瓣修复足踝部皮肤缺损(图10-8)

患者洪某,男,35岁,外伤导致足踝内侧皮瓣及部分肌肉骨骼缺损,皮肤缺损面积约9cm×13cm(图10-8a)。采用游离股前外侧皮瓣携带肌肉充填创腔。皮瓣面积约10cm×14cm,携带部分股外侧肌(图10-8b)。皮瓣移植至受区,旋股外侧动脉降支与胫前动脉吻合,皮瓣回流静脉与大隐静脉及胫前动脉伴行静脉相吻合,一次通血后,移植皮肤颜色红润,放置引流(图10-8c)。皮瓣转移至受区,缝合伤口,移植皮瓣颜色红润,包扎、固定(图10-8d)。

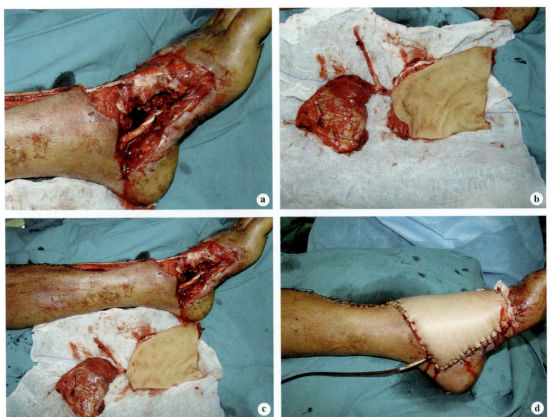

图10-8 典型病例1 游离股前外侧皮瓣修复足踝部皮肤缺损

a. 足踝内侧及部分肌肉骨骼缺损,皮肤缺损面积约9cm×13cm;b. 游离10cm×14cm股前外侧皮瓣携带肌肉;c、d. 皮瓣移植至受区,相应血管吻合后,移植皮肤颜色红润,放置引流管

2. 游离股前外侧皮瓣修复前足皮肤缺损结合髂胫束重建足背伸肌功能(图 10-9)

患者樊某,男,45 岁,重物压伤,导致足背皮肤缺损,合并有大部足背肌腱缺损及部分跖骨缺损(图 10-9a)。给予固定骨折,彻底清创后,皮肤缺损面积约 12cm×20cm(图 10-9b)。游离携带髂胫束的股前外侧皮瓣移植(图 10-9c、d),用髂胫束连接足背伸肌腱的远近端,将髂胫束分成 4 份,分别重建第 2~5 趾伸趾功能(图 10-9e、f)。供血动静脉与足背动静脉吻合,其中一静脉与大隐静脉吻合。术后皮瓣成活良好(图 10-9g、h)。

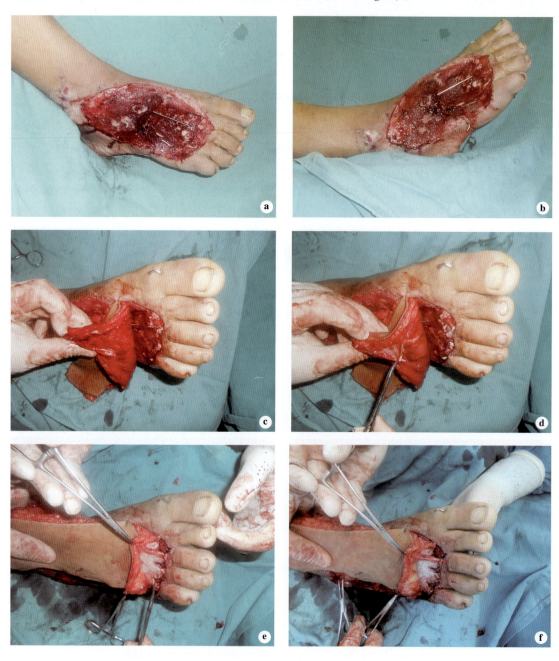

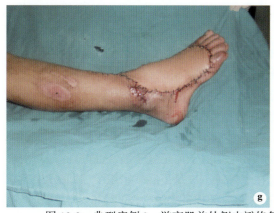
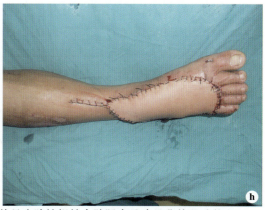

图 10-9　典型病例 2　游离股前外侧皮瓣修复前足皮肤缺损结合髂胫束重建足背伸肌功能

a、b. 足背皮肤缺损面积约 12cm×20cm，合并足背肌腱缺损及部分跖骨缺损；c、d. 游离携带髂胫束的股前外侧皮瓣；e、f. 将髂胫束分成 4 份连接足背伸肌腱的远近端，重建第 2~5 趾伸趾功能；g、h. 术后皮瓣成活良好

第四节　前足多元组织缺损的修复

前足为人体负重的最前端，临床上单纯的前足毁损伤并不少见，其临床治疗具有一定的特殊性。

一、解剖学特点及修复原则

前足由 5 个跖骨和相应的趾骨组成，跖骨头间有横韧带相互连接，跖骨基底有坚韧的骨间韧带和关节囊和跗骨相连。前足的修复要求大体与足跟部相同，主要是保留足弓的稳定及恢复足的行走负重功能。对于趾骨毁损严重的可给予选择截趾，尽量保留跖骨头，以利于保留足的行走功能。如条件允许，一般选择一期重建，对于污染较重伤口，如无法彻底清创，可 VSD 负压引流，亚急症期（3~7 天）给予行重建修复[9]。

二、皮瓣供区的选择

前足在足的远侧，距小腿较远，许多小腿带蒂皮瓣无法作为供区转移修复，大多数情况下需游离皮瓣移植修复，因此可供选择的皮瓣供区就相对较少，血管吻合技术要求也较高。

（一）小面积皮肤缺损

前足背部因皮肤较松弛，小面积的前足背皮肤缺损常可局部转移皮瓣修复，或作跗外侧皮瓣转移修复。对于前足底小面积的皮肤缺损，可选用足底内外侧皮瓣修复。采用足底内外侧皮瓣转移修复时，需切断血管近端，以其远端为蒂部，成为逆行岛状皮瓣。为转位方便，修复足底内侧创面用足底外侧皮瓣，反之亦然。因足底动脉弓的血供主要来源于足背动脉的跖背穿支，故在前足毁损时，如需选择足底内外侧皮瓣转位修复时需慎重，必要时用多普勒辅助检查血管穿支情况。足底内、外侧皮瓣多可携带支配的皮神经，在转移修复后，可与局部的趾神经吻合，以重建足底感觉功能。

（二）前足底大面积缺损的修复

前足底大面积的皮肤及组织缺损，用足底或足趾瓣转位常满足不了需要，小腿外侧及腓肠神经营养皮瓣血管蒂的长度也不够。以胫后血管为蒂转位皮瓣,将血管旋转点下移可抵达,而且小腿内侧皮瓣血管蒂游离的距离较长,创伤也较重,在合并有胫前或足背动脉损伤情况下尚需谨慎,大多数选用游离皮瓣吻合血管移植覆盖创面。

吻合血管的游离皮瓣技术要求较高,但选择余地较大,许多可吻合感觉神经的皮瓣均可选用。因创伤比带蒂小腿内侧皮瓣要小,不需长距离、大范围的解剖分离,所以临床上多选用此方法,有时小腿内侧皮瓣移植修复也采用吻合血管游离移植修复的方法。受区动脉可选用胫前动脉、足背动脉或胫后动脉,静脉多选用大隐静脉。受区的足背外侧、中间或内侧神经均可选用。皮瓣切取大小要比实际缺损面积大20%左右,其原因:一是由于前足处于肢端,静脉回流易受影响,导致组织肿胀,临床上手术失败的主要原因常在于静脉。二是足底软组织少,肿胀发生后软组织退缩余地较小,因此在皮瓣设计一定要留有余地,一定要保证静脉吻合的质量。

三、典型病例

患者于某,男,砸伤导致前足毁损,一期创面较为新鲜,彻底清创后,遗留7.5cm×5cm皮肤缺损。一期行游离腓动脉穿支皮瓣修复。术中可见多个腓动脉穿支。穿支血管自小腿外侧肌间隔即腓骨长肌、短肌于比目鱼肌间隙穿出,穿支血管粗大。皮瓣面积大约8cm×5cm。皮瓣移植前,蒂部约有5cm长。穿支动脉与足背动脉终末端吻合,伴行静脉与大隐静脉及足背动脉伴行静脉吻合,游离移植术后的皮瓣血供良好(图10-10)。

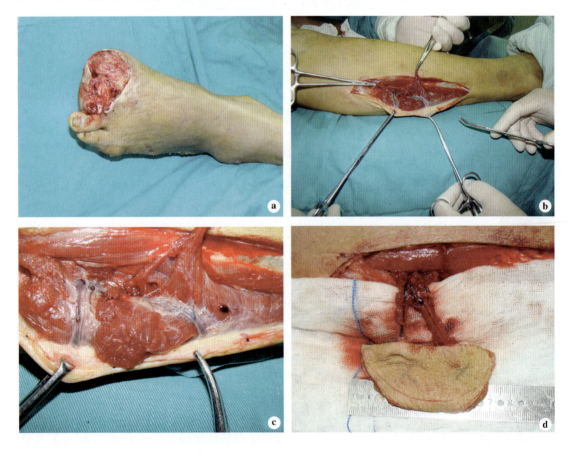

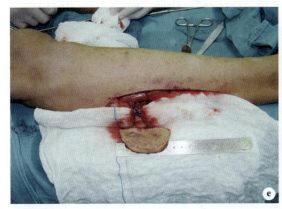
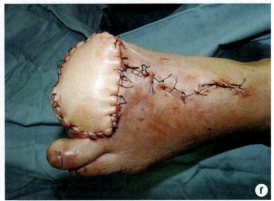

图 10-10　典型病例

a. 前足毁损，导致第 1~3 趾缺如；b. 游离并保护好腓动脉穿支；c. 腓动脉穿支；d、e. 游离的皮瓣 8cm×5cm；
f. 皮瓣移植至受区

第五节　足弓外伤缺损的修复

一、前足纵弓及横弓的缺损

由于解剖的特殊性，第 1 跖骨头既是纵弓的支撑点也是横弓的支撑点，所以前足纵弓和横弓是不能截然分开的。前足横弓是足 3 个横弓结构最为复杂的，维系此横弓的主要肌肉是足姆收肌横头及跖骨横韧带。对于单纯由软组织缺损引起的足弓不稳，可利用趾屈伸肌腱或筋膜移植重建。

对于前足骨缺损伴有皮肤软组织缺损者，首先给予彻底清创，测量骨缺损长度及皮肤缺损面积，单一跖骨缺损伴有皮肤缺损者可选用不带有血管的髂骨修剪成条状，加临近的轴形皮瓣转移修复[10]，皮肤缺损面积较大者，可游离股前外侧皮瓣或者背阔肌皮瓣。移植髂骨与受区固定，通常采用克氏针固定加软组织缝合，然后行游离皮瓣移植。在固定髂骨条时，要注意足的纵弓和横弓的位置，应固定在解剖位置上，皮瓣最好有供区的神经可供重建感觉功能，以期恢复足负重区的感觉。

对于前足毁损伤，伴有大多数的跖骨毁损，需重建足弓者，可游离髂骨瓣携带腹股沟上皮瓣移植，对于皮肤缺损面积较大者，需游离皮瓣移植，一般选用股前外侧皮瓣、背阔肌皮瓣、胸脐皮瓣或者侧胸皮瓣。因骨缺损较多，固定时多选用多块钢板，双侧同时固定，以保证足弓的稳定性。游离皮瓣移植，最好带有神经，以便与受区神经缝合，恢复负重区感觉，股前外侧皮瓣作为常规选择[11]。

典型病例

患者孙某，男，28 岁，重物砸伤，导致前足毁损缺如。给予彻底清创，游离带旋髂深的髂骨瓣+股前外侧皮瓣移植修复。游离髂骨大小约 12cm×10cm，采用双钢板内外侧固定，近端与跗骨嵌合，髂嵴端用于重建前足支点，携带少许肌肉，以增加局部软组织厚度，更好地承重。髂骨瓣供血血管与胫后动脉、静脉吻合。游离大小约 25cm×18cm 股前外侧皮瓣，携带部分肌肉充填足底创腔以减震。血管蒂与足背动静脉吻合。皮瓣成活良好,伤口一期愈合(图10-11)。

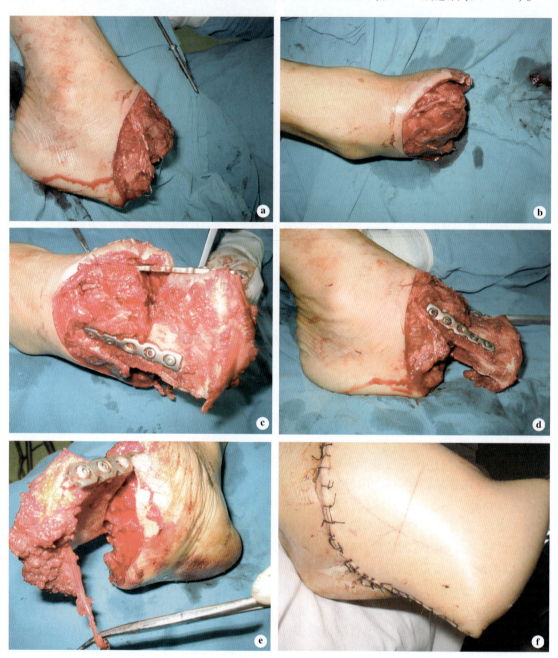

图10-11 典型病例

a、b. 前足毁损,皮肤及足跖骨缺失;c、d. 游离带旋髂深动脉的髂骨至受区,用双钢板固定;e. 髂骨瓣的血管蒂;f. 髂骨瓣+股前外侧皮瓣移植,伤口一期愈合

二、跗骨缺损的修复

足跗骨主要由距骨、足舟骨、骰骨和3块楔骨组成。对于单独或多块足跗骨缺损,治疗

上首先给予清创,测量骨缺损的长度及皮肤缺损面积。因为跗骨形状近似立方体,在供区选择上大多选择髂骨,修建成缺损形状植于缺损区。如缺损骨块较多,为防止大量植骨后再血管化困难的问题,常常给予游离骨瓣移植,大多采用带旋髂浅或旋髂深动脉的髂骨瓣移植,合并有皮肤缺损者可游离皮瓣同时移植。在手术中,应注意切取骨块要略大于骨缺损,移植后才能紧密接触,有利于骨折愈合,对于跗骨间的微动关节,应彻底刮除软骨,行关节融合。

第六节 足跟缺损的修复与重建

足跟是足的重要组成部分,如果没有足跟整个足就不能正常发挥作用。跟骨是人体的主要负重部位,一旦缺损足正常功能难以维持。足部缺损的修复最为复杂的是跟骨的重建与修复,但要使所有缺损组织得到同期修复,供区受到严格限制。

足跟部结构特殊,承载着人体大部分的重量,全足跟或大部足跟缺损后不可能有类似的材料修复,从而增加了足跟部毁损伤重建的难度。

足跟的功能解剖:①足跟部皮肤角质层多,有一定厚度,抗磨耐压。②跟骨作为足弓的后支撑点,可以起到一定的传导暴力作用。③骨骼与皮肤之间脂肪垫肥厚,可以起到分散压力、吸收震荡的效果。由于足解剖的特殊性,对于修复足跟的组织,供区的骨骼应有足够的硬度,不致被压缩变形;供区的皮肤软组织要求有足够的厚度,以期有足够厚的软组织充填,以分散压力,吸收震荡,对于皮瓣供区,最好携带有皮神经,以便恢复足的负重功能同时重建皮肤感觉。

一、单纯足跟部皮肤缺损的修复

对于单纯的足跟部皮肤缺损,临床上有多种皮瓣可供选择。临床上常选用局部转移皮瓣修复,可供选择的皮瓣有:足内侧皮瓣,腓肠神经营养皮瓣、内踝上皮瓣等。如局部血管条件差,无法行转移皮瓣修复时,最好选用携带皮神经的游离皮瓣移植,临床上常常采用带有臀下皮神经的臀部皮瓣带蒂移植。对于较大面积的皮肤缺损,如局部转移皮瓣条件差,或面积无法满足修复要求,可采用游离股前外侧皮瓣移植修复(典型病例见第十章第二节)。

二、全足跟缺损的修复

(一) 游离腓骨及小腿外侧皮瓣重建修复

小腿外侧供区基本满足修复全足跟缺损的要求,特点如下[12]:①腓骨质地较硬,基本符合跟骨要求,为增加负重,将双腓骨折成两段并排移植重建跟骨,且把远端断面磨圆,可增加接触面积;②小腿外侧皮肤厚薄适宜,且切取范围基本可满足要求;③小腿外侧皮瓣可携带腓肠外侧皮神经与足背内侧皮神经吻合或腓浅神经来重建感觉功能;④如需较厚皮下组织,可携带小腿部分肌肉,如跗屈肌或比目鱼肌。以达到足够的厚度,恢复足跟部饱满的外形;⑤复合组织移植,腓骨及小腿外侧皮瓣具有统一血供来源即腓动脉,血运丰富,可同时切取,减少手术风险。

1. 适应证[13]

①足跟缺损的范围不能太大。小腿外侧皮瓣切取范围有限,对于足跟部合并有踝部及足背或足底皮肤缺损者,皮瓣不够大,不能完全封闭创面。②距骨完整、健康,有利于腓骨顺利插入并融合。③小腿外侧皮肤条件好。很少或者没有外伤,不可有瘢痕,避免术后负重时发生溃疡。④腓肠外侧皮神经完整,以利于重建皮瓣感觉。⑤血管条件好。由于腓动脉有一定的变异,术前要仔细检查,采用多普勒超声探测作为常规检查,必要时行下肢动脉造影明确血管走行。⑥患者全身状况好,没有糖尿病或者下肢静脉炎等疾病。

2. 手术方法[14]

术前以健足为标准,测出包括骨骼、皮肤、皮下软组织缺损的大小范围,用多普勒血管探测仪沿小腿外侧上1/3的下部及中下部测出腓动脉皮支穿出筋膜的分布点,以这些分布点为中心设计所需的小腿外侧复合组织皮瓣。①腓骨长度应包括:双排腓骨重建跟骨所需的长度,插入距骨洞穴所占的长度,以及腓骨对折时中间所需用截除的2.0cm长度;②皮瓣大小包括包裹足跟,修复足跟邻近挛缩瘢痕切除的缺损范围及皮瓣切取后20%左右的回缩;③软组织切取范围应包括充填残腔及恢复足跟部软组织厚度和形态所需总量;④腓动脉、静脉的长度应保证逆转修复后没有张力;⑤腓肠神经外侧支的长度,应能满足逆转移植后近侧端能与足背内侧皮神经顺接。

切取时先从后缘开始,从筋膜深面向前分离,越过腓骨长肌与小腿三头肌间隙可清楚地看到腓动脉、静脉,从上而下显露所需血管全长。再切开皮肤前缘,在所需腓骨上带一层肌鞘,按所需长度,分别截断腓骨远近端,用巾钳钳夹腓骨断端,向外翻出腓骨,并游离出腓骨及腓动脉血管束,按受区面积切取小腿外侧皮瓣,并携带腓肠神经外侧支[15]。在复合组织瓣近端腓动脉起始部切断腓动脉、静脉。在切取的腓骨中段骨膜下截除2.0cm骨段,对折并排插入准备好的受区骨穴内,用克氏针经皮与骨髓腔固定,维持跟结节角30°。将肌瓣填入残腔和移植骨一起重塑足跟外形。缝合复合皮瓣的腓肠神经外侧支和足背内侧皮神经。缝合皮肤,外以石膏托固定足于功能位。

此方法优点是摆放灵活,不受血管蒂长短的限制,避免大段组织切开与分离;神经能顺行吻合等。若患侧小腿有损伤则更显优势。术中将骨端与地面接触部分挫磨圆钝,减少力量集中,半年后穿软底鞋,逐渐加强活动比较适宜。

(二) 髂骨瓣+皮瓣移植重建修复

髂骨瓣较厚,可达跟骨结节宽度一半,增加受力面积,分散压力,减轻局部皮肤压力,满足跟骨重建的需要[16,17]。

1. 适应证

足跟缺损的范围不能太大,最好是跟骨结节远端的缺损,跟距关节面未有缺损或缺损面积较小。

2. 手术方法

(1) 创面准备:"卷地毯"式清创,彻底清除污染坏死组织,对于有跟骨骨折予以克氏针或镙钉固定,跟腱损伤进行修复。测量骨缺损大小。

（2）骨瓣切取及固定:手术在腰麻或硬膜外麻醉下进行,取仰卧位,术侧臀部垫以沙垫适当抬高,由髂嵴中部起,沿髂嵴弧度做弧形切口。沿切口逐层切开,显露并切断腹外斜肌、腹内斜肌及腹横肌,沿髂前上棘游离出旋髂深动脉深、浅支。浅支出筋膜后穿行于腹内斜肌与腹横肌之间,仔细辨认后将其结扎。深支在髂前上棘内侧,在髂筋膜与髂肌之间,紧贴骨盆内壁筋膜走行,发出肌支与骨膜支。结扎肌支,切断附着于髂骨上的肌肉,切断时应保留0.5~1.0cm的肌端,保护好旋髂深动脉分布于髂骨的分支,根据创面所需骨量的大小以骨刀凿取骨瓣,并按骨瓣及血管蒂的长度进行分离,形成以旋髂深动脉为蒂的骨瓣。在切取和分离血管时,注意保护股外侧皮神经、髂腹下神经与髂腹股沟神经。观察血供良好,待受区准备好后,即可结扎并逐层缝合包扎。骨瓣的固定将足跟部创面修整清洗完毕后,根据跟骨缺损的大小修整骨瓣,并将其以2~3枚螺丝钉固定,后盐水纱布保护进行皮瓣的切取。血管蒂与受区血管吻合,如需同时游离皮瓣移植,需注意血管蒂与皮瓣血管蒂之间的处理。

（3）皮瓣的选择:对于皮肤软组织缺损面积较小者,可采用小腿外侧皮瓣或腓肠神经营养皮瓣。对于缺损面积较大者,可游离股前外侧皮瓣或背阔肌肉皮瓣同时移植修复。

腓肠神经营养皮瓣设计切取:以腘窝中点与外踝尖、跟腱的连线中点为皮瓣的轴线。两点连线在外踝上5~7cm处游离出腓动脉穿支,选择较粗大的穿支,作为皮瓣的旋转点。根据受区创面的大小设计皮瓣,所切取的组织大小一般应比创面大2cm,若皮下脂肪较厚可相应加大组织瓣切取的面积。按皮瓣设计线,先切开皮瓣的腘窝侧达深筋膜下,于腓肠肌内、外侧头之间找到腓肠内侧皮神经及其周围的小隐静脉,将其切断后结扎,切开皮瓣上缘。在深筋膜下锐性剥离并缝合皮瓣边缘的深筋膜与皮下组织,分离皮瓣同时结扎皮瓣的穿支血管,解剖至旋转点,形成了一个包含腓肠神经营养血管的皮瓣,观察血运良好后。切开在蒂部转移路径上的皮肤,将皮瓣逆行转移至足跟部受区创面,术中尽量避免蒂部受压、扭曲或过度牵拉。皮瓣供区实施中厚皮植皮并加压打包。

小腿外侧皮瓣切取:皮瓣设计及切取此处不做赘述(见总论)。放置皮瓣时应注意,切忌把血管的皮肤穿支点放置于足跟处,防止受压。跟骨下方适量减少皮下组织的修剪,以保证移植后跟骨下脂肪垫以承载体重,吸收震荡。

（4）术后处理橡皮条引流24h,石膏制动,抬高患肢,观察皮瓣的血运。并行抗血管痉挛、抗血栓形成及抗感染治疗8天。

3. 手术注意事项

①该皮瓣的转位与骨瓣的游离移植虽是一次手术完成,但是皮瓣与骨瓣之间存在间隙,为消除组织间的空隙实施加压包扎,加压包扎时要注意力度和范围,以防止过度加压引起皮瓣缺血。②由于跟部组织结构的特殊性,足跟底面感觉的恢复显得尤为重要。故游离皮瓣最好携带皮神经,并注意神经感觉功能的重建。③在旋髂深动脉骨瓣切取完毕关闭切口时,要逐层严密缝合,防止腹壁疝的形成;应彻底止血,防止腹股沟血肿的髂窝血肿等并发症。④在修剪旋髂深动脉骨瓣时要注意与健侧跟骨的轴向长度比较,防止增加跟部的长度或减少跟部的长度,造成两足大小不一,给患者带来不必要的痛苦。⑤注意术后功能的康复训练。足跟再造术后,皮肤骨骼血供良好,只是组织的成活。但足跟作为功能器官,成活只是具备了功能恢复的前提。手术的完全成功,要使再造跟部具备行走负重的功能,不能忽视术

后功能的康复训练。

此方法优点是髂骨有足够的硬度,与跟骨结构相近可吸收震荡,是重建足弓较好的选择。但要求受区骨缺损较小,且受区有可供吻合血管。

(三) 小结

足跟缺失临床治疗是一大难点,有报道采用带血管腓骨皮瓣、带血管肩胛骨皮瓣及带血管髂骨皮瓣修复,临床效果好。随着研究的深入,也有采用同种异体跟骨移植修复者,但排异反应和异体骨再血管化的问题一直得不到良好解决,限制了其应用空间。近年来,组织工程骨移植技术已取得了长足的进步,相信不久的将来此项技术也会应用于足跟缺损的重建与修复中。

参 考 文 献

[1] 王正义. 足踝外科学. 北京:人民卫生出版社,2006
[2] Wei JW, Dong ZG, Ni JD, et al. Influence of flap factors on partial necrosis of reverse sural artery flap: a study of 179 consecutive flaps. J TraumaAcuteCareSurg,2012,72(3):744-750
[3] Barbour J, Saunders S, Hartsock L, et al. Calcaneal reconstruction with flee fibular osteocutaneous flap. J Reconstr Microsurg, 2011,27(6):343-348
[4] 唐举玉,李康华,任家伍,等. 跟内侧神经的形态特点与临床意义. 中南大学学报:医学版,2010,35(4):386-389
[5] 唐举玉,李康华,谢松林,等. 股前外侧皮瓣修复足跟大面积软组织缺损的感觉重建探讨. 中华显微外科杂志,2012,35(4):267-269
[6] 王晓科,丛海波,王晨霖. 足底软组织缺损感觉功能重建的临床观察. 中华显微外科杂志,2012,35(2):155-157
[7] 侯春林,顾玉东. 皮瓣外科学. 上海:上海科学技术出版社,2006:710-713
[8] Yang D, Yang JF, Morris SF, et al. Medial plantar artery perforator flap for soft tissue reconstruction of the heel. Ann Plast surg,2011,67(3):294-298
[9] 许军,赵玉驰,黄仁辉,等. VSD技术配合腓肠神经营养血管皮瓣修复足部软组织缺损. 中华显微外科杂志,2011,34(3):234-236.
[10] 王剑利,潘朝晖,许瑞杰,等. 组合带血管髂骨及皮瓣重建跖骨缺损的三维有限元研究及临床分析. 中华显微外科杂志,2005,28(2):163-165
[11] 寿建国,付彪. 修薄股前外侧皮瓣联合阔筋膜修复手和足部复合组织缺损. 中华显微外科杂志,2013,36(3):273-275
[12] 王剑利,付兴茂,张祚勇,等. 用皮瓣与带血管髂骨组合移植修复足跟骨及软组织缺损. 中华显微外科杂志,2001,24(3):173-176
[13] 蔡锦方,刘晓平,潘冀清,等. 足跟再植与再造. 修复重建外科杂志,1990,4(1):3,4
[14] 郑晓菊,王保山,王新宏,等. 游离腓骨及小腿外侧皮瓣再造足跟的体会. 中华显微外科杂志,2013,36(4):415
[15] 梁高峰,智丰,滕云升,等. 游离股前外侧皮瓣组合腓骨皮瓣修复手掌毁损伤. 中华显微外科杂志,2013,36(5):494-496
[16] 王加利,赵春霞,陈仲华,等. 吻合神经的游离髂骨皮瓣修复足跟部复合组织缺损. 中华显微外科杂志,2014,37(1):35-37
[17] 潘朝晖,王剑利,蒋萍萍,等. 三种不同骨瓣重建跟骨缺损的有限元及临床分析. 中华创伤骨科杂志,2005,7(6):529-532

第十一章 小腿多元组织缺损的修复

随着现代工业及交通业的发展,高能量损伤逐年增多,小腿损伤约占全身骨折损伤的 8%~10%[1],由于小腿前软组织较薄,高能量损伤造成的小腿部大面积皮肤缺损、大范围肌肉缺失合并大段骨缺损临床并不少见,此类损伤软组织挫伤重,伤口污染严重,其截肢率及感染率高,手术次数多,肢体功能恢复差。因此如何有效地降低感染率及截肢率,如何在最短时间内最大限度地修复组织缺损及重建肢体功能,如何在修复软组织缺损的同时重建骨支架,如何减少移植组织、降低手术风险、减少手术次数是临床治疗中的难题。

第一节 概　　述

一、小腿解剖学特点

小腿前群有四块肌肉,由内侧到外侧依次是胫骨前肌、踇长伸肌、趾长伸肌及趾长伸肌远端分出的第三腓骨肌(表 11-1);小腿外侧有腓骨长肌和腓骨短肌覆盖(表 11-2);小腿后侧前群浅层包括腓肠肌和比目鱼肌(小腿三头肌),向下形成强大的跟腱,深层肌肉包括腘肌及位于其下方的趾长屈肌、胫骨后肌和踇长屈肌(表 11-3)。小腿前方肌肉较薄,容易发生骨折。

表 11-1　小腿前群肌的起止点、作用及神经支配

名称	起点	止点	作用	神经支配
胫骨前肌	胫骨外侧面上 2/3 和骨间膜远侧端	内侧楔骨和第 1 跖骨基底部	足部背屈和内翻	腓深神经 (L4~S2)
踇长伸肌	腓骨内侧面中份及骨间膜	踇趾远节趾骨底	背屈踝关节、伸踇趾	
趾长伸肌	胫骨外侧髁和腓骨前缘上 2/3	第 2~5 趾骨趾背腱膜	背屈踝关节、伸第 2~5 趾	
第 3 腓骨肌	腓骨下 1/3 前面及骨间膜	第 5 跖骨基底部背面	协助足部背屈和外翻	

表 11-2　小腿外侧群肌的起止点、作用及神经支配

名称	起点	止点	作用	神经支配
腓骨长肌	腓骨外侧面上 2/3 部	内侧楔骨和第 1 跖骨的基底部	使足部背屈和外翻	腓浅神经 (L5~S1)
腓骨短肌	腓骨外侧面下 1/3 部	第 5 跖骨粗隆		

表 11-3　小腿后群肌的起止点、作用及神经支配

层次	名称	起点	止点	作用	神经支配
浅层	腓肠肌	外侧头:自股骨外侧髁后面 内侧头:股骨内侧髁及附近骨面	以跟腱止于跟骨结节	屈膝关节、跖屈踝关节	胫神经 (L4~S3)
	比目鱼肌	腓骨上部后面、胫骨比目鱼肌线		跖屈踝关节	
	跖肌	股骨腘面外下部及膝关节囊后面			
深层	腘肌	股骨外侧髁外侧面	胫骨比目鱼肌线以上的骨面	屈和内旋膝关节	
	趾长屈肌	胫骨后面中 1/3 部	第 2~5 趾远节趾骨底	跖屈踝关节,屈第 2~5 趾	
	胫骨后肌	胫腓骨及骨间膜后面	舟骨粗隆和内侧、中间及外侧楔骨跖面	跖屈踝关节、足内翻	
	𧿹长屈肌	腓骨后面下 2/3 部	𧿹趾远节趾骨底	跖屈踝关节、屈𧿹趾	

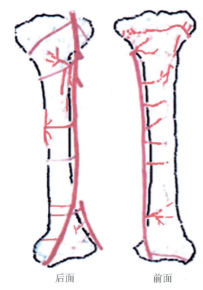

图 11-1　胫骨整体动脉血管分布图[3]

胫骨干上 1/3 呈三角形,下 1/3 略呈四方形,中 1/3 是三角形和四方形骨干的移行部,此处细弱为骨折好发部位。胫骨的血液供应由 3 部分组成,骨骺干骺血管、滋养动脉和骨膜血管(图 11-1)。

胫骨两端骨骺供血丰富,上端来源于腘动脉的膝下内侧、外侧动脉、隐动脉、胫前返动脉及胫后返动脉,下端干骺端来源于胫前动脉的内踝前动脉、胫后动脉的内踝后动脉、胫前动脉穿支、胫后动脉穿支和腓动脉穿支,这些血管在胫骨骨髓周围互相吻合成网[2]。

滋养动脉多数发自胫后动脉返支,也可见发于胫前动脉、腘动脉,发出后沿胫骨后方下行 6.3cm±1.8cm 于胫骨后方比目鱼肌线下方经胫骨滋养孔进入胫骨髓腔[3]。该动脉分成 3 个上行支和 1 个下行支,再分成小支供应骨内面。陆维举等[4]通过放射性核素显像观察滋养动脉结扎后新西兰白兔胫骨血供分布,证实滋养动脉对于胫骨远端血供十分重要,当胫骨骨折后由滋养动脉来的髓内血液供应遭到破坏时,骨膜的血液供应就逐渐起主要作用。

胫骨骨膜血供系统由 2 部分组成:上、下两端的动脉分支和胫前、胫后动脉的直接骨膜支。胫骨上段由发自隐动脉,膝下内、外侧动脉,胫前、后返动脉的分支及终末支分布至胫骨上段四周的骨膜;下段由发自内踝前、后,胫前、后动脉穿支、腓动脉穿支的分支及终末支分布至胫骨下段四周的骨膜。胫前动脉在沿胫骨外侧下行的途中间断发出 5~7 支直接骨膜支,直径 5mm±0.2mm,发出后紧贴骨间膜向内行胫骨干外侧缘,然后由胫骨外侧面行至胫骨前缘,进一步分支,相互吻合成骨膜血管网,胫后动脉下行过程中也有直接骨膜支发出,数目明显少于前者,分布不规律,管径差异也较大,其中较粗大的 1~2 支发出后直接或穿经胫骨后方肌腹至胫骨后面,向外走行至胫骨外侧缘,分支参与骨膜血管网构成;余下的分支较

细小,到达胫骨后面分支营养局部组织[3,5]。

腓骨为细长的管状骨,有前缘、骨间缘和后缘3缘,外侧面、内侧面和后面3面,腓骨体中部断面呈四边形者为72.6%,呈三边形者为27.4%,有9块肌肉附着,除股二头肌向上外,余均向下。腓骨中上1/3交点及中下1/3交点均是两组肌肉附着区的临界点,也是相对活动与相对不动的临界点,承受的应力较大,易发生疲劳骨折[6]。

腘动脉在腘肌下缘分为胫前、胫后动脉。胫前动脉穿过骨间膜后沿其前方走行于小腿前间隔内,其体表标志为腓骨头与胫骨结节中点至两踝中点连线。胫前动脉过两踝中点后移行为足背脉。足背动脉位于足背内侧,位置浅表,在跨长伸肌腱的外侧可触摸到其搏动。胫前动脉在从腘动脉穿骨间膜处易受损伤,在小腿中1/3处的分支常与腓动脉及胫后动脉相吻合。胫后动脉在小腿后面浅、深屈肌之间下行,经内踝与跟结节之间,屈肌支持带的深面,终末支为足底内、外侧动脉,沿途发出数条肌支营养小腿后群肌肉。胫后动脉主要分支为腓动脉,距腓骨头约9cm处从胫后动脉发出,沿腓骨内侧缘向下进入跨长屈肌深层。腓动脉在小腿下1/3处于骨间膜后方发出穿支至小腿前方供应小腿前面肌肉。

在小腿部有5条主要静脉系统,即大隐静脉、小隐静脉、胫前静脉、胫后静脉和腓静脉。大隐静脉是人体中最长的一支静脉,起自足内侧静脉,上行于小腿内侧和隐神经伴行,汇入股静脉。小隐静脉起自足外侧部静脉,经外踝后方与小腿外侧与腓肠神经伴行。在小腿近端1/2处,小隐静脉与腓肠内侧皮神经相邻,汇入腘静脉。小腿深静脉与相应的动脉伴行。

腓总神经分为腓浅神经和腓深神经。腓浅神经支支配腓骨长、短肌及小腿和足背外侧皮肤。腓深神经支配足及踝的伸肌,包括胫前肌、跨长伸肌、趾长伸肌。胫神经与腘血管伴行,行走于深浅两层肌肉间隔中,支配所有小腿后侧肌群,远端位于内踝后趾长屈肌与跨长屈肌之间[7]。

小腿有致密的深筋膜,将小腿的肌肉分为4部分,形成4个筋膜间隔,具体如下所述。

1. 小腿前间隔

包括胫前肌、趾长伸肌、跨长伸肌和第3腓骨肌。胫前动脉和腓总神经走行在这些肌肉深层。前间隔由胫骨、腓骨、骨间膜及坚韧的筋膜围成,当发生骨折时,极易发生筋膜间隔综合征,在踝关节附近,胫前肌、跨长伸肌和趾长伸肌的腱性部分贴近胫骨,可在开放骨折时受损或骨折愈合形成的骨痂粘连,造成足部的畸形及功能障碍。

2. 外侧间隔

包括腓骨长肌、腓骨短肌。腓浅神经走行于腓骨肌与趾长伸肌之间,外侧间隔发生筋膜间隔综合征者较前间隔少。

3. 后侧浅间隔

包括腓肠肌、比目鱼肌、腘肌和跖肌。腓肠神经、大隐静脉、小隐静脉在此肌间隔。

4. 后侧深间隔

包括胫后肌、趾长屈肌和跨长屈肌。胫后神经、胫后动脉和腓动脉位于此间隔。

二、小腿损伤的分型

对于伴有骨折的软组织分型,目前最常用的是 Gustilo & Anderson 分型,Gustilo 和 Anderson 在对 1025 例开放性骨折进行分析的基础上提出这种分型[8],在临床过程中又对损伤最重的Ⅲ型进行了细分,其分为 A、B、C 3 个亚型[9]。

Ⅰ型伤口清洁并小于 1cm,无污染或污染程度轻,多为螺旋形骨折或短斜形骨折等简单骨折造成,伤口是由骨折断端由内向外刺穿形成(图 11-2);Ⅱ型伤口周围组织轻微挫伤,无肌肉坏死,骨折程度中等或严重(图 11-3);Ⅲ型多为高能量损伤,伤口污染,有严重的软组织损伤并伴有血管损伤(图 11-4)。这样分型较笼统,不足以指导临床,后又将Ⅲ型损伤分为 3 个亚型,ⅢA 型尽管软组织大面积裂伤,但骨折部位仍有足够的软组织覆盖,ⅢB 大面积软组织缺损并有骨膜剥脱、骨外露,伤口严重污染,ⅢC 伴有动脉损伤的开放性骨折(表 11-4)。

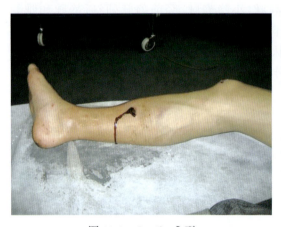

图 11-2　Gustilo Ⅰ型

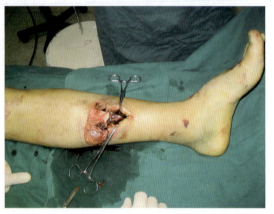

图 11-3　Gustilo Ⅱ型

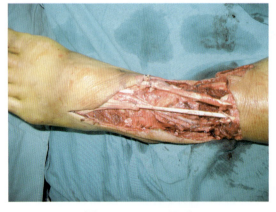

图 11-4　Gustilo Ⅲ型

表 11-4　Gustilo & Anderson 分类(1976、1984)

分型	损伤程度
Ⅰ	小于 1cm 的清洁伤口/轻度粉碎性骨折
Ⅱ	大于 1cm 并小于 10cm 的污染伤口/中度粉碎性骨折
Ⅲ	大于 10cm 的重度污染伤口/软组织毁损
ⅢA	广泛的软组织撕裂或形成游离皮瓣,骨仍有足够的软组织覆盖
ⅢB	广泛的软组织缺损伴骨膜剥离和骨外露,严重污染
ⅢC	开放性骨折伴有动脉损伤

损伤的类型可以初步预测继发感染率(表 11-5),有效地指导临床治疗。相关报道示,Ⅰ型继发感染率约为 2%,Ⅱ型感染率为 2%~7%,Ⅲ型感染率平均为 10%~25%,其中ⅢA

型为5%~10%,ⅢB型为10%~50%,ⅢC型为25%~50%。

表11-5 损伤程度及感染率

类型	范围及特点	感染率(%)
Ⅰ	<1cm	0~2
Ⅱ	1~10cm	2~5
Ⅲ	>10cm	10~25
ⅢA	骨骼有足够的软组织覆盖	5~10
ⅢB	骨膜剥离骨外露,需局部转移或游离皮瓣移植覆盖	10~50
ⅢC	需要修复血管	25~50

为了对复杂创伤进行详尽描述,更方便资料统计及科学研究,AO发表了一套更加精细和详尽的分类系统,这个分型系统将不同解剖部位的创伤分入不同的严重程度的组别。表皮损伤被分为开放性和闭合性,用"O"和"C"来区分,每种类型又按照严重程度分为5个亚组,程度1为正常,由2到5损伤的严重程度依次增加(表11-6,表11-7)。

表11-6 AO软组织损伤分型:闭合表皮损伤(IC)

损伤分型	损伤程度
IC1	无皮肤损伤
IC2	无皮肤裂伤,但有皮肤挫伤
IC3	环形脱套
IC4	广泛的闭合性脱套
IC5	挫伤皮肤坏死

表11-7 AO软组织损伤分型:开放表皮损伤(IO)

损伤分型	损伤程度
IO1	皮肤由内向外破裂
IO2	皮肤裂口<5cm
IO3	皮肤裂口>5cm
IO4	皮肤全层挫伤,撕脱,软组织缺损,肌肉肌腱损伤,神经血管损伤
IO5	广泛的脱套伤

三、处 理 原 则

(一) 保肢与截肢

目前国内外对保肢与截肢的指征仍存在争议,一些学者想通过量化指标以评估患者的伤情与预后,他们提出MESS评分(表11-8)、肢体损伤综合征指数、截肢指数等评价指标,其中MESS评分最常用,一般认为,MESS评分为3~6分可以保肢,大于7分为截肢的指征。随着显微外科技术的发展,不断有MESS评分大于7分的创伤肢体保肢成功病例报道,王贵忻等[10]报道MESS评分大于7分的Gustilo ⅢB型保肢成功率约为92.31%,Gustilo ⅢC型保肢成功率约为50%,该评分系统在判断截肢或保肢,以及预计远期患肢功能方面的能力有限,不能作为决定截肢或保肢的唯一标准,但其为临床治疗提供了方向。

孙鲁源等[11]提出参考以下几点判断是否需要截肢。①肢体热缺血时间:大肢体缺血超过6h的患者保肢预后较差;②肌肉损伤程度:小腿2个以上筋膜室的肌肉毁损应优先考虑截肢;③骨缺损的程度:骨缺损长度超过胫骨长度1/3的患者预后较差;④MESS评分:小于

9分的患者可予以保肢治疗,大于9分的患者倾向截肢治疗;⑤患者及家属的主观意愿、医从性及经济能力。笔者通过组合组织移植联合骨段牵拉成骨治疗小腿大范围多元组织缺损的方法,进一步拓宽了保肢的适用范围。

表11-8 损伤肢体严重程度评分(mangled extremity severity score, MESS)

类型及特征	损伤	评分
骨/软组织		
1. 低能量	刺伤,单纯闭合骨折,小口径枪弹伤	1
2. 中度能量	开放或多水平骨折,脱位,中度压轧伤	2
3. 高能量	猎枪爆炸伤(近距离),高速度射击伤(火炮伤)	3
4. 大重量压砸伤	伐木、铁路、油井等大型设备意外	4
休克组		
1. 正常血压的血流动力学	在伤地和手术室血压稳定	0
2. 短暂的低血压	在伤地血压不稳定但静脉输液后反应敏感	1
3. 长期的低血压	在伤地血压低于90mmHg,仅在手术室输液有反应	2
缺血组		
1. 无缺血	肢体有脉搏跳动,无缺血征象	0
2. 轻度缺血	无缺血征象,但脉搏跳动减弱	1
3. 中度缺血	多普勒无脉搏,毛细血管再充盈迟缓,肌力减弱	2
4. 高度缺血	无脉、凉、麻痹、麻木,没有毛细血管再充盈。	3
年龄组		
1. 小于30岁		0
2. 大于30岁,小于50岁		1
3. 大于50岁		2

注:假如缺血时间超过6h,则分数×2。

(二) 创面修复的时机

关于急诊清创至组织瓣修复的间隔时间仍存在争议。部分学者认为创面的覆盖需延期进行,一方面等待肿胀消退,另一方面可以对创面进行观察及二次清创。随着显微外科技术的成熟,创面早期(72h内)覆盖的优势日益突出,与二期修复相比,急诊治疗方案可充分利用幸存的健全组织缩小修复范围,提高修复效果,最大限度地保留肢体功能,并且明显降低骨不连和骨髓炎的发生率,缩短住院时间和骨折愈合时间。但急诊显微外科修复的手术风险较高,一旦失败将加重患者的损伤。对患者全身条件差、组织污染损伤重、组织存活能力无法进行正确判断等可采用亚急诊的方法,早期以VSD负压引流装置覆盖创面,待患者全身状况好转,与患者及家属充分沟通,确定手术方案。

(三) 供区的选择

选择移植组织供区的最基本原则是损伤小、血管解剖恒定、部位隐蔽。临床中笔者一般选择背阔肌皮瓣或股前外侧皮瓣为组织移植供区。因为背阔肌皮瓣供血动脉位置恒定,血管口径较粗,可与受区近端血管吻合,其旋肩胛动脉及胸壁支亦较粗大,可利用其分支与受区远端及其他参与移植组织血管吻合。股前外侧皮瓣的供血动脉旋股外侧动脉降支粗大分支较多,其终末支亦较粗大,可利用其自身血管分支吻合重建肢体远端血运;两者共性是供区相对隐蔽,可取范围较大,血管相对恒定,还可根据局部组织缺损情况选择皮瓣或者肌皮瓣进行移植,利用肌肉填充死腔及进行吻合神经的肌肉移植重建小腿前群肌肉功能。对于缺损面积较大时,可以采用组合组织移植。

(四)骨折固定方式

高能量导致的小腿毁损伤,特别是 Gustilo ⅢB、ⅢC 型损伤,可借鉴"损伤控制骨科"(damage control orthopaedic,DCO)理念,早期行快速、暂时、有效的骨折固定术,以生命体征的维护及软组织的修复为重点,骨折复位不要求完美解剖复位,要尽量保护好软组织,减少软组织的剥离,可以等到全身情况好转及软组织修复后再行二期处理。

虽然内固定系统在材质和结构上做了很多改进,提高了钢板系统的抗感染性,但钢板固定需要进行软组织剥离并且对机体本身就是一种刺激,如果清创不彻底会明显增加感染发生的概率,治疗不当可以出现皮肤坏死,后期并发钢板、骨外露,所以无法彻底清创时一般不采用或在创面修复后采用钢板固定。

髓内固定技术具有抗折弯、旋转、减轻剪切力等优点,可以分为扩髓的髓内钉和不扩髓的髓内钉,动物实验研究发现不扩髓的情况下对骨血运破坏为30%,扩髓后对血运的破坏增加到70%[12],早期血运的减少会增加感染的风险,对于胫骨开放性骨折使用扩髓的髓内钉感染率可达21%[13],所以一般不提倡使用,但不扩髓的髓内钉使用存在一定争议,部分学者认为其避免了扩髓带来的髓内压增高、局部增温导致的骨坏死,对骨内破坏小,有关文献报道采用不扩髓的髓内钉术后骨不连发生率(约20%)和骨畸形的发生率(5%)相对其他疗法较低,也有部分学者认为应当慎用[14]。

对于复杂的粉碎性骨折或合并骨缺损的病例,笔者多采用外固定支架固定,其优点主要是无需广泛切开软组织和剥离骨膜,对骨折周围已经受损的软组织及局部血运干扰极小,符合外科微创及生物学固定的要求,从而减少了感染的发生,相关文献报道外固定支架可以将Ⅲ型开发损伤感染率降至7%~14%[14];此外外固定支架应力遮挡作用小,对骨块的局部血循环破坏少,可随时进行调整和加压,因此骨损伤愈合率较高。

第二节 小腿大面积软组织缺损合并骨缺损的处理

小腿大面积软组织缺损合并骨缺损,多由于严重车祸外伤碾压或重物挤压伤所致,软组织损伤严重,属于 Gustilo ⅢB、ⅢC 型损伤,这类损伤伤情复杂,同时存在神经血管损伤及皮肤软组织和骨的缺损,因一期修复比较困难,传统治疗方法常采用截肢或肢体缩短的治疗方式,而严重影响了肢体功能。

小腿大面积软组织缺损合并骨缺损修复难度大,早期主要以软组织的修复为主,以最少的附加创伤,达到有效的骨骼支撑作用,而不强求骨折的解剖对位,要求恢复良好的下肢力线和长度。急诊给以修复,手术难度较大,有一定的风险性。如果无法对受伤组织的存活能力进行辨别,或患者及家属对受伤事实及组织移植方案无法马上接受,可亚急诊期给以修复。伤后3天左右为创伤反应的最高峰,不适宜进行组织移植,现临床上一般采用 VSD 临时覆盖创面,5~7天后待肿胀消退后行皮瓣或肌皮瓣移植修复。骨缺损较少时可采用取髂骨植骨,或游离髂骨移植;对于大段骨缺损,需待软组织重建后二期行骨段滑移修复骨缺损。临床也可采用一期皮瓣移植同时直接行骨段滑移,可大大节省手术次数、康复时间,促进肢体功能恢复,但手术技术要求较高,风险相对较大。

一、手术设计

首先应处理危及生命的并发症,对于合并休克或贫血的患者,急诊给予止血、输血、抗休克治疗,待各生命体征平稳,能耐受手术时再进行手术。一期彻底清创,并探查胫前、胫后血管及神经损伤情况,标记出残端留用。

急诊清创术后行外固定架固定,既保证骨折端有坚强的外固定来维持骨折位置,又降低因植入内固定物而加重局部组织的损害,进而减少了伤口感染及骨折不愈合的发生。对于骨缺损较大者须行植骨,对长段骨质缺损并同时合并皮肤缺损的,行移植皮瓣一期覆盖创面,并安装骨延长支架,皮瓣成活后,做骨运输治疗。笔者采用一期骨延长支架外固定,如清创较为彻底,通常一期截骨,待皮瓣成活后行骨段滑移。对于一些骨折污染较严重者,也可待皮瓣成活、无明显感染或骨髓炎发生时,再二期截骨行骨段滑移。

对于局部皮肤挫伤不严重的患者,可以采用局部转移皮瓣修复,小腿近端可采用逆向股前外侧皮瓣,小腿远端常用的皮瓣有腓肠神经营养皮瓣及隐神经皮瓣。临床上笔者常常采用的是组织瓣移植修复,而未应用小腿局部组织瓣转位修复,其原因在于此类小腿组织创伤严重,组织缺损范围较大,应用局部组织瓣转位修复可能会加重小腿局部损伤程度,严重者将影响足部的血液循环,而影响组织修复效果。根据皮肤软组织及骨的缺损部位和范围选择皮瓣,包括股前外侧皮瓣移植、胸脐皮瓣移植、背阔肌皮瓣移植等。

二、手术方法

在连续腰硬联合麻醉或全身麻醉下,一期彻底清创,清除异物及失活组织,去除污染严重的游离骨块,尽量保留骨折部位的血液供应,并探查胫前、胫后血管及胫神经和腓深、腓浅神经损伤情况,有损伤或缺损者给予修复或备与皮瓣的血管吻合之用。安装组合式外固定延长支架,骨折远近端各以 2~3 枚固定钉固定,两端 2 枚固定钉尽量远离断端,固定钉要求在一条直线上,保持下肢力线,增加固定强度。如行骨段滑移,需确定截骨部位后,在截骨端延长架的滑移轨道上安放滑移架并向胫骨打入 2 枚螺钉固定,根据创面情况,决定是否一期截骨。胫骨近端截骨部位应在胫骨结节以远,若近端没有足够的空间截骨,可以采用远端截骨,由远端至近端进行骨段滑移。

小腿上段皮肤缺损可以考虑使用转移皮瓣,以逆行股前外侧皮瓣为例,从髂前上棘至髌骨外上缘做一连线,确定其中点,皮瓣的 2/3 应设计于中心点以上大腿近侧,依次切开皮肤、皮下组织及深筋膜,在股直肌肌膜表面向外侧分离,仔细寻找旋股外侧动脉降支的皮支,沿股直肌和股外侧肌间隙分离,暴露出旋股外侧动脉降支,顺旋股外侧动脉的降支和其伴行静脉向远端解剖至髌骨外上缘 3~5cm 处,在解剖血管的同时保留供应股外侧肌肉的肌支,根据创面缺损情况切取大小适合的皮瓣,向远端游离旋股外侧动脉的降支及与其相交通的膝上外侧动脉的伴行静脉,注意保护股神经分支,切勿损伤。同时向上分离,寻找有无高位皮支,若有高位皮支且较粗大,则可利用高位皮支供血,延长血管蒂的长度,皮瓣切取范围应适当上移,若无高位皮支,则小心分离保护肌皮穿支至降支主干起始处,利用肌皮穿支供血。待皮瓣完全游离仅以血管蒂相连时,做近端血流阻断试验,皮瓣供血良好时从发出第1皮动脉的上方结扎切断旋股外侧降支动、静脉,若要利用高位皮支,则需从发出高位皮支的上方结扎。然后用小针细线将远侧断端缝合固定于皮瓣深面,以防皮瓣逆转过程中牵拉血管蒂而损伤。通过明道向受区转移皮瓣,修复组织缺损,供区创面直接闭合困难者游离植皮[15]。

为了避免加重小腿部损伤,小腿中远段大面积皮肤缺损,很少采用局部转移皮瓣,多采用游离皮瓣修复,临床应用较多的是股前外侧皮瓣和背阔肌皮瓣。游离股前外侧皮瓣的切取与逆行股前外侧皮瓣相似,下面以背阔肌皮瓣为例介绍,麻醉成功后,取侧卧位,常规消毒铺巾,顺背阔肌前缘下1cm处做前缘切口,在背阔肌与前锯肌间隙内分离找到胸背血管神经,并根据所需血管蒂长度向近端分离直到肩胛下血管,旋肩胛血管视术中情况决定是否结扎。游离血管时注意保留血管周围部分筋膜,肌肉与筋膜间断缝合。同样做远端和后缘切口,并使后缘切口和前缘切口相交,将皮瓣远端提起,于背阔肌肌膜下逆行切取皮瓣,完成背阔肌肌皮瓣的切取。皮瓣血管蒂可与隐动脉、胫前动脉、胫后动脉行端端吻合或者与腘动脉、股动脉端侧吻合。对于 Gustilo & Anderson ⅢC 型损伤,局部挫伤较重,胫前动脉、胫后动脉局部挫伤、缺损,可以采用"Y"型静脉移植的方法,将"Y"型静脉倒置移植,近端与腘动脉、股动脉端侧吻合,远端一端与胫前动脉或胫后动脉端端吻合重建肢端血运,另一端与移植组织的供血血管进行吻合;也可以采用健侧桥式交叉吻合血管移植修复创面。

三、术后处理

术后常规抗炎、抗凝、抗痉挛治疗,皮瓣烤灯照射等。密切观察皮瓣颜色、张力、质地、温度、肿胀程度、毛细血管反应。骨愈合需要很长一段时间,期间需告知患者适当做踝、膝、髋关节锻炼,肌肉收缩锻炼等,不断鼓励患者,增强患者信心,进行人文关怀。骨搬移开始后伤肢每4个周拍摄1次X线正、侧位片,并测量骨搬移骨痂牵拉区骨痂的最小直径,计算其与截骨端直径的比率,即骨痂直径率(callus diameter ratios,CDR)。CDR值是检测骨搬移骨痂牵拉区骨纤维形成排列期和膜内化骨成骨期的较为可靠的指标。对于年龄小、身体状况良好、CDR值≥85%的患者可适当加快至每天1.2mm(分4~6次,每次0.2~0.3mm进行);而对于年龄大、身体状况差、CDR值<85%的患者应降至每天0.5mm,但可增加搬移频率,强调个体化治疗。骨断端骨痂愈合后,可视患者情况逐步松动外固定支架,使外固定支架动力化,要求患者在外固定支架的保护下逐渐锻炼,直到完全愈合,最终完全去除骨搬移的外固定支架。

四、手术注意事项

(1)清创一定彻底,对于无法彻底清创的创面,宁可二期手术,也不可存有侥幸心理给以一期手术。可以多次清创,对于肌肉等无法确定坏死界限的可松止血带后再次清创。

(2)截骨部位选在血运好、长度足够、骨膜完整的骨膜下截骨,将骨膜行膜下剥离,用电动摆锯将骨完全截断。清洗创面后,应注意无菌原则,避免使用清创时使用的器械进行一期截骨。由于股四头肌肌腱止于胫骨结节,一旦破坏伸膝装置对人体功能影响较大,所以截骨部位要位于胫骨结节平面以下。干骺端血液循环丰富、骨骼粗大、成骨较快、新生骨质量好，可以大大缩短支架外固定时间；但干骺端为骨松质，固定支架骨螺钉针的能力远不如骨皮质坚强，在选择螺钉时可选择骨松质螺钉。

（3）选择移植组织供区的最基本原则是损伤小、血管解剖恒定、部位隐蔽。临床中笔者一般选择背阔肌皮瓣或股前外侧皮瓣为组织移植供区。

（4）要求医生具有丰富的创伤外科及显微外科的临床经验，同时既有良好的团队，能够保证受区和供区两组同时进行尽量缩短组织缺血，若失败，其后果不堪设想。

五、并发症处理

疼痛是骨运输期间最常见的并发症，是由牵伸骨段的螺钉对皮肤牵拉刺激引起的，可口服镇痛药，并适当增加骨牵伸的次数，对于皮肤牵拉较严重者，采用分次切开的方式解决。

针道感染也较常见，对于Ⅰ级软组织发炎局部应用安尔碘及口服抗生素治疗（克林霉素，75mg/次，2次/日）；对于Ⅱ级感染，用安尔碘处理局部伤口，并静脉滴注抗生素；对于Ⅲ级骨感染病例可以参考骨髓炎的治疗（第十一章小腿多元组织缺损合并骨髓炎的处理）。

此类患者常常会有创伤性精神病，术后需给以心理疏导，并积极配合康复治疗，尽可能在皮瓣成活前提下，尽早让患者下地。

六、典 型 病 例

1. 典型病例1

患者李某，男，45岁，因车祸撞伤左小腿至皮肤缺损骨外露3个月于2005年04月16日入院。查体：左小腿下段23cm×8cm皮肤缺损合并胫骨坏死骨外露，左踝关节活动可，足底感觉可，足背动脉摸不到，胫后动脉搏动可，趾端血运可。去除坏死段后胫骨缺损9cm。游离25cm×9cm的股前外侧皮瓣采用健侧桥式交叉吻合血管移植覆盖创面，即将旋股外侧动静脉与对侧胫后动脉及伴行静脉吻合，骨段牵拉移位成骨治疗大段骨缺损。移植组织成活，伤口一期愈合。骨段牵拉移位经3个月完成，7个月后片示骨性愈合（图11-5）。

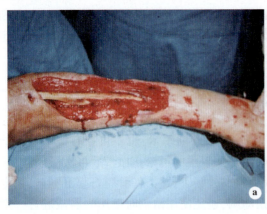
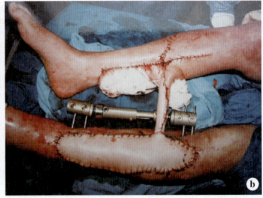

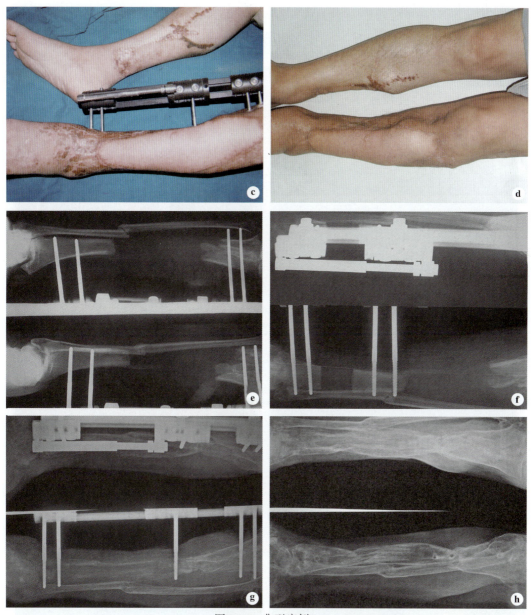

图 11-5 典型病例 1

a. 皮肤缺损面积为 23cm×8cm；b. 采用健侧桥式交叉吻合血管行组织移植修复皮肤缺损；c. 皮瓣修复术后外观图；d. 去除外固定支架后皮肤愈合良好；e. 去除坏死骨段后，胫骨缺损 9cm；f、g. 骨段牵拉移位成骨治疗骨缺损；h. 术后骨愈合照片

2. 典型病例 2

患者于某，男，35 岁，因"左下肢外伤术后 2 天"入院。患者在外院手术治疗后，因急性骨髓炎转入我院（图 11-6a、b）。入院查体：左小腿内侧有 16cm×23cm 的皮肤软组织缺损，局部骨质外露，胫骨中段骨缺损，约 7cm（图 11-6c、d）。足底感觉好，胫后动脉搏动好。清创后修整骨断端测得胫骨骨缺损 7cm，同时行 Orthofix 重建外固定支架固定及胫骨上段截骨术；游离 15cm×9cm 股前外侧皮瓣及 12cm×9cm 的胸脐皮瓣组合移植术（图 11-6 e~h）。术后 14 天皮瓣成活后行骨段滑移（图 11-7a），术后 70 余天骨段滑移完成（图 11-7b），术后 5 个月骨性愈合（图 11-7c），6 个月后去除外固定支架。

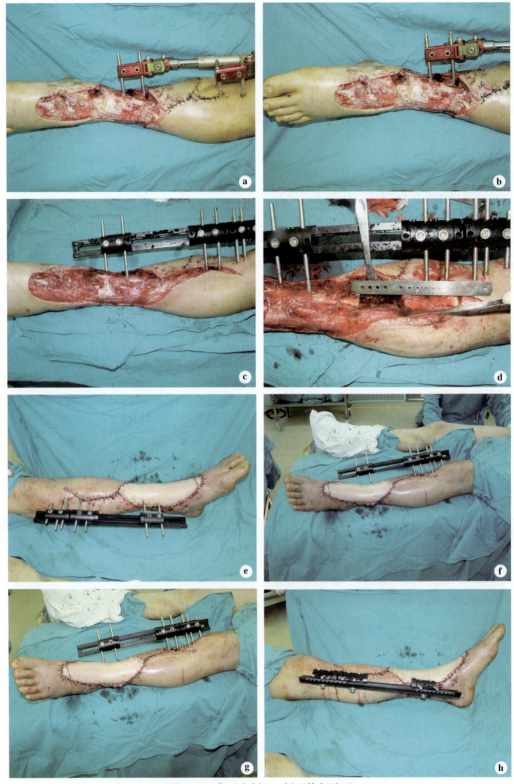

图 11-6　典型病例 2　创面修复演示

a、b. 左小腿内侧有 16cm×23cm 的皮肤软组织缺损,局部骨质外露;c、d. 胫骨中段骨缺损约 7cm;
e~h. 15cm×9cm 股前外侧皮瓣及 12cm×9cm 的胸脐皮瓣组合移植修复创面

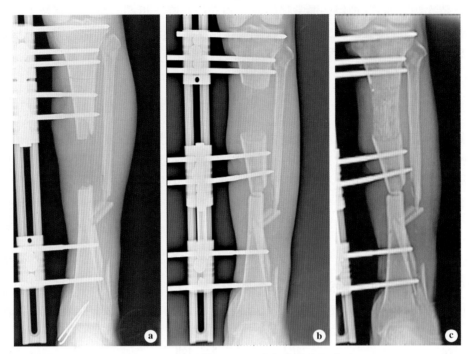

图 11-7 典型病例 2 骨段牵拉移位成骨演示
a. 外固定支架固定并胫骨截骨;b. 骨段牵拉移位成骨;c. 骨性愈合

第三节 小腿皮肤缺损合并踝(不全)离断的修复与重建

小腿皮肤缺损合并踝(不全)离断是临床上特殊的一种损伤,属于 Gustilo & Anderson ⅢC 的范畴,血管损伤严重,清创后血管缺损较长并且需要吻合的血管较多,但近端可供吻合的血管不足,传统治疗方法多截肢处理,笔者采用移植皮瓣供血的粗大血管分支与离断肢体远端血管进行串、并联的方法重建肢体远端的血供,以此解决肢体离断同时合并大面积皮肤缺损、大段血管缺损肢端血供重建的难题。

一、手术方法

麻醉成功后,首先对创面进行彻底清创,对于碾挫的皮肤进行充分清除,保证未去除的皮肤成活,去除无软组织相连及污染严重的骨块,彻底清创后冲洗创面,固定骨折。早期以恢复远端的血运和软组织修复为重点,骨折端不要求完美解剖复位,可采用外固定支架进行临时固定,待远端血运重建及软组织修复后改用钢板固定;对于多段骨折及骨折端粉碎者,需要给予短缩再植或后期行骨段牵拉移位成骨,可行 Ilizarov 支架技术固定。

为了节约手术时间可分两组进行。受区组:游离探查胫前动脉、胫后动脉、大隐静脉、腓浅神经等并标记,探查远端的血管及神经并标记,视组织情况缝合断裂的肌腱、神经等。供区组根据创面大小,选择合适的皮瓣供区,笔者采用较多的是股前外侧皮瓣作为组合母体,其余皮瓣可根据患者情况选择。完全游离出皮瓣后,待受区处理完毕,断蒂并移植至受区,显微镜下依次吻合血管、神经。通常将旋股外侧动静脉降支近端与胫前动脉及大隐静脉吻合,旋股外侧动静脉降支终末支与远端肢体或其他皮瓣进行吻合,具体吻合方式可根据术中情况随机应变。检查皮瓣成活良好后,逐层关闭供受区切口。

二、术后处理

留置引流管,充分引流。术后常规抗炎、抗凝、抗痉挛治疗;患者保持仰卧位,患肢适当垫高;患肢常规给予烤灯照射,室内保持恒温,严禁吸烟;密切观察皮瓣颜色、张力、质地、温度、肿胀程度、毛细血管反应,术后前3天每1小时观察记录1次,3天后可视皮瓣情况适当减少观察频次。

三、注意事项

血管吻合质量是决定手术成败的一个关键因素,对于血管要严格清创,绝不姑息。此外,创面止血要彻底,对于未吻合的断端血管,一定给予结扎,避免创面出血。

四、典型病例

1. 典型病例 1

患者,男,53岁,因车祸撞伤左小腿下段 1h 入院,查体:左小腿下段毁损伤,有 16cm×12cm 的软组织缺损合并胫前动脉、胫后动脉断裂。骨缺损 5cm。在再植的同时游离 17cm×13cm 的股前外侧皮瓣覆盖创面,旋股外侧动脉降支终末支与胫前动脉吻合,移植组织成活,伤口一期愈合。皮瓣成活后,骨段牵拉移位成骨治疗大段骨缺损。骨段牵拉移位经 2 个月完成,3 个月后片示骨性愈合(图 11-8)。

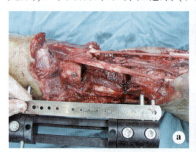
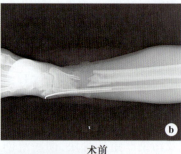
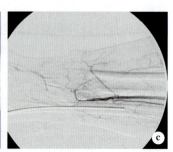

术前

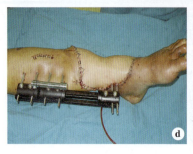
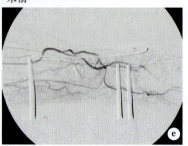

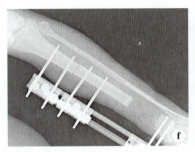
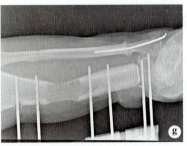

术后

图 11-8 典型病例 1

a~c. 左小腿下端不全离断,骨缺损约 5cm,胫前动脉、胫后动脉断裂;d~g. 采用股前外侧皮瓣移植,术后血运重建,骨愈合

2. 典型病例 2

患者吴某,男,45 岁,因车祸致左踝毁损伤 3h 入院,查体示:左足踝部自踝上 10cm 至跖趾关节上 3cm 皮肤环形剥脱挫灭,踝关节开放性脱位,大隐静脉、小隐静脉、胫前动脉缺损,足部血运尚可。游离 25cm×12cm 的股前外侧皮瓣修复足底,20cm×12cm 的肩胛部皮瓣修复踝、足外侧,22cm×10cm 的胸脐皮瓣修复踝、足内侧皮肤缺损。旋股外侧动静脉降支分别与胫前动脉及大隐静脉吻合,旋肩胛动静脉分别与旋股外侧动静脉降支终末支吻合,股前外侧皮神经与腓浅神经吻合,胸脐皮瓣血管蒂与股前外侧皮瓣分支吻合,皮瓣一期愈合,术后 1 年功能良好(图 11-9)。

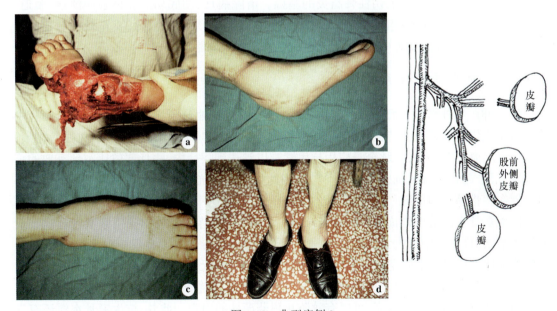

图 11-9 典型病例 2

a. 左踝毁损伤,踝上 10cm 至跖趾关节上 3cm 皮肤环形剥脱挫灭;以股前外侧皮瓣作为组合母体,进行组合组织移植;b~d. 术后功能图

第四节 小腿多元组织缺损合并骨髓炎的处理

小腿多元组织缺损软组织损伤严重,骨折多为粉碎性,骨折开放后髓腔与外界直接相通,细菌进入髓腔后很难彻底清除,一旦形成感染,将以骨折部为中心向两端发展蔓延,骨哈弗管因感染而闭塞,出现急性骨髓炎。急性骨髓炎治疗不及时或者合并糖尿病、免疫缺陷、营养不良等其他疾病,易发展成为慢性骨髓炎,其发病与致病菌、抗生素应用及机体抵抗力等密切相关。慢性骨髓炎致病菌多样,感染率由高到低占前三位的病原菌依次为金黄色葡萄球菌、铜绿假单胞菌、大肠杆菌。

一、治疗原则及处理方法

现代医学对慢性骨髓炎治疗的基本原则[16]包括:彻底清除病灶、局部及全身应用抗生素、皮肤软组织缺损修复、适时骨组织重建修复骨缺损。

笔者在彻底清创后局部应用抗生素聚甲基丙烯酸甲酯(PMMP)骨水泥链珠填塞髓腔早期控制感染,视创面情况完成皮瓣覆盖,依据骨缺损情况采用植骨法或骨段牵拉成骨的方法治疗骨髓炎。

(一)彻底清除病灶

彻底清除病灶是治疗创伤性骨髓炎的基础。清除病灶,彻底切除肢体表面溃疡、窦道、周缘慢性感染组织及瘢痕组织,打通闭塞的骨髓腔,死骨必须彻底清除,直至骨面有血液渗出,否则细菌隐匿在病变骨中,成为骨髓炎病变复发的重要隐患。

(二)抗生素缓释系统

病菌可在死骨组织表面形成一层由多糖、蛋白质或其他分子组成的菌膜[17],在菌膜中的细菌新陈代谢及繁殖保持在较低的水平,加之局部软组织损伤严重,往往形成贴骨瘢痕,局部软组织血液循环差,静脉全身应用抗生素难以渗透到病灶内,病灶部位达不到有效的杀菌浓度,很难起到良好的抗感染效果[18,19]。因此如何能让抗生素发挥作用尽快控制感染是治疗创伤性骨髓炎的关键。

抗生素骨水泥链珠是抗生素缓释系统的一种,在局部持续释放的抗生素浓度远高于最低抑菌浓度,且血液中抗生素浓度较低,避免了耳毒性、肾毒性等不良反应的发生[20]。植入抗生素链珠不仅可以清除空腔里的病菌,而且可以清除附近骨骼与周围软组织感染的病菌,降低感染再复发的概率,明显提高治愈率。抗生素骨水泥链珠拥有持续稳定的抗生素释放效果和局部较高的抗生素浓度,可以有效防止耐药菌株的出现。此外,抗生素骨水泥还有支架和充填等作用,为植骨提供了必要的植骨床和植骨空间,减少了常规植骨时必须清除骨缺损处形成的肉芽而引起的大量出血。

短期放置抗生素链珠适用于骨干部位的感染,一般放置时间为7~10天,如病情需要可适当延长。永久放置抗生素链珠适用于干骺端部位的感染,干骺端由骨松质组成,骨小梁彼此交叉呈海绵状,骨松质腔隙多,细菌沿板障血管,通过血栓性静脉炎向四周扩大,一般范围较广,感染不宜清除,而大范围去除感染骨常造成大段空腔,需大量植骨,因此适合永久放置抗生素链珠,以充填和支撑植骨,减少植骨量,修复骨缺损。

(三) VSD 覆盖

传统的抗生素链珠外一般不使用 VSD 负压引流,但是随着临床应用发现,应用 VSD 引流可以增加骨水泥局部抗生素释放速度,使病灶周围更快地达到较高的抗生素浓度。负压吸引压力不能过高,一般维持负压在 150mmHg,以防抗生素释放速度过快,影响抗生素骨水泥的治疗效果和持续释放能力。应用 VSD 负压引流后,抗生素骨水泥链珠的放置时间由以往的数周甚至数月大大缩短为 7~10 天,同时可将渗液、脓液、细菌和脱落坏死组织及时、彻底地引出体外,还可将髓腔内残留的血凝块、积血清除,有促进创面愈合、控制骨与关节感染的作用,改善了组织环境,有利于肉芽组织的生长,为后期二次手术取出链珠、植骨创造了条件。

(四) 创面覆盖与骨缺损重建

健康的肉芽组织生成后,根据创面大小和部位采用缝合术或者用皮瓣、肌皮瓣行移位或游离修复创面,转移皮瓣常采用腓肠神经营养血管皮瓣,游离皮瓣常采用背阔肌皮瓣或股前外侧皮瓣。取出链珠后,如果骨缺损长度较少,可将对侧髂骨的去皮质骨松质修剪成直径不超过 5mm 的火柴棒状骨条,充分植入;如果骨缺损长度较大,可采用带蒂的腓骨移植,在良好血供滋养及应力刺激下,腓骨可不断增粗,但对供区损伤较大;如果缺损长度大于 5cm,采用骨段牵拉成骨的方法修复骨缺损。

二、注意事项

(1) 术后定期复查血常规、C 反应蛋白等指标,7~10 天更换 VSD,待创面炎症反应消除、健康的肉芽组织生成后,拆除 VSD 负压吸引材料。

(2) 使用 VSD 时应定期使用生理盐水冲洗管道,以防渗出物堵塞管道,使负压吸引装置失效。

三、典型病例

患者,男性,25 岁,1 个月前因车祸伤致左胫骨中下段骨折,于当地医院行切开复位钢板螺钉内固定治疗,术后左小腿肿胀,左胫骨内侧皮肤坏死、感染,反复流脓,窦道形成(图 11-10a)。入院时 X 线片示左胫骨段骨折不愈合,术前行细菌培养加药敏试验,选取敏感抗生素,术前 3 天予以静脉给药。术中沿原手术切口切开皮肤,见骨折未愈合,碟型死骨块,大小约 4cm×3cm,骨质苍白,无血运,外露部分变黑,髓腔内大量脓性分泌物及肉芽组织(图 11-10b),根据术前细菌培养加药敏试验,选取亚安培南骨水泥充填,予以单边外固定架固定(图 11-10c),VSD 敷料负压持续吸引,压力 150mmHg,引流 7 天更换 1 次,共维持 14 天,创面逐渐缩小,无脓性分泌物流出,新鲜肉芽组织生成(图 11-10d),取出抗生素链珠,取足量髂骨骨松质,切成竖条,置于骨缺损处,封闭创面。左胫骨创面愈合后 3 个月复查 X 线片示骨痂生长良好。

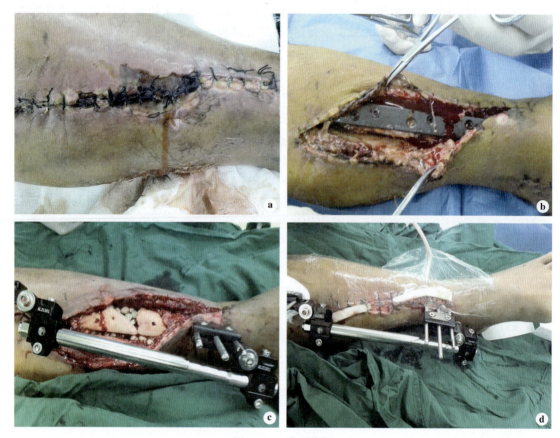

图 11-10　典型病例

a. 左胫骨内侧皮肤坏死、感染,反复流脓,窦道形成;b. 骨质苍白,无血运,外露部分变黑,髓腔内大量脓性分泌物及肉芽组织;c. 根据细菌培养加药敏试验,选取亚安培南骨水泥充填,予以单边外固定架固定;d. VSD 敷料负压持续吸引,压力 150mmHg

第五节　小腿多元组织缺损的功能重建

小腿的主要功能是负重,所以小腿损伤后首先应当修复的是小腿的负重功能,此类损伤常伴有大量肌肉的损伤,临床中笔者发现仅修复皮肤与骨,患者术后足踝部功能较差。其中胫前肌群严重损伤时,由于足的重力作用并发足下垂,给患者的生活带来不便,为了解决上述难题,笔者采用复合肌皮瓣移植替代胫前肌群,重建踝背伸功能。

最常采用的是背阔肌肌皮瓣,背阔肌肌皮瓣移植替代小腿胫前伸肌群有以下优点:①背阔肌肌腹长而阔,肌腹厚达 0.8cm,肌力强大,而且该肌两端均为腱膜,便于缝合固定,非常适宜作为动力肌移植;②背阔肌主要由胸背动脉供血,该动脉管径粗,血管蒂长且解剖位置恒定;③胸背神经与胸背血管伴行,属运动神经;④供区比较隐蔽,切取后对外观影响小。

一、手术方法

如果患者条件许可,尽量行一期手术治疗,因为一期手术时,解剖结构清晰,易于寻找动脉,并且静脉的质量及数量更优于晚期修复的病例,有利于充分利用伤肢幸存的健全组织。创面清创力求彻底,注意保护神经、血管及残存的伸肌腱远端。有胫腓骨骨折或缺损者,复位后均采用单侧外固定器固定。

根据受区创面要求设计、切取背阔肌肌皮瓣。先自腋后缘沿背阔肌外缘做切口,显露背阔肌外侧缘并将其向内翻开,在肩胛下角水平距外侧缘 2cm 的肌肉深层显露胸背血管神经束,然后向上分离血管神经蒂至暴露腋动脉、静脉及臂丛神经后束起始部;于背阔肌深面掀起肌皮瓣,间断缝合皮瓣与背阔肌勿使之分离及损伤肌皮支。充分游离背阔肌后,根据所需长度,连同部分腰背筋膜一起切下。供区创面两侧皮肤做潜行分离后直接缝合封闭。用游离好的肌皮瓣覆盖伤肢的创面,使踝关节处于中立位,固定肌皮瓣,调整肌张力,把背阔肌的腰背筋膜与胫前肌、𧿹长伸肌腱、趾长伸肌腱远端缝合桥接。理顺血管蒂,在显微镜下对受区胫前血管、腓深神经近端清创至正常后,分别将肩胛下血管、胸背神经与之对端吻合(图 11-11)。常规放置引流管,分层关闭创面。

二、术后处理

用石膏使踝关节保持背伸于中立位。术后常规抗炎、抗凝、抗痉挛治疗;患者保持仰卧位,患肢适当垫高;患肢常规给予烤灯照射,室内保持恒温,严禁吸烟;密切观察皮瓣颜色、张力、质地、温度、肿胀程度、毛细血管反应。72h 内拔除引流管[21]。

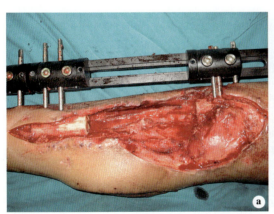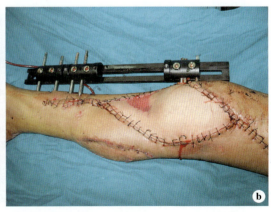

图 11-11 背阔肌皮瓣修复小腿多元组织缺损效果图
a. 胫前皮肤、肌肉缺损;b. 背阔肌皮瓣修复胫前皮肤、肌肉缺损

三、注意事项

皮瓣与受区吻合时,血管神经应尽量在正常组织中吻合,因受区血管炎性反应较少,血

管壁弹性较好,一旦皮瓣边缘感染,不会影响吻合口及动静脉的血运。

四、优 缺 点

优点:①可根据供区缺损的需要设计成多种形状;②减少了手术次数,缩短了疗程,可一次手术完成软组织缺损的修复,避免长时间制动或因制动所致的并发症;③该皮瓣供区较隐蔽,不损伤主要血管,供区多可直接拉拢缝合。

缺点:背阔肌切取后对上臂内收、内旋和后伸功能有一定的影响,儿童及部分患者背阔肌切取后,由于两侧背部肌肉力量不均衡,有可能对脊柱的发育及肌肉代偿性功能造成一定的影响。

参 考 文 献

[1] 王亦璁,姜保国. 骨与关节损伤. 第5版. 北京:人民卫生出版社,2012:1362-1364
[2] 裴丽霞. 胫骨局部动脉分布及形态学观测. 中国临床解剖学杂志,2008,26(4):125,126
[3] 汤欣. 胫骨血运的解剖研究及不同术式对胫骨血运的影响. 大连:大连医科大学,2006
[4] 陆维举,李斌,赵建宁,等. 滋养动脉结扎对胫骨血供的影响. 中华骨科杂志,2000,20(10):614-616
[5] 裴丽霞. 胫骨血供的临床解剖研究. 现代预防医学,2008,35(9):1741-1744
[6] 高士濂. 实用解剖图谱. 下肢分册. 上海:上海科学技术出版社,2012:347-349
[7] 荣国威,王承武. 骨折. 北京:人民卫生出版社,2004:1139,1140
[8] Gustilo RB, Anderson JT. Prevention of infection in the treatment of one thousand and twenty-five open fractures of long bones: retrospective and prospective analyses. J Bone and Joint Surg,1976,58(4):453-458
[9] Gustilo RB. Mendoza RM, Williams DN. Problems in the management of type Ⅲ (Severe) open fractures:a new classification of type Ⅲ open fractures. J Trauma,24(8):742-746.
[10] 王贵忻,阚世廉,舒衡生,等. MESS评分在Gustilo Ⅲb、Ⅲc型下肢损伤截肢与保肢治疗中的临床意义. 2012,20(6):495-498
[11] 孙鲁源,汪春阳,文根,等. 下肢Gustilo ⅢB型和ⅢC型骨折的保肢治疗及疗效评价. 中华创伤骨科杂志,2012,14(10):863-866
[12] Klein MP, Rahn BA, Frigg R, et al. Reaming versus non-reaming in medullary nailing:interference with cortical circulation of the canine tibia. Arch Orthop Trauma Srug,1990,109(6):314-316
[13] Wiss DA, Stetson WB. Unstable fractures of the tibia treated with areamed intramedullary interlocking nail. Clin Orthop Relat Res,1995,315:56-63
[14] 袁志,刘建. 开放性骨损伤的治疗. 创伤外科杂志,2010,12(5):478-481
[15] 沈立锋,张春,张晓文,等. 逆行股前外侧皮瓣与肌皮瓣转位修复膝下截肢后残端软组织缺损. 中国临床解剖学杂志,2008,26(4):443-445
[16] 陈东旭,薄占东. 骨髓炎的治疗现状及进展. 中国矫形外科杂志,2012,20(3):224-227
[17] Donlan RM, Costerton JW. Biofilms. survival mechanisms of clinically relevant microorganisms. ClinMicrobiol Rev,2002,15:167-193
[18] Weigel LM, Donlan RM, Shin DH, et al. Highlevelvancomycin-resistant staphylococcus aureus isolates associated with a polymicrobial biofilm. Antimicrob Agents Chemother,2007,51:231-238
[19] Patel R. Biofilms and antimicrobial resistance. Clin Ortho Relat Res,2005:41-47
[20] KlemmK. The use of antibiotic-containing bead chains in the treatment of chronic bone infections. ClinMicrobiol Infect,2001,7(1):28-31
[21] 张丕红,黄晓元,龙剑虹,等. 多种背阔肌瓣游离移植修复下肢缺损. 中华烧伤杂志,2009,25(1):18-21

索　引

B

背阔肌皮瓣　56
鼻烟壶　161
闭合性损伤　1
臂丛神经损伤　82
表皮　22

C

尺动脉　161
尺动脉腕上皮支皮瓣　35
尺神经　160
尺神经损伤　84
穿支皮瓣　35
串联皮瓣　61
创伤性休克　6
锤状指　158

D

带真皮下血管网皮片　26
袋状皮瓣　197
单纯静脉皮瓣　28
岛状皮瓣　178
断指再植　167
多分支静脉移植　70
多平面离断再植　170
多器官功能障碍综合征　20
多元组织缺损　116
多指离断再植　168
多组游离皮瓣移植　199

F

非轴型皮瓣　27
腓肠神经营养血管皮瓣　42
腓动脉穿支皮瓣　36

腓骨瓣　102
负压封闭引流技术　121
复合组织皮瓣　53
富血小板血浆　132

G

股薄肌皮瓣　57
股前外侧穿支皮瓣　38
骨段滑移　106
骨髓间充质干细胞　142
骨形态发生蛋白 2　144
骨延长法　178

H

横弓　233
后侧浅间隔　251
后侧深间隔　251
虎口重建　192

J

肌皮瓣　53
急性呼吸窘迫综合征　18
急性肾衰竭　19
间充质干细胞　142
间接皮瓣　35
肩胛皮瓣　49
交错皮瓣　33
胶原酶法　146
静脉动脉化皮瓣　28
静脉皮瓣　28，52
局部皮瓣　30

K

开放性损伤　1

L

联体皮瓣　61
邻位皮瓣　33
邻指皮瓣　34

M

帽状皮瓣延长法　177
免疫选择法　143
跛甲瓣　47
跛甲瓣法　179
拇长屈肌腱鞘　156
拇指蹼加深法　175
拇指缺损的分度　172

N

内侧纵弓　232
逆行岛状皮瓣　44

P

皮瓣　26
皮瓣开窗　192
皮肤　22
皮肤软组织扩张器　65
皮肤软组织扩张术　65
皮管植骨法　175
皮片移植　24
皮神经营养血管皮瓣　29,42
皮质骨移植　97

Q

脐带间充质干细胞　145
髂骨瓣　104
前臂多元组织缺损　215
前臂分叉手术　204
前臂离断伤合并皮肤缺损　226
前臂皮肤缺损　216
前臂皮肤缺损合并骨缺损　223
前足多元组织缺损　241
嵌合皮瓣　61
桥式交叉吻合血管游离组织移植术　70
清创术　3
屈肌支持带　154
屈肌总腱鞘　156
全厚皮片　25
全手毁损伤　203
全手脱套伤　196

R

桡动脉　160
桡神经　160
桡神经损伤　85
人工骨移植　100
刃厚皮片　25

S

舌状皮瓣延长法　176
伸肌支持带　155
深静脉血栓形成　13
神经末梢　74
神经内膜　74
神经束　75
神经束膜　74
神经外膜　74
神经纤维　74
神经元　73
示指背侧皮瓣联合虎口皮瓣瓦合法　177
手背静脉网　162
手部多元组织缺损　152
手内在肌　155
手指残端拇化法　175
双"凸"状皮瓣组合移植　200
松质骨移植　97
随意皮瓣　27
随意型皮瓣　30

T

梯度离心法　143
贴壁法　143

同种异体骨移植　98
推进皮瓣　31

W

外侧间隔　251
外侧纵弓　232
腕管　155

X

小腿多元组织缺损　249,263
小腿前间隔　251
小腿外侧复合组织瓣　223
胸脐皮瓣　48
旋转皮瓣　31
旋转撕脱性断指再植　170
血小板源性生长因子　132

Y

异种骨移植　99
隐神经营养血管皮瓣　43
游离背阔肌皮瓣移植　220
游离股薄肌移植　221
游离骨瓣移植　101
游离皮瓣　47
预构皮瓣　27
远位皮瓣　34

Z

掌腱膜　154
掌浅弓　161
掌深弓　161
真皮　23
正中神经　159
正中神经返支　159
正中神经损伤　84

脂肪栓塞综合征　10
直接皮瓣　34
植骨术　96
指尖再植　167
指伸肌腱装置　158
指总神经　159
中厚皮片　25
周围神经　73
轴型皮瓣　27
爪形手　160
足背皮瓣　50
足部多元组织缺损　229
足底皮肤感觉功能重建　234
足底皮肤软组织缺损　234
足跟缺损　245
足弓外伤缺损　243
足内侧穿支皮瓣　40
足趾移植法　180
组合母体　116
组合皮瓣　61
组合组织移植　185
组织块离断再植　170
组织块培养法　146

其他

Beckel 缝合法　89
Bunnell 缝合法　86
Ikuta 缝合法　89
Kessler 缝合法　86
Kleinert 缝合法　87
Koch-Mason 缝合法　88
MacMillan 缝合法　89
Tsuge 缝合法　89